योग
विश्व को भारत की अनमोल भेंट

योग पर सम्मतियाँ

योग मन-बुद्धि को स्थिर करने का सशक्त माध्यम है।

—महर्षि पतंजलि

~•~

शनैः-शनैः मैं योग में प्रवीणता हासिल कर रहा हूँ। अब मैं शीर्षासन भी कर लेता हूँ। योग मन-बुद्धि को स्थिर करने का सशक्त माध्यम है।

—दिमित्री मेदवेदेव

~•~

योग-ध्यान प्रारंभ में थोड़ा कठिन लगता है, पर अंततः यह परमानंद और अपूर्व मानसिक शांति देता है।

—स्वामी शिवानंद

~•~

योगाभ्यास करते हुए आप स्वयं को संतुलित करने की कला में प्रवीण होते हैं। यह आपको पूर्णतः रूपांतरित करके संपूर्णता प्रदान करता है। शांति और स्वास्थ्य की यह मास्टर चाबी है।

—बी.के.एस. आयंगार

~•~

योग न केवल आपके शारीरिक कष्टों बल्कि मानसिक कष्टों को भी दूर करता है। यह आपके पूर्ण स्वास्थ्य का द्वार खोलता है।

—स्वामी रामदेव

~•~

योग सर्वथा सहज-सरल रूप में शारीरिक व मानसिक स्वास्थ्य प्रदान करता है।

—बान-की मून, *संयुक्त राष्ट्र के महासचिव*

~•~

जैसे-जैसे मानवता विकास और प्रौद्योगिकी के क्षेत्र में उत्कर्ष कर रही है, वैसे ही हर मनुष्य का विकास भी होना चाहिए और योग इस दृष्टि से सर्वश्रेष्ट माध्यम है।

—नरेंद्र मोदी, *भारत के प्रधानमंत्री*

~•~

योग धर्म संस्कृतियों की सीमाओं को पार करके अमेरिका में आध्यात्मिक अभ्यास की एक सार्वभौमिक भाषा बन गई है। प्रतिदिन लाखों लोग अपने स्वास्थ्य और समग्र कल्याण के लिए योगाभ्यास करते हैं।

—बराक ओबामा, *अमेरिका के राष्ट्रपति*

योग
विश्व को भारत की अनमोल भेंट

रवि कुमार

प्र
प्रभात प्रकाशन

प्रकाशक
प्रभात प्रकाशन प्रा. लि.
4/19 आसफ अली रोड, नई दिल्ली–110002
फोन : 23289777 • हेल्पलाइन नं. : 7827007777
इ-मेल : prabhatbooks@gmail.com ❖ वेब ठिकाना : www.prabhatbooks.com

संस्करण
2024

अनुवाद
श्वेता भट्ट

मूल्य
चार सौ रुपए

मुद्रक
यश प्रिंटोग्राफिक्स, नोएडा

YOG : VISHWA KO BHARAT KI ANMOL BHENT
by Ravi Kumar

Published by **PRABHAT PRAKASHAN PVT. LTD.**
4/19 Asaf Ali Road, New Delhi-110002

ISBN 978-93-5186-880-4

₹ 400.00

सत्यमेव जयते

प्रधानमंत्री
Prime Minister

संदेश

मुझे यह जानकर खुशी हुई कि श्री वी. रवि कुमार अय्यर ने 'योग : विश्व को भारत की अनमोल भेंट' नाम की यह पुस्तक लिखी है।

योग एकीकरण और अखंडता पर आधारित जीवन-शैली है। मन को शांति प्रदान करने के साथ-साथ शरीर को भी समन्वित करने के कारण इसे अपनानेवाले किसी भी व्यक्ति का मानसिक तनाव व दबाव दूर हो जाता है, इसमें ज्ञान, कर्म और भक्ति का अद्वितीय समायोजन है। 177 देशों की संयुक्त शक्ति और क्रियाकलापों के परिणामस्वरूप योग रूपी यह अमूल्य विरासत विश्व के हर एक कोने तक फैल रही है।

इस अवसर पर, मैं श्री वी. रवि कुमार अय्यर को अपनी शुभकामनाएँ देता हूँ, और आशा करता हूँ कि न्यूयॉर्क में अंतरराष्ट्रीय योग दिवस के सुअवसर पर इस पुस्तक के विमोचन से संपूर्ण विश्व को प्रेरणा मिलेगी।

(नरेंद्र मोदी)

नई दिल्ली
09 जून, 2015

कार्यालय, श्री श्री रवि शंकर

आर्ट ऑफ लिविंग इंटरनेशनल सेंटर,
21 किमी. कनाक्पुरिया रोड, उदयापुरा,
बेंगलुरु-82 (भारत)

07 मई, 2015

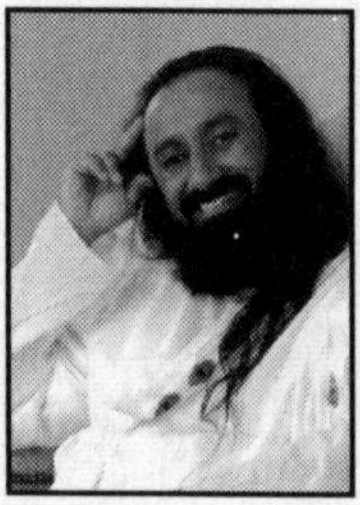

गुरुदेव श्री श्री रवि शंकर का संदेश

योग व्यक्ति को ब्रह्मांड के साथ एकाकार करता है; सीमित 'मैं' को असीमित 'स्व' के साथ; प्रत्यक्ष को अप्रत्यक्ष के साथ; निरंतर बदलते पदार्थ को अपरिवर्तनीय आत्मा के साथ।

योग व्यक्ति को धैर्य, आध्यात्मिक शील, मानसिक स्पष्टता, सहजता और शाश्वत सौंदर्य प्रदान करता है।

श्री वी. रवि कुमार अय्यर को प्रथम अंतरराष्ट्रीय योग दिवस के अवसर पर यह सुंदर पुस्तक लेकर आने के लिए आशीर्वाद और शुभकामनाएँ।

(श्री श्री रवि शंकरजी)

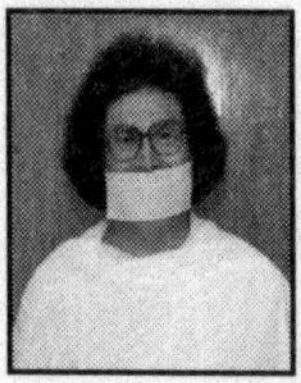

अहिंसा विश्व भारती

टेलीफोन : +91-11-25732317
मोबाइल : +91-9313833222
वेबसाइट : ahimsavishwabharti.org
इ-मेल : acharya@ahimsavishwabharti.org

आचार्य लोकेश आश्रम
63/1, ओल्ड राजेंद्र नगर
निकट करोल बाग मेट्रो स्टेशन
नई दिल्ली-110060 (भारत)

संदेश

मुझे खुशी है कि श्री वी. रवि कुमार अय्यर ने भारत की महान् विरासत और योग दर्शन पर यह उल्लेखनीय पुस्तक लिखी है, जो दुनिया भर में लाखों लोगों को आरामदेह, स्वस्थ और सुखी जीवन जीने के लिए योग के मार्ग का अनुसरण करने के लिए प्रेरित करेगी।

यह भारत के लिए बहुत गर्व की बात है कि 21 जून संयुक्त राष्ट्र महासभा द्वारा अंतरराष्ट्रीय योग दिवस के रूप में घोषित किया गया है। योग, 6000 वर्षों से अधिक पुराना शारीरिक, मानसिक और आध्यात्मिक अभ्यास, जिसका मूल भारत में है, शरीर और मन में परिवर्तन लाता है। यह घोषणा तब हुई, जब भारत के प्रधानमंत्री श्री नरेंद्र मोदी ने संयुक्त राष्ट्र महासभा को संबोधित करते हुए 21 जून को अंतरराष्ट्रीय योग दिवस घोषित करने का आह्वान किया।

मैं आशा करता हूँ कि न्यूयॉर्क में अंतरराष्ट्रीय योग दिवस के दिन इस पुस्तक 'योग : विश्व को भारत की अनमोल भेंट' का विमोचन योग को पूरे विश्व में ले जाएगा।

अनेक शुभकामनाएँ!

Acharya Lokesh

(आचार्य लोकेश मुनि)

संस्थापक अध्यक्ष, अहिंसा विश्व भारती

वेबसाइट : www.acharyalokesh.org,
www.ahimsavishwabharti.org

प्रस्तावना

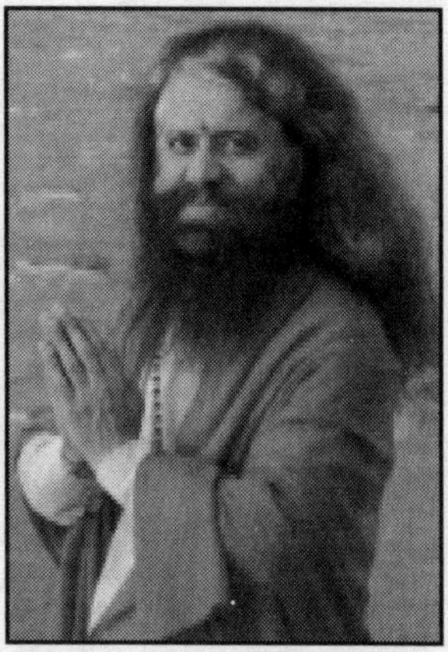

मैं यह जानकर अत्यधिक प्रसन्न हूँ कि श्री रवि कुमारजी द्वारा योग पर लिखी इस महान् पुस्तक का विमोचन प्रथम अंतरराष्ट्रीय योग दिवस पर हो रहा है। आज, दुनिया भर में लोग स्वास्थ्य और खुशी की तलाश में हैं। हम उन रोगों का नाश कर चुके हैं जिन्होंने पिछली सदी में हमारे ग्रह को त्रस्त कर दिया था। फिर भी, मन की शांति, जीवन में संतोष, आंतरिक खुशी और शरीर, मन और आत्मा का वास्तविक स्वास्थ्य कई लोगों से दूर है। अवसाद, चिंता, अनिद्रा, नशे की लत की दर तेजी से बढ़ती जा रही है। योग शब्द का अर्थ है मिलन। योग वो है, जो हम बन जाते हैं, वो जो हमारे भीतर खुलता और जागता है, जब हमारा शरीर, आत्मा, विचार, गति और इरादे वास्तव में सद्भाव में आ जाते हैं।

योग के अभ्यास को हमारे ऋषियों और संतों द्वारा शरीर, मन और आत्मा के संपूर्ण स्वास्थ्य की प्राप्ति के लिए सहज ज्ञान द्वारा प्राप्त करके दिशा दी गई, सिद्ध और संहिताबद्ध किया गया। योग लोगों को अशांति के बीच शांति प्राप्त करने में सहायता करता है। ये हमारे शरीर, मन और आत्मा में स्वास्थ्य और संतुलन लाता है, और लोगों को अपनी अंतरात्मा के अंदर,

अपनी आंतरिक खुशी को समझ पाने में मदद करता है।

हमारी संस्कृति वसुधैव कुटुम्बकम् की व्याख्या करती है, ये पूरा संसार एक परिवार है। योग ये वास्तविक अनुभवात्मक जागरूकता लेकर आता है। योग एक समाधान है। ये हमारे निराशाजनक शारीरिक स्वास्थ्य और आसमान छूते मेडिकल बिलों का समाधान है। योग के आसन और श्वास क्रियाएँ संपूर्ण स्वास्थ्य बहाल करने की क्षमता में अद्वितीय हैं। योग हमारे व्यक्तिगत क्रोध, अवसाद और जीवन में अर्थ की कमी का समाधान है। जब हम अपनी स्वयं की दैवीय साँस और प्राण से जुड़ते हैं, तो हमें लगता है जैसे हम ब्रह्मांड द्वारा पोषित किए जा रहे हैं, और जीवन के जाल से अभिन्न रूप से जुड़ गए हैं। योग उस बीमारी का समाधान है, जिससे हमारा ग्रह पीड़ित है। जब हमें हमारे अंतर्संबंधों का एहसास होता है, जब हम एक वैश्विक परिवार के रूप में रहने लगते हैं, तब हम खड़े होते हैं और अपने दृष्टिकोण और अपने कर्मों में ऐसा परिवर्तन लाते हैं, जो इस वैश्विक परिवार की उसी प्रकार रक्षा करता है जैसी हम अपने एकल परिवारों की करते हैं।

प्रत्येक वर्ष परमार्थ निकेतन, ऋषिकेश में हमारे अंतरराष्ट्रीय योग समारोह में, और पूरे वर्ष योग कोर्सेज और कक्षाओं में, हम उस महान् प्रभाव और परिवर्तन को देखते हैं, जो योग के माध्यम से हर उम्र के लोगों में, विभिन्न क्षेत्रों से, विभिन्न संस्कृतियों और देशों से आए लोगों में दिखाई देता है। मुझे विश्वास है कि श्री रवि कुमारजी की इस महान् पुस्तक के माध्यम से दुनिया भर के असंख्य लोग योग की कला और विज्ञान की समृद्धि से प्रभावित होंगे, शिक्षित होंगे और खुद में परिवर्तन लाएँगे।

हमेशा प्यार और आशीर्वाद के साथ,

ईश्वर और मानवता की सेवा में,

Swami Chidanand ॐ

(स्वामी चिदानंद सरस्वती)

परमार्थ निकेतन आश्रम, ऋषिकेश, भारत

अपनी बात

प्राचीन भारत ने हमें गणित, बीजगणित, ज्यामिति, त्रिकोणमिति, शून्य, दशमलव, ज्योतिष, औषधि, व्याकरण, जातक कथाएँ और अनेक नैतिक मूल्यों का आधार दिया है। आधुनिक विश्व संस्कृत, भगवद्गीता और योग से लाभ उठा रहा है।

11 दिसंबर, 2014 को 193 सदस्यों की संयुक्त राष्ट्र महासभा ने प्राचीन भारत के स्वास्थ्य एवं कल्याण की ओर समग्र दृष्टिकोण को मान्यता देते हुए आम सहमति से 21 जून, 2015 को अंतरराष्ट्रीय योग दिवस के रूप में मनाने पर सहमति प्रदान की।

योग का संबंध आज पूरे विश्व से है। विश्व के कई नेता, खेल-कूद और फिल्मी दुनिया के सितारे और संगीत जगत् के दिग्गज विभिन्न कारणों से अपने दैनिक जीवन में योगाभ्यास करते हैं। समाज के एक बड़े वर्ग में उनके प्रभाव के कारण योग की बढ़ती लोकप्रियता सुनिश्चित हुई है।

योग के अभ्यास और उससे होनेवाले स्वास्थ्य लाभ पर असंख्य पुस्तकें उपलब्ध हैं। सेवा इंटरनेशनल के सह संयोजक होने के नाते मैंने 1982 से 40 देशों में योग कैंप आयोजित करवाए हैं और योग के तेजी से बढ़ते प्रभाव को स्वयं देखा है। यह पुस्तक विश्व भर में योग की बढ़ती लोकप्रियता के दिशा-निर्देश का पता लगाने का एक प्रयास है। इस पुस्तक में प्रस्तुत अधिकांश सामग्री और तसवीरें विभिन्न वेबसाइटों से ली गई हैं, और साथ ही मेरे व्यक्तिगत अनुभवों और दुनिया भर की मेरी यात्राओं के अनुभवों से भी।

मैं अत्यधिक आभारी हूँ डॉ. शंकर तत्त्ववादी, सौमित्र गोखले, डॉ. सदानंद सप्रे, डॉ. राम वैद्य, अनीता पटेल, श्याम परांडे, अनिल वर्तक, मुकुंदराव देवभाणकर, गोपाल आर्य, डॉ. एन.के. गुप्ता, डॉ. आसावरी बापट, डॉ. पद्मावती वेंकटरामन, मधुरा बापट, प्रेम भट्टराई, रमेश सुब्रमणियन, प्रशांत जोशी, निकुंज सूद और विश्व अध्ययन केंद्र, मुंबई का, जिन्होंने मुझे अपने मूल्यवान और आलोचनात्मक विचार देकर अनुग्रहीत किया। हिंदी अनुवादक श्वेता भट्ट को विशेष धन्यवाद।

मैं अंतर्मन से धन्यवाद देना चाहता हूँ प्रधानमंत्री मोदीजी का, जिन्होंने मुझे इतना प्रेणादायक संदेश भेजा। साथ ही मैं अभारी हूँ श्री श्री रवि शंकरजी, आचार्य लोकेश मुनिजी और स्वामी चिदानंद सरस्वतीजी का, जिन्होंने मुझे अपना आशीर्वाद प्रदान किया।

अनुक्रम

1

योग की सार्वभौमिक अपील

योग जर्नल के अनुसार, दो करोड़ अमेरिकी, 1 करोड़ चीनी और दुनिया भर के करोड़ों लोग किसी-न-किसी रूप में योग का अभ्यास करते

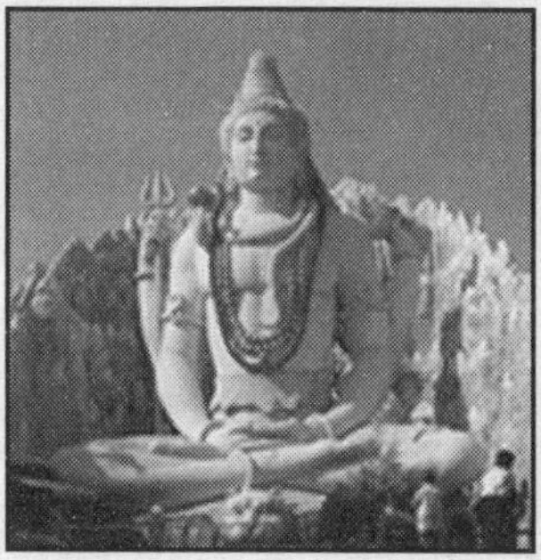

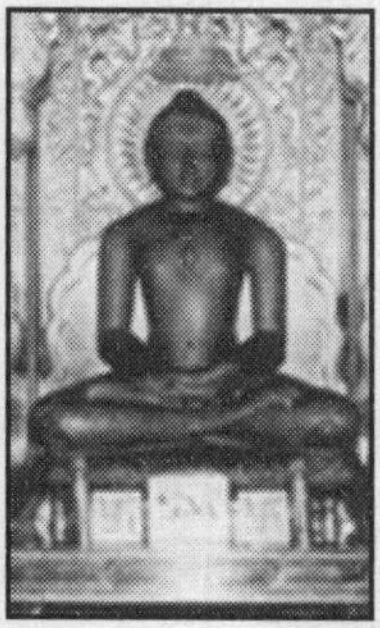

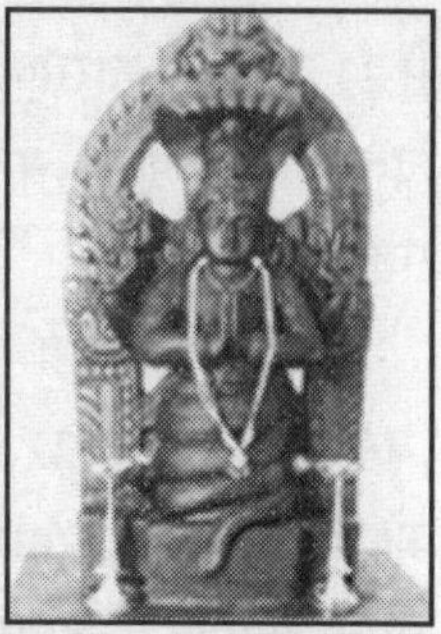

हैं। योग एक दर्शन है, जो लगभग 5000 वर्ष पूर्व भारत में सिंधु घाटी सभ्यता या वैदिक काल में शुरू हुआ था। शास्त्रीय अष्टांग योग के प्रणेता ऋषि पतंजलि ने योग सूत्र की रचना की थी। यह शास्त्र आध्यात्मिक विकास के लिए और शारीरिक और मानसिक शरीर पर स्वामित्व प्राप्त करने के लिए रूपरेखा प्रदान करता है। कई बार योग अन्य दर्शनों को आपस में मिला देता है, जैसे हिंदू धर्म, बौद्ध धर्म अथवा जैन

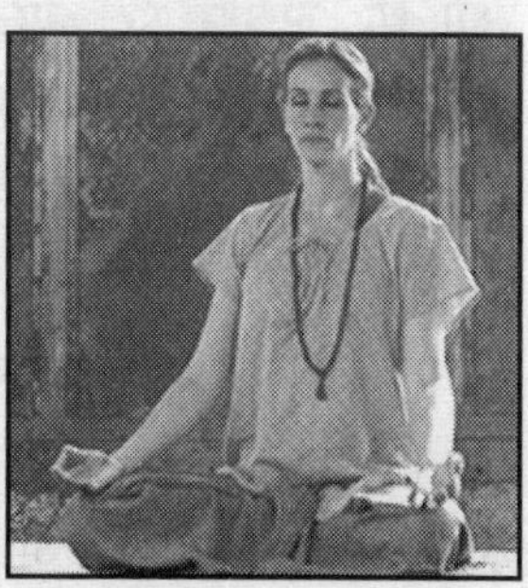

धर्म, लेकिन योग का अभ्यास करने या उसे समझने के लिए इन दर्शनों को पढ़ना आवश्यक नहीं है। योग एक शारीरिक, मानसिक और आध्यात्मिक अभ्यास या विषय है, जिसका उद्‍देश्य शरीर और मन में परिवर्तन लाना है। 'योग' शब्द 'एक साथ शामिल होने' के शाब्दिक अर्थ से आया है और मन और शरीर के एक साथ शामिल होने पर लागू होता है। आगे जाकर भारत के योग गुरुओं ने पश्चिम में भी योग का प्रचार किया। कई अध्ययनों में योग को कैंसर, सीजोफ्रेनिया, दमा और दिल की बीमारी में एक पूरक उपचार के रूप में सहायक पाया गया है।

संयुक्त राष्ट्र द्वारा अंतरराष्ट्रीय योग दिवस की घोषणा

11 दिसंबर, 2014 को 193 सदस्यों की संयुक्त राष्ट्र महासभा (UNGA) ने प्राचीन भारत के स्वास्थ्य एवं कल्याण की ओर समग्र दृष्टिकोण को मान्यता देते हुए आम सहमति से 21 जून को अंतरराष्ट्रीय योग दिवस के रूप में मनाने पर सहमति प्रदान की।

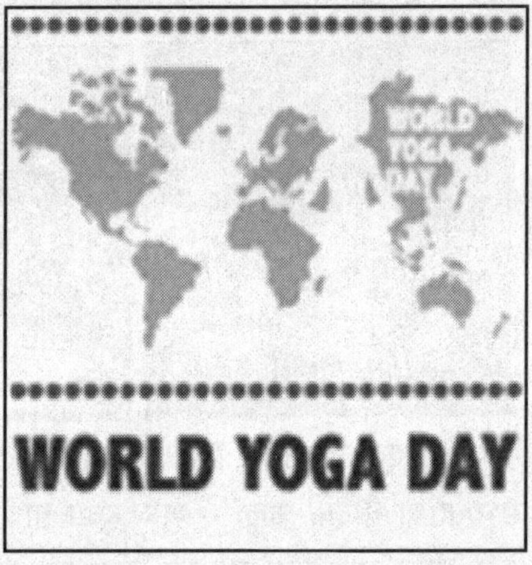

प्रधानमंत्री नरेंद्र मोदी ने, जिन्होंने उसी वर्ष 27 सितंबर को संयुक्त राष्ट्र महासभा में अपने भाषण में अंतरराष्ट्रीय योग दिवस मनाने का प्रस्ताव रखा था, ट्विटर पर अपनी प्रसन्नता व्यक्त की। योग को मात्र शारीरिक और मानसिक विषय-वस्तु न समझते हुए, मोदीजी ने इसे जीवन जीने के एक समग्र तरीके के रूप में प्रसारित किया, जो 'मनुष्य और प्रकृति के बीच सामंजस्य' पर और एक आसान जीवनशैली पर जोर देता है और जलवायु परिवर्तन से लड़ने में सहायता करता है। उन्होंने कहा, 'विश्व भर में असंख्य लोगों ने योग को अपने जीवन का अभिन्न अंग बना लिया है। उन्हें बधाई! इससे और बहुत से

लोगों को योग की ओर बढ़ने की प्रेरणा मिलेगी। योग में संपूर्ण मानवजाति को एक साथ लाने की क्षमता है! ये बहुत खूबसूरती से ज्ञान, कर्म और भक्ति को जोड़ता है।'

संयुक्त राष्ट्र महासभा के प्रस्ताव के अनुसार अंतरराष्ट्रीय योग दिवस का लक्ष्य है योगाभ्यास के लाभों के बारे में जानकारी का व्यापक प्रचार करना, जो कि विश्व जनसंख्या के स्वास्थ्य के लिए लाभकारी होगा। भारत के स्थायी प्रतिनिधि, अशोक कुमार मुखर्जी ने संयुक्त राष्ट्र महासभा में अपने भाषण में कहा, 'संस्कृत भाषा में योग शब्द का अर्थ है—शामिल होना। हम आशा करते हैं कि इस संकल्प का प्रभाव वैश्विक स्वास्थ्य के क्षेत्र में किए जा रहे हमारे प्रयासों पर पड़ेगा।' मुखर्जी और उनकी टीम की राजनीतिक प्रेरणा इस प्रकार के संकल्प के लिए बड़ी संख्या में सह-प्रायोजकों को एक साथ लेकर आई और 3 महीने से भी कम समय में इसे लागू करवा दिया।

अंतरराष्ट्रीय योग दिवस के इस संकल्प को संयुक्त राष्ट्र महासभा के 193 सदस्य देशों में से 177 ने सह-प्रायोजित किया, और अमेरिका और सीरिया, रूस और ब्रिटेन, चीन और फिलीपींस जैसे विरोधी नीतियों वाले देशों को भी एक मंच पर लाकर खड़ा कर दिया। इस संकल्प को एक जयघोष के साथ, बिना मतदान के स्वीकार कर लिया गया। मुखर्जी ने कहा कि 'ये उस उत्साही पार-सांस्कृतिक और सार्वभौमिक अपील का प्रमाण है, जो संयुक्त राष्ट्र के सदस्यों के बीच योग को प्राप्त है।'

संकल्प के प्रति लोगों के अभूतपूर्व समर्थन पर संयुक्त राष्ट्र महासभा के अध्यक्ष सैम कहाम्बा कुटेसा ने कहा, 'यह दर्शाता है कि किस प्रकार योग के मूर्त और अप्रत्यक्ष लाभ दुनिया भर के लोगों को आकर्षित करते हैं।'

अनुमान है कि दुनिया भर में 25 करोड़ लोग योग का अभ्यास करते हैं, जिनमें से 2 करोड़ से अधिक सिर्फ अमेरिका में हैं। 21 जून सांस्कृतिक और लौकिक महत्त्व का दिन है, क्योंकि ये उत्तरी गोलार्द्ध में ग्रीष्म संक्रांति का दिन है, जब दिन का समय सबसे लंबा होता है।

संयुक्त राष्ट्र की महासचिव बान की मून ने एक संदेश में कहा, 'योग

एक सम्मिलित तरीके से समुदायों को साथ ला सकता है, जो सम्मान उत्पन्न करता है' और 'शांति और विकास को बढ़ावा दे सकता है।' इसके विविध लाभ, उन्होंने कहा, 'असंक्रामक रोगों के खिलाफ लचीलेपन को बढ़ावा दे रहे हैं, और लोगों को आपात स्थितियों में तनाव से निपटने में मदद भी कर रहे हैं।'

संयुक्त राष्ट्र से परे, अंतरराष्ट्रीय योग दिवस की घोषणा का 53,000 सदस्यों वाले 'योग संघ' द्वारा भी स्वागत किया गया। उसकी मुख्य कार्यकारी अधिकारी बारबरा डोबरथीन ने कहा, 'योग संघ का निर्माण योग की शक्ति का प्रसार करने के लिए हुआ था, और अंतरराष्ट्रीय योग दिवस हमें हमारे उद्देश्य की पूर्ति के लिए एक और शक्तिशाली मंच प्रदान करता है।'

'योग धर्म और संस्कृतियों की सीमाओं को पार करके अमेरिका में आध्यात्मिक अभ्यास की एक सार्वभौमिक भाषा बन गई है…प्रतिदिन, लाखों लोग अपने स्वास्थ्य और समग्र कल्याण के लिए योगाभ्यास करते हैं। इसीलिए हम सबको पाला (प्रेसिडेंशियल एक्टिव लाइफस्टाइल अवॉर्ड) में हिस्सा लेने के लिए प्रेरित कर रहे हैं, इसलिए योग के प्रति अपना समर्थन दिखाएँ और इस चुनौती का जवाब दें।'

—बराक ओबामा
अमेरिका के राष्ट्रपति

प्रधानमंत्री मोदी द्वारा योग का अंतरराष्ट्रीय स्तर पर प्रचार

भारतीय प्रधानमंत्री नरेंद्र मोदी ने सितंबर 2014 में संयुक्त राष्ट्र महासभा में अपने पहले संबोधन में अंतरराष्ट्रीय योग दिवस मनाने का प्रस्ताव रखा, और इस बात पर जोर दिया कि जीवनशैली में बदलाव और चेतना का निर्माण जलवायु परिवर्तन से निपटने में योग हमारी मदद कर सकता है। 'योग में मन और शरीर, विचार और आचार, संयम और संतृप्ति की एकता सन्निहित होती है; मानव और प्रकृति के बीच सामंजस्य, स्वास्थ्य और कल्याण के प्रति समग्र दृष्टिकोण सन्निहित होता है,' उन्होंने कहा। मोदीजी के आह्वान को मिली जबरदस्त प्रतिक्रिया के फलस्वरूप 175 से अधिक

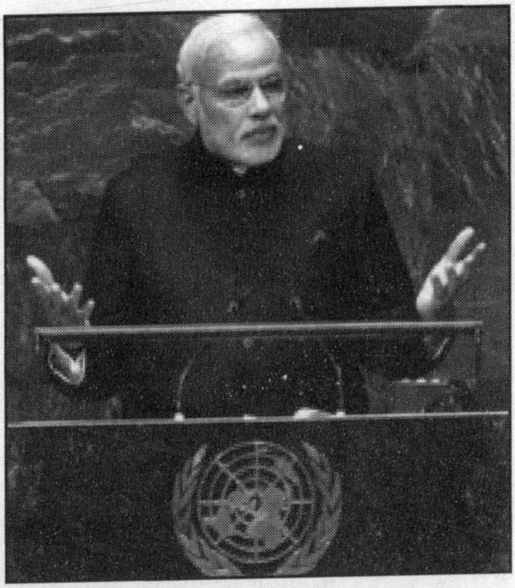

देशों ने योग के लाभों को मान्यता देते हुए भारत के नेतृत्व में संयुक्त राष्ट्र महासभा के इस संकल्प में स्वयं को भागीदार बना लिया। अनेक एशियाई, अफ्रीकी, यूरोपियन और लैटिन अमेरिकी देश भी इसमें भागीदार हैं। नवंबर 2014 में ब्रिस्बेन, ऑस्ट्रेलिया में हुए जी-20 शिखर सम्मेलन में, प्रधानमंत्री नरेंद्र मोदी की योग की पहल को एक निर्णायक सहयोग मिला, जब यूरोपीय संघ के अध्यक्ष हरमन वन रोम्प ने उन्हें सूचित किया कि यूरोपीय संघ के 28 सदस्य संयुक्त राष्ट्र में अंतरराष्ट्रीय योग दिवस की उनकी पहल में उनके साथ हैं।

दुनिया भर में योग की लोक प्रियता बढ़ती जा रही है और अब यह करोड़ों डॉलर का व्यवसाय बन चुका है, लेकिन भारत से इसके संबंध को अकसर न्यूनतम महत्त्व दिया जाता है। प्रधानमंत्री नरेंद्र मोदी ने संयुक्त राष्ट्र सभा के अपने अभिभाषण में इस प्राचीन विज्ञान को विश्व के लिए भारत का अनमोल तोहफा बताया।

अंतरराष्ट्रीय योग दिवस को सह-प्रायोजित करने वाले कुछ देशों की सूची

अफगानिस्तान, अल्जीरिया, अंगोला, अर्जेंटीना, अर्मेनिया, ऑस्ट्रेलिया, ऑस्ट्रिया, अजरबैजान, बहामास, बांग्लादेश, बारबाडोस, बेलारूस, बेलीज, बेनिन, भूटान, बोलीविया (प्लूरीनेशनल स्टेट ऑफ), बुल्गारिया, बुरुंडी, काबो वेर्दे, कनाडा, सेंट्रल अफ्रीकन रिपब्लिक, चाड, चिली, चीन, कोलंबिया, कोट डिवोर, क्रोएशिया, क्यूबा, सायप्रस, डेनमार्क, जिबोटी, डॉमिनिका,

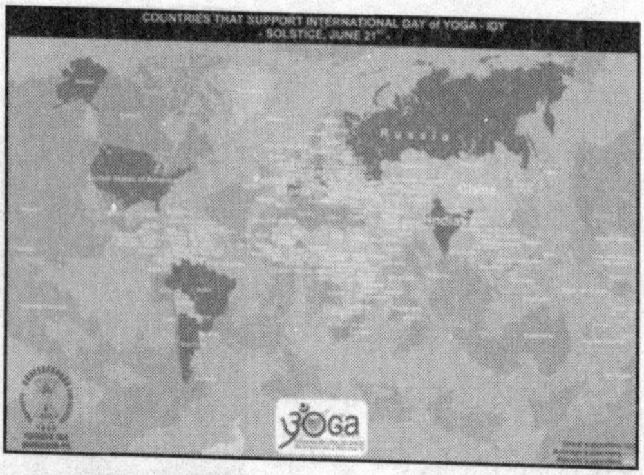

डोमिनिकन रिपब्लिक, इक्वेडोर, ईजिप्ट, एल साल्वाडोर, इक्वेटोरियल गीनिया, इरीट्रिया, इथियोपिया, फिजी, फिनलैंड, फ्रांस, गैबन, गाम्बिया, जॉर्जिया, जर्मनी, घाना, ग्रीस, ग्रेनेडा, ग्वाटेमाला, गीनिया, गीनिया-बिस्सौ, हाइती, होंडुरस, आइसलैंड, इंडिया, इंडोनेशिया, ईरान (इस्लामिक रिपब्लिक ऑफ), इराक, आयरलैंड, इजराइल, जमैका, जापान, कताखस्तान, केन्या, किरिबाती, किरगिस्तान, लाओ पीपल्स डेमोक्रेटिक रिपब्लिक, लेबनान, लिकटेंस्टीन, लक्सेम्बर्ग, मेडागास्कर, मलावी, मालदीव्स, मार्शल आइलैंड, मॉरीशस, मेक्सिको, मंगोलिया, मोंटे नेग्रो, मोरक्को, मोजांबिक, म्यांमार, नेपाल, नीदरलैंड, न्यूजीलैंड, निकारागुआ, नाइजीरिया, नॉर्वे, ओमान, पलाऊ, पापुआ न्यू गीनिया, पेरू, पुर्तगाल, कतर, रिपब्लिक ऑफ कोरिया, रशियन फेडरेशन, रवांडा, सेंट किट्स एंड नेविस, सेंट लूसिया, सेंट विन्सेंट और ग्रेनाडाइंस, सामोआ, साओ टोम और प्रिंसिपी, सेनेगल, सर्बिआ, सिएरा लियॉन, सिंगापुर, दक्षिण अफ्रीका, स्पेन, श्रीलंका, सूडान, सूरीनाम, स्वीडन, सीरियन अरब रिपब्लिक, ताजीकिस्तान, थाईलैंड, तिमोर-लेस्टे, टोंगा, तुर्की, तुर्कमेनिस्तान, तुवालु, यूगांडा, यूनाइटेड अरब अमीरात, यूनाइटेड किंगडम ऑफ ग्रेट ब्रिटेन और उत्तरी आयरलैंड, यूनाइटेड स्टेट्स ऑफ अमेरिका, उरुग्वे, वनवातु, वेनेजुएला (बोलिवेरियन रिपब्लिक ऑफ), और वियतनाम (सोशलिस्ट रिपब्लिक ऑफ)।

मिशेल ओबामा और व्हाइट हाउस में योग

संयुक्त राष्ट्र अमेरिका की प्रथम महिला मिशेल ओबामा को उनकी फिटनेस और स्वस्थ जीवनशैली के लिए जाना जाता है। श्रीमती ओबामा 2014 में 50 वर्ष की हो गई हैं; उनकी योजना अपनी फिटनेस दिनचर्या में

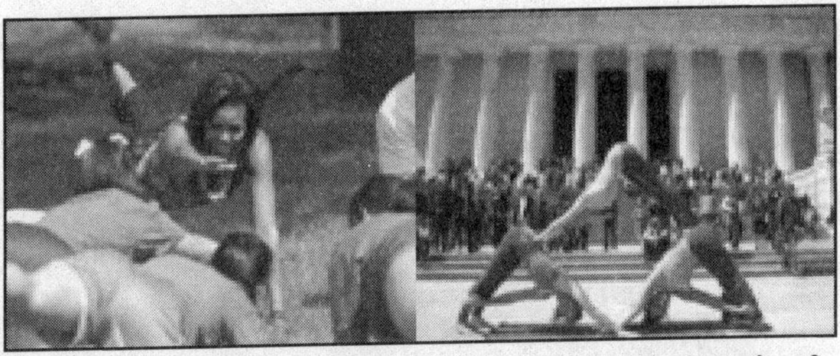

और अधिक योग शामिल करने की है, ताकि उन्हें बढ़ती उम्र में अपने शरीर को और अधिक चुस्त और स्वस्थ रखने में मदद मिल सके। मिशेल मानती हैं कि बढ़ती उम्र में लोगों के सक्रिय और स्वस्थ रहने के लिए योगाभ्यास एक शानदार तरीका है। जहाँ मिशेल ओबामा ने व्हाइट हाउस के अंदर योग का परिचय कराने में महत्त्वपूर्ण भूमिका निभाई है, वहीं ओबामा सितंबर

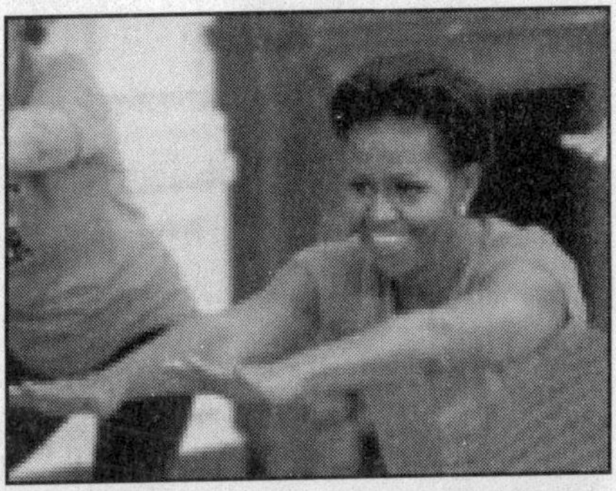

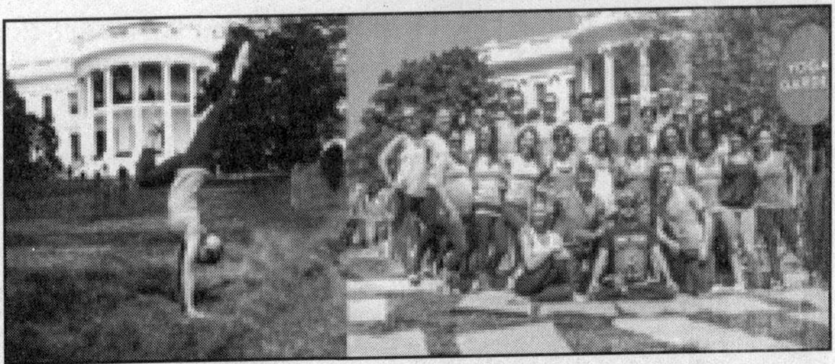

2014 में भारतीय प्रधानमंत्री नरेंद्र मोदी की अमेरिका यात्रा के दौरान उपवास के बावजूद उनकी ऊर्जा और शक्ति देखकर काफी प्रभावित हुए थे। प्रथम महिला को भारतीय संस्कृति से 'प्यार हो गया है'। मिशेल ओबामा ने कैपिटल हिल पर पहली बार हुए दीपावली समारोह में भी हिस्सा लिया।

2009 से योग वार्षिक रूप से होनेवाले व्हाइट हाउस ईस्टर एग रोल

का हिस्सा रहा है। ईस्टर एग रोल वहाँ पिछले 135 वर्षों से आयोजित होता आ रहा है और व्हाइट हाउस में होनेवाला सबसे बड़ा सार्वजनिक समारोह है। 30,000 परिवारों की अभूतपूर्व संख्या 2009 से इस समारोह में प्रतिवर्ष योग का अनुभव कर रही है। ओबामा परिवार ने इस पारंपरिक समारोह को एक नया मोड़ देकर इसे एक सक्रिय, परिवार-उन्मुख दिवस बना दिया है और योग को भी इस उत्सव का हिस्सा बना दिया है।

युद्ध के घायल सैनिकों का शांति और शक्ति के लिए योग की ओर उन्मुख होना

अभ्यास प्राचीन है, घाव नए हैं। योग का अभ्यास अब अफगानिस्तान और इराक के युद्ध के दौरान घायल हुए सैनिकों, नाविकों, नौसैनिकों और अन्य घायलों की सहायता के लिए सैन डिएगो, अमेरिका के नेवल मेडिकल सेंटर सहित अन्य सैनिक अस्पतालों में भी करवाया जा रहा है। इसका लक्ष्य है उनकी मांसपेशियों को मजबूत करना और उनका आत्मविश्वास बढ़ाना। प्रारंभिक सैन्य अध्ययन ने पाया है कि योग का शांत करने वाला प्रभाव हाइपर-विजिलेंस, फ्लैशबैक, अवसाद और चिंता जैसी आम स्थितियों से निपटने में रोगियों की सहायता करता है। दर्दनाक अंगविच्छेदन जैसी शल्यक्रियाएँ झेल

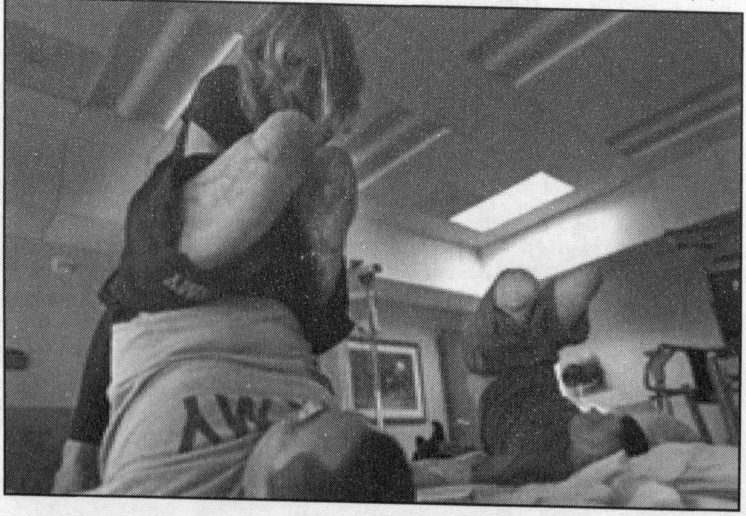

रहे सैनिकों को योग मांसपेशियाँ मजबूत करने और लचीलापन बढ़ाने में मदद कर सकता है। अध्ययन बताते हैं कि योग द्वारा उपचार सफल हो रहा है।

हवाई अड्डों में योग कक्ष

हवाई यात्राएँ अकसर काफी व्यस्तता भरी और तनावपूर्ण होती है। यात्रियों को, जब-जब आराम करने और तनाव मुक्त होने की जरूरत महसूस हो सकती है। इन्हीं समस्याओं के समाधान के लिए कई हवाई अड्डों में योग कक्ष तैयार करवाए जा रहे हैं।

सबसे पहला योग कक्ष सैन फ्रांसिस्को अंतरराष्ट्रीय हवाई अड्डे के टर्मिनल 2 पर जनवरी 2012 में खोला गया। हवाई अड्डे से जारी एक विज्ञप्ति में कहा गया कि अपनी तरह का यह पहला योग कक्ष आगंतुकों को आसानी से चिंतन और आत्म-मंथन के लिए समर्पित स्थान में प्रवेश करने का अवसर देता है—मंद प्रकाश और शांत नीले रंग में लिपटे इस कक्ष की तैरती दीवारें प्रसन्नचित्त भावना और प्रबुद्ध मन का प्रतीक हैं। हवाई अड्डे पर योग कक्ष के लिए दिशात्मक संकेतों में पद्मासन में बैठे एक व्यक्ति के अनूठे चित्रीय आरेख का उपयोग किया गया है।

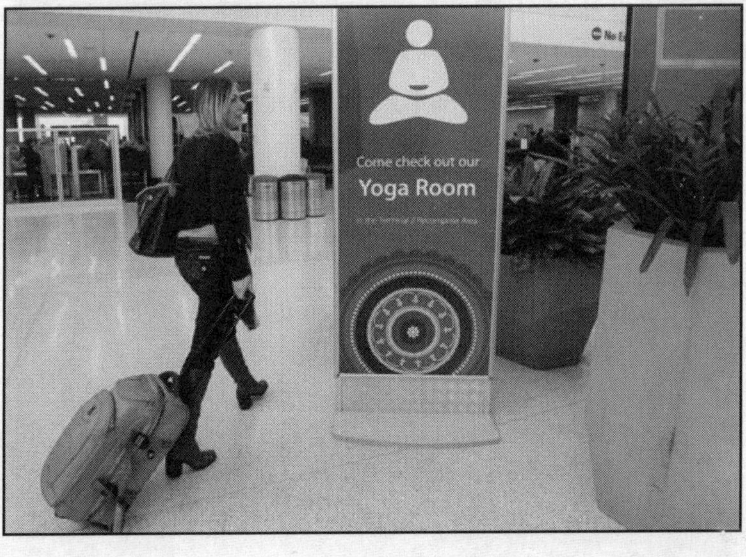

अब, इस प्रकार के योग कक्ष पूरे अमेरिका सहित अन्य स्थानों पर भी तेजी से बढ़ते जा रहे हैं। डलास/फोर्ट वर्थ अंतरराष्ट्रीय हवाई अड्डे का योग कक्ष उसे सबसे स्वस्थ वातावरण वाला हवाई अड्डा बनाने का एक प्रयास है। बर्लिंगटन, वेरमोंट हवाई अड्डे की दूसरी मंजिल पर बना योग कक्ष एक स्थानीय योग संस्थान द्वारा प्रायोजित है, जिससे समझा जा सकता है कि क्यों वह योग कक्ष से अधिक एक योग कक्षा की तरह लगता है। शिकागो का ओ'हेयर अंतरराष्ट्रीय हवाई अड्डा, न्यू मेक्सिको का अल्बुकर्क इंटरनेशनल सनपोर्ट और नार्थ कैरोलिना का रालेह-डरहम हवाई अड्डा भी योग कक्ष की सुविधा प्रदान करते हैं।

2014 में फिनलैंड हेलसिंकी में योग कक्ष बनवा कर यात्रियों को योग कक्ष की सुविधा देने वाला पहला यूरोपीय देश बन गया। वास्तव में, अब यह सिर्फ एक प्रवृत्ति न होकर हवाई यात्राओं का भविष्य बन चुका है, क्योंकि हवाई अड्डे यात्रियों के समग्र यात्रा अनुभव को बेहतर बनाना चाहते हैं।

हाँगकाँग में भारतीय का गिनीस बुक में योग का रिकॉर्ड बनाना और भारतीय प्रधानमंत्री को समर्पित करना

हाँगकाँग में 29 वर्षीय एक भारतीय योग शिक्षक ने फरवरी 2015 में लगातार 40 घंटे योग करके गिनीज विश्व रिकॉर्ड बनाया, जिसमें उसने 1500 से अधिक आसनों का प्रदर्शन किया। उसने शुक्रवार से रविवार तक तीन दिन लगातार योग करके पुरुषों की सबसे लंबी योग मैराथन का रिकॉर्ड तोड़ दिया। इस योग प्रशिक्षक ने अपने त्सिम शा त्सुई स्टूडियो, प्राण योगम में एकाधिक आसनों और मुद्राओं का प्रदर्शन किया, जो चुनौती की अवधि के दौरान जनता

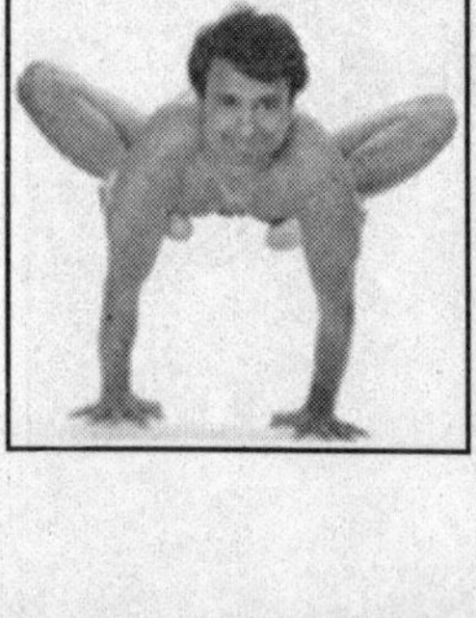
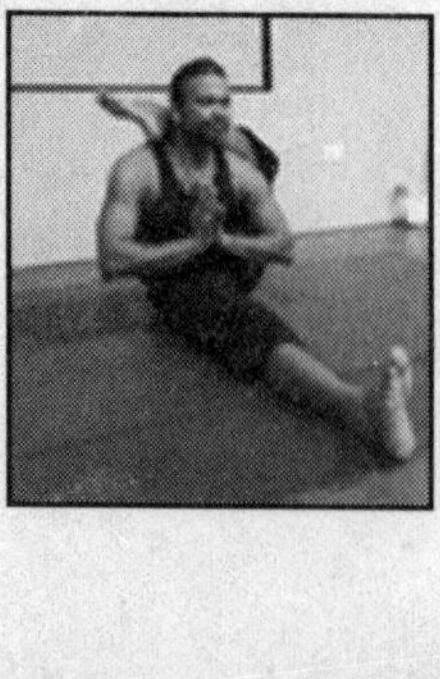
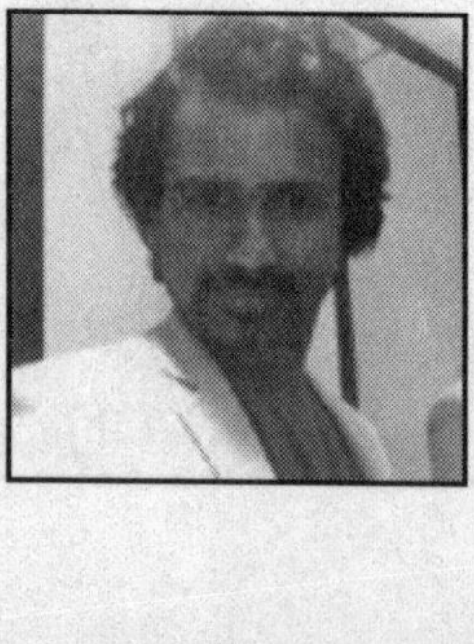

के लिए खुला रहा। योगराज की इस उपलब्धि के बाद विदेश मंत्रालय के प्रवक्ता सैयद अकबरुद्दीन ने एक बधाई संदेश ट्वीट किया। हाँगकाँग के दैनिक समाचार-पत्र साउथ चाइना मॉर्निंग पोस्ट के अनुसार, योगराज ने 5 वर्ष की आयु में योग सीखना आरंभ किया था और 12 वर्ष की आयु में वे प्रशिक्षण देने लगे थे।

उनके अन्य कीर्तिमानों में 2 घंटे 40 मिनट का एक शीर्षासन शामिल है, जो उन्होंने 2003 में बनाया था। 2011 में उन्होंने भारत में चलती मोटरसाइकिल पर संतुलन बनाते हुए 23 आसनों का प्रदर्शन किया था। उनके इस रिकॉर्ड-तोड़ प्रयास को मुख्य रूप से भारतीय वाणिज्य दूतावास द्वारा समर्थन प्राप्त हुआ था। रिकॉर्ड तोड़ने का प्रयास शुरू करने से पहले योगराज ने कहा था कि यदि वे सफल हुए तो ये रिकॉर्ड प्रधानमंत्री नरेंद्र मोदी को समर्पित करेंगे, जिनकी संयुक्त राष्ट्र महासभा द्वारा 21 जून को अंतरराष्ट्रीय योग दिवस घोषित किए जाने में प्रमुख भूमिका थी। 'यह योग के लिए बहुत बड़ी मान्यता थी, इसलिए हमारे प्रधानमंत्रीजी का शुक्रिया अदा करने के लिए मैं ये गिनीज विश्व रिकॉर्ड हासिल करना चाहता हूँ और योग का वैश्विक स्तर पर प्रसार करना चाहता हूँ,' उन्होंने हाँगकाँग दैनिक को बताया।

सामाजिक उद्देश्य के लिए योग

जून 2013 में तुर्की में प्रदर्शनकारियों ने विरोध प्रकट करने का नया तरीका निकाला और इस्तानबुल के गेजी पार्क को ध्वस्त होने से बचाने के लिए उस पर कब्जा करके वहाँ दो सप्ताह तक सामूहिक योगाभ्यास किया। तुर्की के प्रधानमंत्री रेसेप तैय्यप एरदोगन कुछ समय के लिए उस पार्क पर मॉल बनाने की योजना को स्थगित करने के लिए तैयार हो गए।

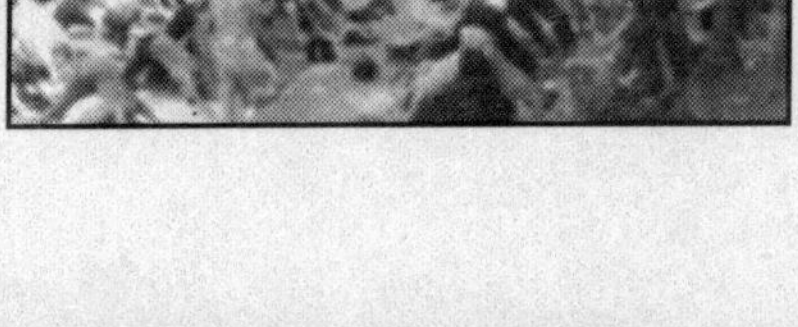

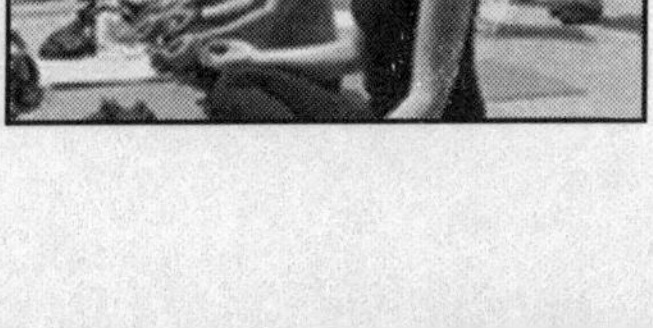

योग उद्धरण

साबित हो चुका है कि योग कई प्रकार के स्वास्थ्य लाभ प्रदान कर सकता है, जैसे—

- गरदन और पीठ का दर्द कम करता है
- लचीलापन और गति सीमा बढ़ाता है
- तनाव कम करता है
- कार्पल टनल सिंड्रोम में सुधार लाता है
- फाइब्रोम्याल्जिया के रोगियों में रक्त परिसंचरण में वृद्धि करता है
- अस्थमा के रोगियों में श्वसन क्रिया में सुधार लाता है

युवा महिलाओं और युवतियों के लिए योग अमूल्य है। वह उन्हें सिखाता है कि खुद की सराहना कैसे करनी चाहिए; उन्हें महसूस कराता है कि वे शारीरिक, मानसिक और भावनात्मक रूप से पहले से कहीं बेहतर हैं।

योग लोगों को उनके तनावपूर्ण जीवन से निपटने के औजार देता है।

न्यूजीलैंड की एक युवा योग प्रशिक्षण राल्सटन का कहना है, 'योग अब कोई ट्रिपि-डिपी चीज नहीं रह गई है और इससे होनेवाले स्वास्थ्य लाभ अपार हैं।' वे कहती हैं कि वह योग ही था, जिसने उन्हें जीवन के सबसे चुनौतीपूर्ण समय का सामना करने में मदद की—उनके पिता की बीमारी, उनका कष्टदायी प्रसव और फिर एक अकेली माँ के रूप में अपनी बेटी का लालन-पालन।

योगाभ्यास अंततोगत्वा चटाई से निकलकर आपकी दिनचर्या में शामिल हो जाता है।

बस कुछ देर शांत रहें। बोलना बंद कर दें। मौन के साथ समय व्यतीत करें।

एक अच्छा शिक्षक आपके अंदर के शिक्षक को बाहर ले आएगा।

योग आवश्यकता से आता है और जीवन जीने और साँस लेने का तरीका है।

योग के केंद्र में एक आध्यात्मिक अनुभव है।

अध्यात्म आत्म-बोध है अपने आप को, अपनी आत्मा को समझना है।

योग है यह समझना कि विपरीत परिस्थितियों से कैसे उबरा जाए; उस समय मेहरबान होना, जब कोई मेहरबान न हो; उस समय प्रेमपूर्ण व्यवहार करना, जब कोई प्रेमपूर्ण व्यवहार न कर रहा हो।

एक शिक्षक में जो बात प्रशंसा योग्य होती है, वह है किसी चीज में विश्वास रखना और उसे कहने का साहस होना।

योग शिक्षक एक गाइड की तरह होता है, जो आपको डर के स्थान से नहीं बल्कि सशक्तीकरण के स्थान से चुनौती देता है।

तीन चीजें हमें वो बनाती हैं, जो हम हैं—हमारा शरीर, हमारा मन और हमारी आत्मा। योग इन तीनों चीजों को एक साथ लाता है।

योग अधिक समग्र होता है; इसे शरीर, मन और साँस के एकीकरण में रुचि होती है।

संदर्भ सूची

http://www.yogajournal.com/yoga-101/power-ashtanga-yoga/

http://en.wikipedia.org/wiki/Yoga

http://cooks.ndtv.com/article/show/united-nations-adopts-pm-modi-s-proposaldeclares-an-international-yoga-day-633526

http://www.firstpost.com/world/indias-un-resolution-yoga-day-gets-support-130-countries-1802639.html

http://www.ndtv.com/article/india/prime-minister-narendra-modi-s-yoga-dayproposal-

wins-eu-support-621109

http://timesofindia.indiatimes.com/world/us/Barack-Obama-expresses-interest-inyoga/articleshow/44209149.cms

http://mantramag.com/first-lady-plants-yoga-garden-leah-cullis/

http://leahcullis.com/yoga-at-the-white-house/

http://articles.latimes.com/2013/jun/17/local/la-me-ln-yoga-20130617

http://yoga.about.com/od/lifestyle/tp/Airport-Yoga-Rooms.htm

http://www.servicespace.org/blogview.php?id=13027#sthash.w1ti8fXz.dpuf

http://www.decolonizingyoga.com/turkish-protesters-hold-mass-yoga-class/

http://edition.cnn.com/2013/06/14/world/europe/turkey-protests/

http://www.firstpost.com/business/living-business/indian-yoga-teacher-setsguinness-record-hong-kong-2100379.html

□

2

योग से परिचय

ऋषि पतंजलि का अष्टांग योग अपनी अपील में सार्वभौमिक है। भले ही कोई दुनिया के किसी भी स्थान में हो—चाहे कोई एक स्टूडियो में हो या योग कक्ष में, इंडिया (भारत) में हो या इंडियाना में; सबको अपना घर जैसा महसूस होता है। विश्व भर में, योगिक मुद्राएँ, श्वास पर नियंत्रण और विभिन्न आसन कुल मिलाकर तुलनात्मक रूप से सिखाए जाते हैं। संस्कृत की जानकारी होने से आसनों का अनुसरण करने में आसानी होती है।

सबसे कठिन काम—श्री आद्य शंकराचार्य पूछते हैं, व्यक्ति के लिए कौन सा काम करना सबसे कठिन होता है? और उत्तर देते हैं, 'अपने मन को हमेशा नियंत्रण में रखना।' यहाँ तक कि भगवद्‍गीता में अर्जुन भी श्रीकृष्ण से शिकायत करते हैं कि मन को नियंत्रित करना हवा को नियंत्रित करने, जितना कठिन होता है। कितना बड़ा सत्य है ये! जो भी अपने मन को नियंत्रित करने का प्रयास करता है, चाहे कुछ ही पलों के लिए, उसका सामना तुरंत ही इस कार्य के असंभव होने की सच्चाई से हो जाता है। फिर भी कुछ महान् आत्माएँ, जो विश्वास, ऊर्जा, ज्ञान, एकाग्रता और विवेक से सुसज्जित हैं, इस महान् विज्ञान की जीवित गवाही बनकर ईश्वर के रूप में पूजी जाने लगी हैं। भारत योग का विशेष गढ़ रहा है। प्रत्येक रूढ़िवादी और अपरंपरागत दर्शन ने, योगिक प्रथाओं को अपनी प्रणाली में किसी-न-किसी रूप में अपनाया और अनुकूलित किया है, क्योंकि साधना हमेशा दर्शन का अभिन्न अंग रही है, वरना वो हमेशा अटकलों

तक सीमित होकर रह जाती। महान् ऋषि पतंजलि स्वयं ही उस समय समाज में प्रचलित परीक्षण किए हुए योगिक अभ्यासों के संकलक, व्यवस्थापक और संहिताकार कहे जाते हैं। योग की अपार व्यावहारिकता ने उसे समकालीन दुनिया का सबसे लोकप्रिय और सम्मानित दर्शन बना दिया है।

जब मूल ऊर्जा केंद्र से ऊर्जाएँ हृदय के ऊर्जा केंद्र में जाती हैं, तो वे आंतरिक शांति में परिवर्तित हो जाती हैं। जब ऊर्जाएँ गले के ऊर्जा केंद्र और आज्ञा ऊर्जा केंद्र में जाती हैं, तो वे अधिक बुद्धिमत्ता और रचनात्मकता में परिवर्तित हो जाती हैं। जब वे मस्तक के ऊर्जा केंद्र और मुकुट के ऊर्जा केंद्र में जाती हैं, तो उच्च स्तर की आध्यात्मिकता में परिवर्तित हो जाती हैं। निम्न ऊर्जाएँ सूक्ष्म ऊर्जाओं में बदल जाती हैं और मस्तिष्क द्वारा उसके समुचित कार्य को बढ़ाने के लिए उपयोग की जाती हैं। इसीलिए कुछ लोग सुपर ब्रेन योग के अभ्यास द्वारा तनाव कम होता महसूस करते हैं।

योग की पुरातनता : योग अत्यधिक प्राचीन होते हुए भी आधुनिक है

भारत योग का जन्मस्थान है, फिर चाहे कोई भी प्रचार या व्यापार के लिए उस पर अपना अधिकार जताने की कोशिश करे। योग उन पारंपरिक शारीरिक और मानसिक विषयों को संदर्भित करता है, जो कुछ हजार वर्ष पहले भारत में उत्पन्न हुए थे। यह शब्द हिंदू, बौद्ध और जैन धर्म की ध्यान प्रथाओं से जुड़ा हुआ है। सिंधु घाटी सभ्यता (3300-1700 ईसा पूर्व) के स्थलों से—जो आज पाकिस्तान में हैं—मिली कई मुहरों में योग या ध्यान की मुद्राओं से

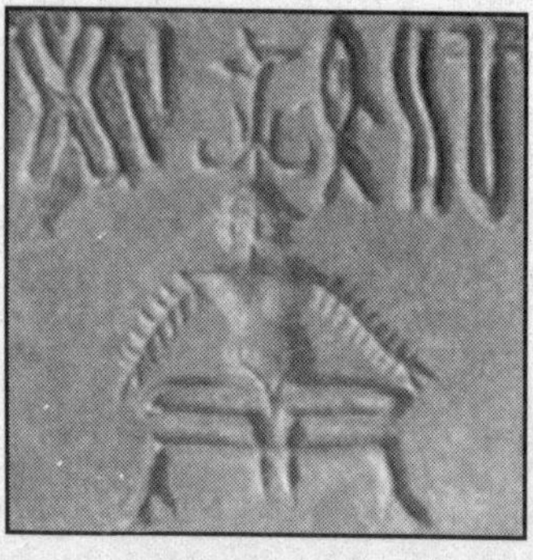

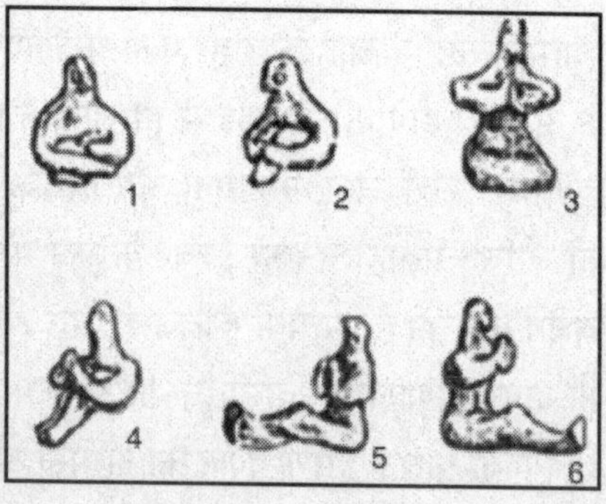

मिलती-जुलती स्थिति में आकृतियाँ दरशायी गई हैं। ध्यान में चेतना की उच्च स्थिति का अनुभव करने की तकनीकें प्राचीन वैदिक परंपराओं में विकसित हुई थीं और फिर योगी पतंजलि द्वारा और उच्च स्तर तक विकसित की गई थीं। इंद्रा देवी (यूजीनी पीटरसन), स्वामी शिवानंद, तिरुमलै कृष्णामाचार्य, बी.के.एस. अय्यंगार, स्वामी सत्यानंद, स्वामी रामदेव बाबा और डॉ. नागेंद्र उन कुछ आधुनिक योग विशेषज्ञों में से हैं, जो योग को विश्व पटल तक ले गए हैं।

योग का उद्देश्य

योग के उद्देश्य विविध रहे हैं और बेहतर स्वास्थ्य से लेकर मोक्ष प्राप्ति तक फैले हुए हैं। 'मोक्ष' का अर्थ है सभी सांसारिक कष्टों और जीवन-मृत्यु के चक्र से मुक्ति, जहाँ पहुँच कर परम ब्रह्म के साथ पहचान होने का अनुभव होता है। योग का उद्देश्य है आत्म-संतुष्टि और निस्वार्थता प्राप्त करना, और स्वयं को, अपनी आत्मा को, और अंत में ईश्वर को तलाश करना।

आज, दुनिया भर के हिंदू दीपावली यानी रोशनी का त्यौहार मनाते हैं, जो अज्ञान के अंधकार पर ज्ञान के प्रकाश की जीत का प्रतीक है। इस दिन लोग अपने घरों में दीये जलाते हैं। तेल के दीये के जलने के लिए उसकी बाती का तेल के अंदर होते हुए भी बाहर होना आवश्यक है, यदि बाती तेल में डूब जाती है, तो दिया नहीं जलता।

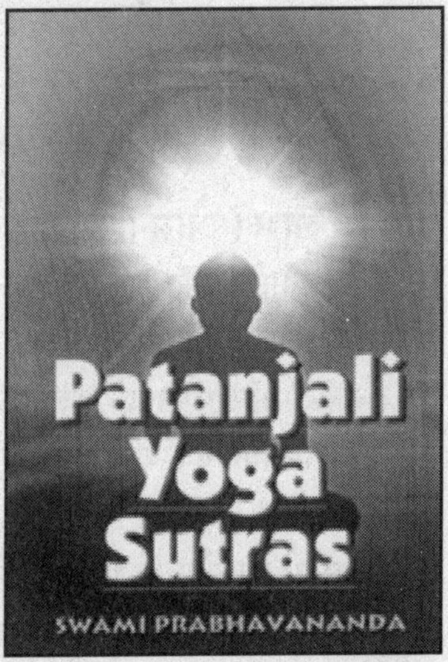

जीवन भी दीये की बाती की तरह है; आपको संसार में रहते हुए भी उसके मोह में नहीं पड़ना है।

योग के पीछे का दर्शन पतंजलि द्वारा उनके योग सूत्र में समझाया गया है—'योग मानसिक उतार-चढ़ाव का अंत है।' यदि हम निरंतर सुख या दुःख,

ईर्ष्या या क्रोध, तनाव या आलस्य की भावनाओं में डूबे रहेंगे, तो हमारी मानसिक स्थिति में हमेशा उतार-चढ़ाव बना रहेगा। हमारी भावनाएँ 'चीजों' के प्रति मोह से उत्पन्न होती हैं—चाहे हम उनकी तलाश में हों, या फिर वो हमारे पास हों और हम उनसे अलग होना सहन न कर पा रहे हों, या हम उन्हें खो चुके हों—हम 'चीजों' से भावनात्मक रूप से जुड़े होते हैं। जब हमें वो चीजें मिल जाती हैं तो हम खुश होते हैं, वो खो जाती हैं तो हम दु:खी हो जाते हैं, वो किसी और के पास होती हैं तो हमें ईर्ष्या होती है, जब हम उन्हें पाने का प्रयास करते हैं और सफलता नहीं मिलती तो हम निराश हो जाते हैं, और नाराज हो जाते हैं, जब उन्हें हमसे कोई छीन लेता है। इस प्रकार, हमारा मन लगातार बदलती भावनाओं का शिकार हो जाता है। योग का लक्ष्य इस भावनात्मक उतार-चढ़ाव को कम करना है, ताकि हमारा मानसिक संतुलन बेहतर रहे और हमें आंतरिक शांति प्राप्त हो सके।

योग एक स्वस्थ मन और स्वस्थ शरीर का संगम है। उसका अंतिम लक्ष्य है—परम ब्रह्म के साथ एकाकार होना। हालाँकि उससे पहले, एक व्यक्ति के मन और शरीर का एकाकार होना आवश्यक होता है। विभिन्न प्रकार के आहारों और व्यायामों द्वारा हम एक स्वस्थ शरीर तो प्राप्त कर सकते हैं, लेकिन यदि हमारे शरीर के साथ-साथ हमारा मन विकसित नहीं होता है, तो इस स्वस्थ शरीर का क्या फायदा है?

योग का संपूर्ण सिद्धांत मन के परे जाना है।

योग के लाभ (आसन, प्राणायाम और ध्यान)

कई लोग समझते हैं कि योग सिर्फ आसनों और शारीरिक मुद्राओं तक सीमित है। लेकिन योग में शारीरिक गतिविधियों से परे प्राणायाम या साँस लेने की तकनीक और ध्यान की तकनीक भी शामिल हैं। इस प्रकार, योग शरीर, मन और साँस को एकाकार करता है और इसके लाभ शरीर के स्तर से कहीं आगे जाते हैं।

आसन, जो योग के भौतिक रूप हैं, वजन घटाने में और एक मजबूत, लचीला शरीर, खूबसूरत, चमकदार त्वचा और अच्छा स्वास्थ्य प्राप्त करने में

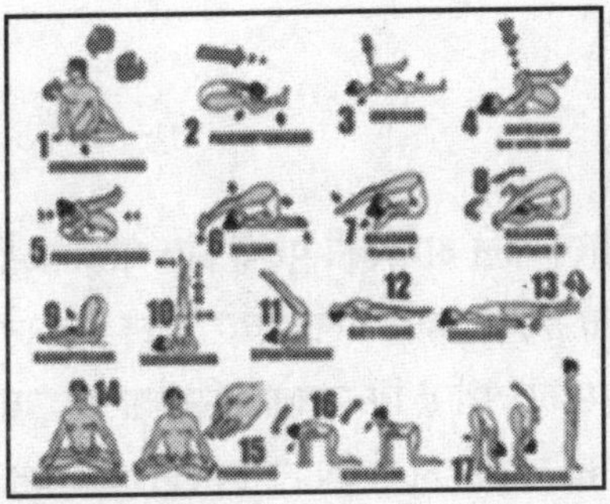

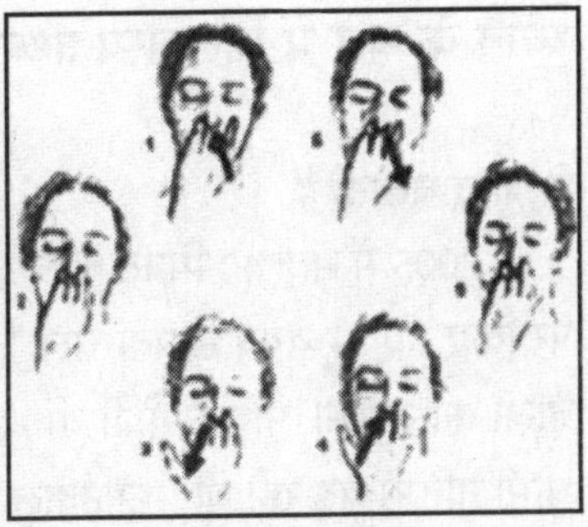

मदद करते हैं।

प्राणायाम के अभ्यास से, शरीर के सभी अंग अधिक ऑक्सीजन प्राप्त करते हैं, विषैले पदार्थ शरीर से बाहर निकलते हैं, और इस प्रकार विभिन्न बीमारियों से बचाव होता है। प्राणायाम प्रतिरक्षा प्रणाली को मजबूत करता है। ये साँस लेने की दर घटाता है; प्राणायाम का अभ्यास जीवन को बढ़ाता है, क्योंकि इससे रक्त परिसंचरण में सुधार होता है; इसके अभ्यास से सुस्ती या थकान के कारण होनेवाला सामान्य चिड़चिड़ापन दूर हो जाता है।

प्राणायाम के लाभ प्रत्यक्ष भी हैं और अप्रत्यक्ष भी। ईश्वर ने सभी मनुष्यों को बिना किसी मूल्य के प्राण दिए हैं, जो शक्ति का सर्वोच्च स्रोत है। ऊर्जा के इस निशुल्क स्रोत का उचित उपयोग हमारे स्वास्थ्य, जीवन शक्ति और आत्मविश्वास में उल्लेखनीय परिवर्तन ला सकता है।

ध्यान के लाभ कई स्तरों पर प्राप्त होते हैं—आध्यात्मिक, मानसिक और शारीरिक। यह हमारी ध्यान केंद्रित करने की क्षमता बढ़ाता है; यह हमारी ग्रहण शक्ति को बढ़ाता है और हमारे खेल-कूद के प्रदर्शन में सुधार लाता है। ध्यान तनाव को कम करता है और आत्मविश्वास बढ़ाता है। ये रक्तचाप को सामान्य करता है, माँसपेशियों के तनाव और सिरदर्द को कम करता है। ये शल्य चिकित्सा के बाद घाव जल्दी भरने में भी मदद करता है।

जब शरीर, मन और साँस में सामंजस्य होता है, तो जीवन यात्रा अधिक शांतिपूर्ण, खुशनुमा और परिपूर्ण होती है।

ध्यान के बारे में दिलचस्प तथ्य

ये बुद्धि बढ़ाता है

2005 में मात्र 40 मिनट ध्यान करने वाले अमेरिकी पुरुषों और महिलाओं पर किए गए अध्ययन से पता चला कि उनकी कॉर्टिकल दीवारें ध्यान न करने वालों की अपेक्षा अधिक मोटी थीं। इसका अर्थ है कि उनके मस्तिष्क की उम्र धीमी गति से बढ़ रही थी। कॉर्टिकल की मोटाई का संबंध निर्णय लेने, एकाग्रता और स्मृति से भी है।

ये नींद लेने से बेहतर हो सकता है

2006 के एक अध्ययन में, कॉलेज के छात्रों से सोने, ध्यान करने या टी.वी. देखने में से एक का चुनाव करने के लिए कहा गया। फिर उनकी सतर्कता का परीक्षण करने के लिए उनसे वहाँ मौजूद स्क्रीन पर प्रकाश होते ही एक बटन दबाने के लिए कहा गया। ध्यान करने वालों का प्रदर्शन नींद लेने और टी.वी. देखनेवालों से पूरे 10 प्रतिशत बेहतर था।

ये रक्तचाप की दवाओं से बेहतर है

2008 में, मैसेचुसेट्स जनरल हॉस्पिटल के डॉ. रैंडी जुस्मन ने उच्च रक्तचाप से पीड़ित रोगियों को 3 महीने का एक ध्यान-आधारित रिलैक्सेशन प्रोग्राम लेने का सुझाव दिया। ये वो रोगी थे, जिनका रक्तचाप दवाओं से नियंत्रित नहीं हो पा रहा था। 3 महीने नियमित रूप से ध्यान करने के बाद 60 में से 40 रोगियों के रक्तचाप के स्तर में उल्लेखनीय गिरावट देखी गई और वे अपनी दवाओं की मात्रा कम करने में सफल रहे। कारण? रिलैक्सेशन के फलस्वरूप नाइट्रिक एसिड का निर्माण होता है, जो रक्त वाहिकाओं को खोलता है।

ये एच.आई.वी. के बढ़ने की गति कम कर सकता है

एच.आई.वी. पीड़ित रोगियों पर 2008 में हुए एक अध्ययन में पता चला कि आठ सप्ताह के एक मेडिटेशन कोर्स के बाद ध्यान करने वाले रोगियों की

लिम्फोसाइट संख्या में कोई कमी दिखाई नहीं दी थी, जबकि ध्यान न करने वाले रोगियों के लिम्फोसाइट काफी कम हो गए थे। लिम्फोसाइट्स या श्वेत रक्त कोशिकाएँ शरीर की प्रतिरक्षा प्रणाली का मस्तिष्क कही जाती हैं और एच.आई.वी. पॉजिटिव लोगों के लिए विशेष रूप से महत्त्वपूर्ण होती हैं। अध्ययन से ये भी पता चला कि उनका स्तर वास्तव में ध्यान के प्रत्येक सेशन के साथ बढ़ा था। (हालाँकि सैंपल के छोटे आकार के कारण सिर्फ 48 रोगियों के साथ कोई निश्चित निष्कर्ष निकाल पाना मुश्किल है।)

ये दर्द से राहत देने में मॉर्फिन से अधिक असरदार है

2015 के आरंभ में, वेक फारेस्ट बैप्टिस्ट यूनिवर्सिटी द्वारा आयोजित एक अध्ययन में पाया गया कि ध्यान दर्द की तीव्रता को 40 प्रतिशत तक कम कर सकता है और दर्द के प्रभाव को 57 प्रतिशत तक। मॉर्फिन और अन्य दर्द निवारक दवाएँ दर्द को 25 प्रतिशत तक ही कम कर पाती हैं। ध्यान 'सोमैटोसेंसरी कोर्टेक्स' में गतिविधि कम करके और मस्तिष्क के अन्य हिस्सों में गतिविधि बढ़ा कर दर्द कम करता है। (इस अध्ययन के सैंपल का आकार भी छोटा था, इसलिए कोई निश्चित निष्कर्ष नहीं निकाला जा सका।)

सूर्य नमस्कार

सूर्य नमस्कार, जिसे अंग्रेजी में 'सन सैल्यूटेशन' कहते हैं, योग के आसनों का एक आम अनुक्रम है; इसकी मूल उत्पत्ति भारत में हुई। क्रियाओं और आसनों के इस अनुक्रम का अभ्यास जागरूकता के विभिन्न स्तरों पर किया जा सकता है, जिनमें विभिन्न शैलियों के शारीरिक व्यायामों से लेकर संपूर्ण साधना, जैसे आसन, प्राणायाम, मंत्र और चक्र ध्यान शामिल हैं। आसनों के स्पष्ट चित्रण के साथ सबसे प्राचीन प्रलेखित पुस्तक 'श्रीतत्त्वनिधि' है। इस पुस्तक में 'सर्पासन' (भुजंगासन), 'गजासन' (अधोमुख स्वानासन), 'उत्तानासन' और मिले-जुले आसनों की एक श्रृंखला का वर्णन किया गया है, जो सूर्य नमस्कार से मिलते-जुलते हैं। संयोग से, प्राचीन 'श्रीतत्त्वनिधि' के अनुवादक, कृष्णराज वोदेयार III 1930 के आसपास मैसूर में योगशाला में

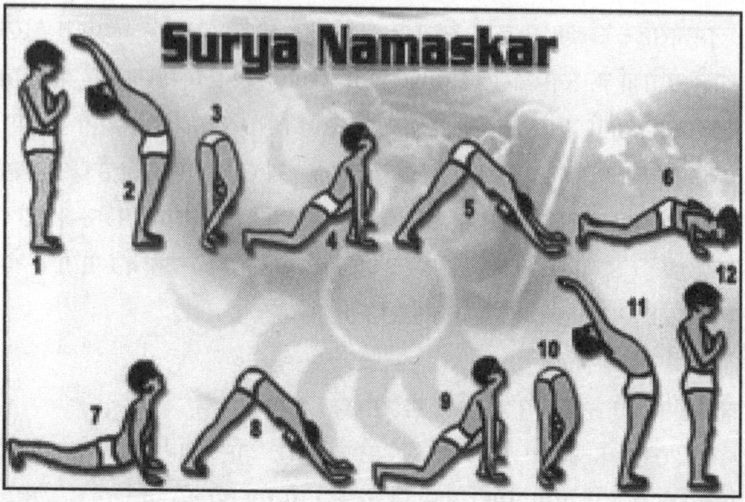

योग की शिक्षा देने के लिए श्री टी. कृष्णमाचार्य को लाने के लिए भी जिम्मेदार थे। श्री टी. कृष्णमाचार्य की शिक्षा सूर्य नमस्कार के आधुनिक संस्करण के लिए काफी हद तक जिम्मेदार है। इस बात की संभावना है कि वे मैसूर पैलेस की जिमनास्टिक परंपरा से प्रभावित हुए हो सकते हैं।

सूर्य नमस्कार के मूल के बारे में एक और संकेत 1928 के राजा भवन राव श्रीनिवास (बाला साहेब), औंध के पंत प्रतिनिधि (1868–1951), औंध के राजा (1909–1947), के 'दि टेन पॉइंट वे ऑफ हेल्थ' के भारतीय प्रकाशन से प्राप्त होता है, जो बाद में 1938 में इंग्लैंड में प्रकाशित हुआ। राजा का दावा है कि वे बचपन में इस शृंखला का अभ्यास करते थे। कुछ सूत्रों का कहना है कि उन्होंने खुद व्यापक अभ्यास और विश्लेषण (और संभावित संशोधन) करने के बाद ही पुस्तक को प्रकाशित किया था। इसलिए शृंखला का वास्तविक मूल अस्पष्ट बना हुआ है; हालाँकि ध्यान देने योग्य बात यह है कि औंध के राजा ने कभी भी खुद सूर्य नमस्कार का आविष्कार किया होने का दावा नहीं किया था; और उन्होंने हमेशा इसके प्राचीन मूल पर जोर दिया था। फिर भी सूर्य नमस्कार किस प्रकार हठ और अष्टांग योग के योगिक अभ्यासों में शामिल हुआ, ये अभी तक स्पष्ट नहीं। हो पाया है।

महाराष्ट्र राज्य में ये व्यापक रूप से माना जाता है कि शिवाजी महाराज, संत समर्थ रामदास और मराठा लोग बलवान और पुष्ट शरीर प्राप्त करने के लिए शारीरिक व्यायाम के रूप में सूर्य नमस्कार का अभ्यास करते थे।

आदित्य हृदयम् भी एक प्राचीन अभ्यास है, जिसमें एक भिन्न प्रकार का सूर्य नमस्कार शामिल है। ये सूर्य को प्रणाम करने की एक प्रक्रिया है, जो अगस्त्य मुनि ने रावण से युद्ध करने के पहले श्रीराम को सिखाई थी। इसका वर्णन वाल्मीकि रामायण के युद्धकांड (सर्ग 107) में किया गया है।

अधिकांश आसनों की तरह सूर्य नमस्कार भी खाली पेट करने का सुझाव दिया जाता है। इसलिए कुछ लोग भोजन के बाद और सूर्य नमस्कार करने के पहले कम-से-कम दो घंटे का अंतर रखने का सुझाव देते हैं। आम तौर पर यह सुबह नाश्ते से पहले या शाम को किया जाता है। शवासन योगाभ्यास के अंत में विश्राम के लिए किया जाता है। प्राणायाम को आसनों के साथ समन्वयित किया जाता है। मंत्रों का उच्चारण सूर्य नमस्कार के आरंभ में किया जा सकता है। सूर्य नमस्कार के 12 आसन परिवर्तनों में कुल 8 विभिन्न आसन होते हैं। कुछ आसन सूर्य नमस्कार के एक ही चक्र में दो बार किए जाते हैं। पारंपरिक भारतीय संदर्भ में, सूर्य नमस्कार उगते (पूर्व) या डूबते (पश्चिम) सूर्य की दिशा में मुँह करके करना चाहिए। शास्त्रों के अनुसार, जो व्यक्ति प्रतिदिन सूर्य नमस्कार करता है, वह हजार जन्मों में भी निर्धन नहीं होता।

जो लोग सूर्य नमस्कार का दैनिक अभ्यास करते हैं, उनकी जीवन प्रत्याशा, चेतना, साहस, बल और जीवन शक्ति में वृद्धि होती है।

योग पर स्वामी विवेकानंद

एक बार स्वामी विवेकानंद से पूछा गया—'स्वयं को शारीरिक रूप से विकसित करने के लिए व्यक्ति को व्यायाम, योग या मार्शल आर्ट में से किस पर ध्यान केंद्रित करना चाहिए? स्वामीजी ने उत्तर दिया, इनमें से किसी पर भी, ये तीनों ही शारीरिक शक्ति बढ़ाने में सक्षम हैं, लेकिन मैं योग का सुझाव दूँगा, क्योंकि ये अपने आप को शारीरिक विकास की सीमा में बाँध कर नहीं रखता, बल्कि मानसिक विकास करके आध्यात्मिक विकास की ओर योगदान देता है।'

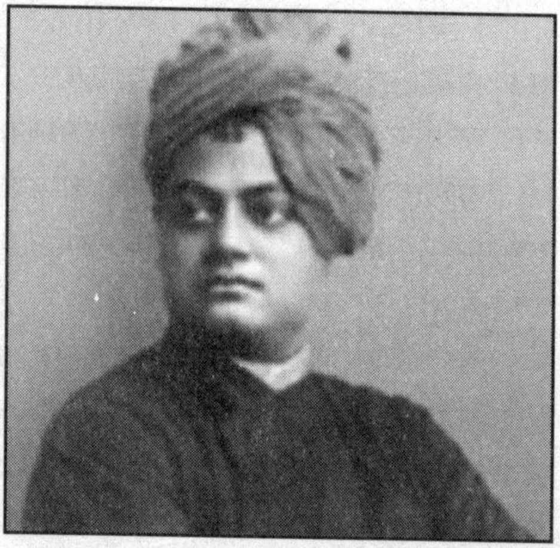

प्राचीन काल के भारतीयों ने आंतरिक दुनिया पर ध्यान केंद्रित किया, अपने अंतर के अनदेखे स्थानों पर ध्यान केंद्रित किया, और योग विज्ञान का विकास किया। योग इंद्रियों, इच्छा और मन का नियंत्रण है। इसके अध्ययन का लाभ यह है कि हम नियंत्रित होने के बजाय नियंत्रण करना सीखते हैं। योग का अंत और उद्‌देश्य है ईश्वर की अनुभूति करना। इसके लिए हमें सापेक्ष ज्ञान के परे जाना होगा, इंद्रियों की दुनिया के परे जाना होगा। इंद्रियों को नियंत्रित करने का सिर्फ एक ही तरीका है—'उसे' देखना, जो ब्रह्मांड में 'सत्य' है। तभी और सिर्फ तभी हम वास्तव में अपनी इंद्रियों पर विजय प्राप्त कर सकते हैं।

प्रत्येक क्रिया की एक समान प्रतिक्रिया होती है…यदि एक व्यक्ति मुझ पर हमला करता है और मुझे चोट पहुँचाता है, तो ये उस व्यक्ति की क्रिया है और मेरे शरीर की प्रतिक्रिया दर्द और क्रोध होगी…मान लीजिए कि मेरा अपने शरीर पर इतना नियंत्रण है कि मैं उस स्वतः प्रतिक्रिया पर भी काबू पा सकता हूँ। क्या इतनी शक्ति प्राप्त की जा सकती है? किताबें कहती हैं कि हाँ, पाई जा सकती हैं…यदि आप अचानक इसे पा लेते हैं, तो ये चमत्कार होगा। यदि आप वैज्ञानिक रूप से इसे सीखते हैं, तो ये योग होगा।

कैसे योग ने वैदिक ऋषियों की आकाश का नक्शा बनाने और सृष्टि को समझने में मदद की

आधुनिक विज्ञान के अनुसार पृथ्वी की आयु 4.54 अरब वर्ष (454 करोड़ वर्ष) है और बिग बैंग के बाद से ब्रह्मांड की आयु 13,798 अरब वर्ष है।

जहाँ यूरोपीय लोग मानते थे कि ब्रह्मांड की आयु 6000 वर्ष है, वहीं चीनी और प्राचीन मिस्त्र के लोगों का मानना है कि वो 39,000 वर्ष का है, और बेबीलोनियन और सुमेरियन लोगों के अनुसार ब्रह्मांड कुछ लाख वर्षों का है। वेद, जो भारत की प्राचीनतम पुस्तक है, अरबों वर्ष के सृजन की बात करती हैं। भारत के प्राचीन खगोलशास्त्रियों के अनुसार, एक कल्प, जो 432 करोड़ वर्ष के बराबर होता है, ब्रह्मा के लिए दिन का समय होता है, जब सृजन होता है, और उतनी ही अवधि का दूसरा कल्प ब्रह्मा के लिए रात्रि का समय होता है, जब सृजन बंद हो जाता है। हिंदू लोग ब्रह्मांड में सृजन और मृत्यु के 8.64 अरब वर्ष के एक चक्र में विश्वास करते हैं। हिंदू ब्रह्मांड के जन्म, मृत्यु और पुनर्जन्म के सतत चक्र में विश्वास रखते हैं।

पुलित्जर पुरस्कार विजेता ब्रह्मांड विज्ञानी कार्ल सेगन और भौतिकशास्त्री फिजोफ कापा ने ब्रह्मांड की उम्र की नवीनतम वैज्ञानिक समझ और ब्रह्मा के दिन-रात की हिंदू अवधारणा के बीच की समानताएँ बताई हैं, जो अन्य निर्माणवादी विचारों की अपेक्षा ब्रह्मांड की वर्तमान ज्ञात उम्र के अधिक निकट हैं। ब्रह्मा के दिन और रात ब्रह्मांड की एक ऐसी धारणा प्रस्तुत करते हैं, जिसका निर्माण दैवीय रूप से हुआ है और जो सख्ती से विकासवादी नहीं है, बल्कि ब्रह्मांड के जन्म, मृत्यु और पुनर्जन्म का एक सतत चक्र है।

सेगन के अनुसार : हिंदू धर्म दुनिया के महान् धर्मों में से एकमात्र धर्म है, जो इस विचार को समर्पित है कि ब्रह्मांड स्वयं ही मृत्यु और पुनर्जन्म की एक विशाल, बल्कि अनंत संख्या से होकर गुजरता है। ये एकमात्र धर्म है, जिसमें समय का तराजू आधुनिक वैज्ञानिक ब्रह्मांड विज्ञान के विचारों के अनुरूप है। इसके चक्र हमारे सामान्य दिन और रात से ब्रह्मा के दिन और रात तक चलते हैं, 8.64 अरब वर्ष लंबे, पृथ्वी और सूर्य की उम्र से लंबे और बिग बैंग के समय से आधे समय तक।

डिक टेरेसी अपनी पुस्तक 'लॉस्ट डिस्कवरीज : दि एंशेंट रूट्स ऑफ मॉडर्न साइंस' में वेदों की समीक्षा करते हैं, और लिखते हैं—इसाक न्यूटन से 24 शताब्दी पूर्व, हिंदू ऋग्वेद ने इस बात पर जोर दिया था कि ब्रह्मांड को गुरुत्वाकर्षण ने जोड़ कर रखा था। संस्कृत बोलने वाले आर्यों ने उस युग में

गोलाकार पृथ्वी के विचार को मान्यता दी, जब यूनानी लोग पृथ्वी को चपटी मानते थे। भारतीयों ने पृथ्वी की उम्र की गणना करके उसे 4.3 अरब (432 करोड़) वर्ष बताया; उन्नीसवीं सदी के इंग्लैंड में वैज्ञानिकों का मानना था कि पृथ्वी की उम्र 10 करोड़ वर्ष थी।

वैदिक वैज्ञानिकों ने 'सैटर्न' ग्रह को 'शनि' नाम दिया, जिसका अर्थ होता है धीमी गति से बढ़ना और 'जुपिटर' को नाम दिया 'गुरु', जिसका अर्थ होता है—सबसे भारी। तारा 'एंटेयर्स' को 'ज्येष्ठ' नाम दिया गया है, जिसका अर्थ है—सबसे बड़ा। अब आधुनिक विज्ञान को ज्ञात हो चुका है कि सैटर्न या शनि को सूर्य की परिक्रमा करने में 30 वर्ष लगते हैं और जुपिटर या गुरु वास्तव में सौर मंडल का सबसे भारी ग्रह है। एंटेयर्स की त्रिज्या सूर्य से लगभग 883 गुना अधिक है और पृथ्वी से लगभग 550 प्रकाश वर्ष की दूरी पर है। यह आकाश में सिर्फ एक बिंदु है, फिर भी वैदिक ऋषियों को इसकी ज्येष्ठता की जानकारी थी। वैदिक ऋषि ब्रह्मांड को 'अनंतकोटि ब्रह्मांड' के नाम से संबोधित करते थे, जिसका अर्थ है—अरबों अंडाकार आकाशीय पिंड। तारकीय गणना का वर्तमान अनुमान लगभग 70 अरब खरब है, हालाँकि उनमें से 10,000 से भी कम तारे आँखों से दिखाई देते हैं। इसी से 'अनंतकोटि' शब्द की व्याख्या होती है। यूरोप में पोलिश खगोलशास्त्री निकोलौस कॉपरनिकस (1473-1543) मानते थे कि ग्रहों की कक्षा गोलाकार है। बाद में, जर्मन खगोलशास्त्री योहान्स केप्लर (1571-1630) ने संकेत दिया कि ग्रहों की कक्षा गोलाकार नहीं बल्कि अंडाकार है। आकाशीय पिंडों की अंडाकार गति को यूरोप में स्वीकार्य होने में कई वर्ष और लग गए। ब्रह्मांड का बहुत आभार।

प्रश्न ये है कि प्राचीन भारतीय ऋषियों और मुनियों ने हजारों वर्ष पहले ब्रह्मांड से संबंधित इतने सटीक आकलन कैसे कर लिये, जबकि आधुनिक विज्ञान ने उन्हें हाल के वर्षों में जाना है? इसका उत्तर है—योगिक एकाग्रता।

योग सूत्र के लेखक, महर्षि पतंजलि कहते हैं—सूर्य, चंद्रमा, ध्रुव तारे और नाभि चक्र पर ध्यान केंद्रित करके मनुष्य दुनिया, सितारों के समूह, सितारों की गति और शरीर के गठन संबंधित ज्ञान पर स्वामित्व प्राप्त कर सकता है—

योग सूत्र अध्याय-III (सूत्र 27-28-29-30)।

प्राचीन भारतीय वैज्ञानिक ब्रह्मांड का नक्शा बनाने के लिए योग शक्ति का प्रयोग करते थे।

सिकंदर का भारतीय योगी के प्रति आकर्षण

कालानोस (398-323 ई.पू), एक भारतीय जैन योगी (योग के गंभीर साधक) और दार्शनिक थे, जिन्होंने सिकंदर महान् के साथ पर्शिया, ईरान की यात्रा की थी और बाद में अग्निसमाधि लेकर प्राण त्याग दिए थे। सिकंदर अपने राज्य ग्रीस में एक भारतीय योगी की उपस्थिति चाहते थे।

कालानोस, जिनसे भी मिलते थे, उन सबका अभिवादन 'कल्याणमस्तु' कहकर करते थे, वो शब्द जो भारत में अभिवादन के लिए आज भी प्रचलित है। इसीलिए ग्रीक लोग उन्हें कालानोस कहते थे। कालानोस ने सिकंदर द्वारा दिए कीमती उपहार ठुकरा दिए थे, क्योंकि उनका मानना था कि मनुष्य की इच्छाएँ ऐसे उपहारों से संतुष्ट नहीं हो सकतीं। वे कहते थे कि यदि सिकंदर उनकी जान ले लेंगे, तो भी 'वे उम्र से पीड़ित इस मांस के शरीर से निकलकर एक बेहतर और शुद्ध जीवन में प्रवेश करेंगे।' सिकंदर कालानोस द्वारा ग्रीक दर्शन की आलोचना से बहुत प्रभावित थे। कालानोस सिकंदर के साथ एक शिक्षक के रूप में रहते थे और 'पूर्व तत्त्वज्ञान की ईमानदारी और स्वतंत्रता' का प्रतिनिधित्व करते थे। जब पर्शिया के मौसम और यात्रा ने उन्हें कमजोर करके थका दिया, तो उन्होंने अग्नि समाधि द्वारा अपने प्राण त्याग दिए। जलते समय उनके चेहरे पर शिकन तक नहीं आई, जो देखनेवालों के लिए बहुत हैरानी की बात थी। मृत्यु के समय वे 73 वर्ष के थे।

कालानोस द्वारा सिकंदर को लिखा एक पत्र फिलो जुदेउस ने संरक्षित करके रखा है। जीन बैप्टिस्ट डी शैम्पेन के एक चित्र, जिसमें 'सिकंदर महान् को अग्निसमाधि द्वारा भारतीय साधु कालानोस की मृत्यु का समाचार मिलते' दरशाया गया है, वर्सेल्स के चैट्यू डी वर्सेल्स एट डी ट्राइनॉन में प्रदर्शन के लिए रखा गया है।

उपरोक्त प्रकरण 16 नवंबर, 1902 को अकैडमी ऑफ साइंसेज, सैन

फ्रांसिस्को में स्वामी राम तीर्थ द्वारा एक व्याख्यान के दौरान दोहराया गया था। ये व्याख्यान चिंमय मिशन की पत्रिका वेदांत वाणी में प्रकाशित हुआ है।

संदर्भ सूची

http://www.creationtips.com/earthsage.html

http://www.artofliving.org/in-en/yoga/yoga-benefits

http://www.yoga-for-beginners-a-practical-guide.com/benefits-of-pranayama.html

http://www.heartscenter.org/TeachingsBlogs/Meditation/ExperiencetheBenefitsofMeditation/tabid/359/Default.aspx?gclid=CN6B4P2ijMUCFRcMjgodfk0A7Q#

http://www.boldsky.com/yoga-spirituality/anecdotes/2010/alexander-naked-monkreal-i-short-story-260610.html

http://www.skyandtelescope.com/astronomy-resources/how-many-stars-are-there/

http://earthsky.org/space/how-many-stars-could-you-see-on-a-clear-moonless-night

□

3

आधुनिक संदर्भ में योग

योग दुनिया के सबसे तेजी से बढ़ने वाले व्यायाम के स्वरूपों में से एक है। इसका अभ्यास खिलाड़ियों द्वारा फिट रहने के लिए, रंगमंच के कलाकारों और रॉक स्टारों द्वारा फिट और आकर्षक दिखने के लिए और अधिकारियों, राजनेताओं और राज्य प्रमुखों द्वारा तनाव मुक्त होने और अपनी क्षमता को बढ़ाने के लिए किया जाता है। व्यवसायी योग के किट, परिधान, गैजेट और वीडियो बेच कर करोड़ों कमा रहे हैं। योग अब मानव जीवन के हर क्षेत्र को छू रहा है। प्रत्येक आधुनिक शहर में हजारों योग केंद्र बन गए हैं।

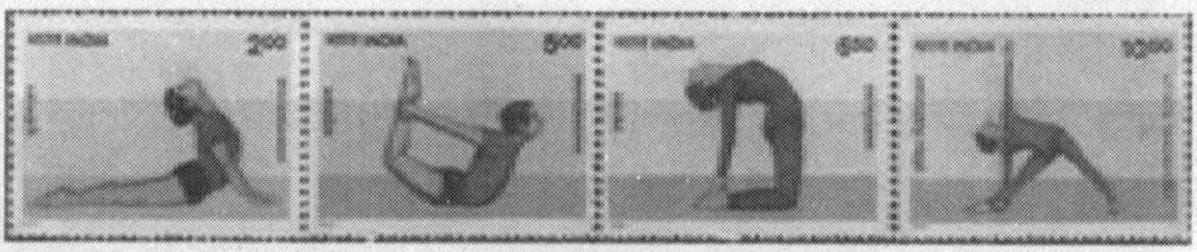

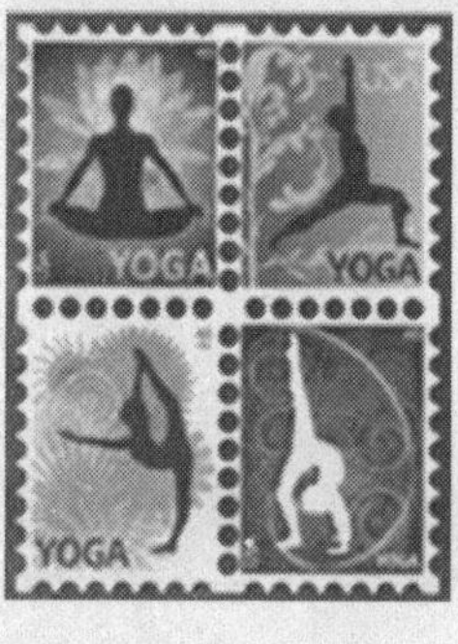

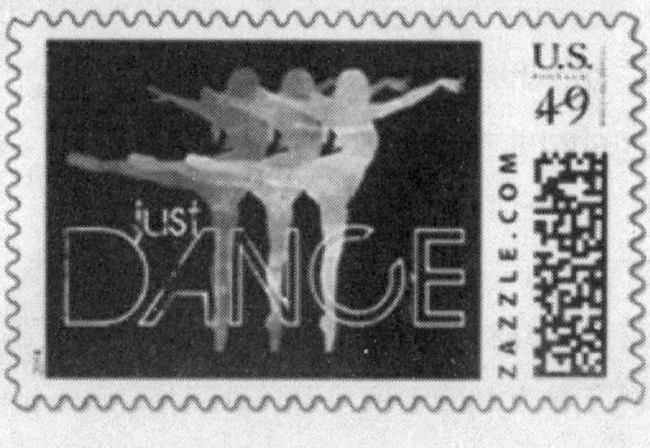

अमेरिका में सितारे योग करते हैं। खिलाड़ी योग करते हैं। सर्वोच्च अदालतों के जज योग करते हैं। नई सहस्त्राब्दि के लिए ये व्यायाम और ध्यान का मिला-जुला रूप है। अमेरिका में योग अब सारे महाद्वीप में फैल गया है—हॉलीवुड में, जहाँ एक फिल्म के 2 करोड़ डॉलर लेने वाले कलाकार अपने योग गुरु के साथ एक सेशन के लिए लाइन में लगे रहते हैं, वाशिंगटन में, जहाँ सर्वोच्च न्यायालय के जिम में जस्टिस सांड्रा डे ओकॉनर और 15 अन्य लोग प्रत्येक मंगलवार की सुबह ईमानदारी से अपनी योग कक्षा के लिए उपस्थित रहते हैं।

योग भारत के बाहर कैसे गया

योग ने भारतीय दर्शन की अन्य धाराओं के साथ-साथ शिक्षित पश्चिमी जनता का ध्यान उन्नीसवीं सदी के मध्य में आकृष्ट किया। योग पर आधुनिक वैज्ञानिक अध्ययन एन.सी. पॉल और मेजर डी. बासु के कार्यों के साथ उन्नीसवीं सदी के अंत में आरंभ हुआ। इस नवोदित दिलचस्पी के संदर्भ में, एन.सी. पॉल ने 1851 में अपनी 'ट्रीटीज ऑन योगा फिलॉसफी' (योग दर्शन पर ग्रंथ) नामक पुस्तक प्रकाशित की। योग में दिलचस्पी बीसवीं सदी में श्री योगेंद्र (1897-1989) और स्वामी कुवल्यानंद के साथ जारी रही। पश्चिम के चिकित्सा शोधकर्ता स्वामी कुल्वयानंद के कैवल्यधाम स्वास्थ्य एवं योग केंद्र में, जो 1928 में शुरू हुआ था, योग का अध्ययन एक विज्ञान के रूप में करने आते थे।

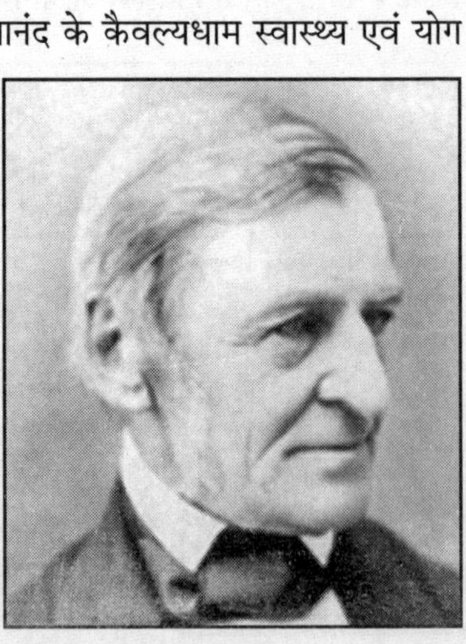

संयुक्त राष्ट्र अमेरिका में योग ने बुद्धिजीवियों के बीच काफी लोकप्रियता हासिल की, विशेष रूप से न्यू इंग्लैंड के अंतर्ज्ञानवादियों के बीच। इनमें से आर.डब्लू. एमर्सन (1803-1882) और हेनरी डी. थोरो अमेरिका के मौलिक विचारकों में माने

जाते हैं और इन्होंने अमेरिका के कई विद्वानों और नेताओं को प्रभावित किया है। जीवन के विभिन्न क्षेत्रों में अमेरिका की प्रगति का श्रेय काफी हद तक इनके विचारों और इनकी लेखनी को जाता है। इन्होंने जर्मन रुमानवाद और जी.एफ.डब्लू. हेगेल (1770-1831), स्च्लेगल बंधु औगस्त विल्हेम स्च्लेगल (1767-1845) और कार्ल विल्हेम फ्रीडरिच स्च्लेगेल (1772-1829), ए. स्चोपेंहौएर (1788-1860), मैक्स म्यूलर (1823-1900) सहित विभिन्न स्तरों पर भारतीय चीजों में रुचि रखने वाले विद्वानों को आकर्षित किया। पश्चिमी दर्शकों के बीच योग के विभिन्न पहलुओं को सक्रिय रूप से समझाने और उनका प्रसार करने वाले पहले हिंदू शिक्षक स्वामी विवेकानंद ने 1890 के दशक में यूरोप और अमेरिका का दौरा किया। स्वामी विवेकानंद को जो स्वागत प्राप्त हुआ, वो अमेरिका और यूरोप के आरंभिक बुद्धिजीवियों द्वारा निर्मित था।

वर्तमान में योग मन और प्राण की शुद्धि की ओर ले जानेवाली भौतिक शरीर की शुद्धि पर ध्यान केंद्रित करता है। ये अनेक आधुनिक बदलावों के साथ आसनों के संपूर्ण शरीर की 'मुद्राओं' में विकास का प्रतीक है। 16 मिलियन अमेरिकी अपनी फिटनेस दिनचर्या में योग के किसी-न-किसी रूप को शामिल कर चुके हैं—5 वर्ष पहले जितने थे, उससे दोगुने। अमेरिका के 75 प्रतिशत हेल्थ क्लब योग कक्षाएँ आयोजित करने लगे हैं।

अय्यंगार योग

अय्यंगार योग, जो बी.के.एस. अय्यंगार द्वारा विकसित किया गया और उन्हीं के नाम पर है, हठ योग का एक रूप है, जो आसन और श्वास नियंत्रण (प्राणायाम) के प्रदर्शन में विस्तार, सटीकता और संरेखन पर जोर देता है। शक्ति, गतिशीलता और स्थिरता में विकास आसनों के माध्यम से प्राप्त होता है। बी.के.एस. अय्यंगार ने 200 प्रकार की शास्त्रीय योग मुद्राएँ और 14 प्रकार के प्राणायाम—बुनियादी से लेकर उन्नत स्तर तक के, व्यवस्थित किए हैं। इससे यह सुनिश्चित करने में मदद मिलती है कि छात्र आसान मुद्राओं से जटिल आसनों तक बढ़ते हुए धीरे-धीरे प्रगति करते हैं और क्रमशः अपने

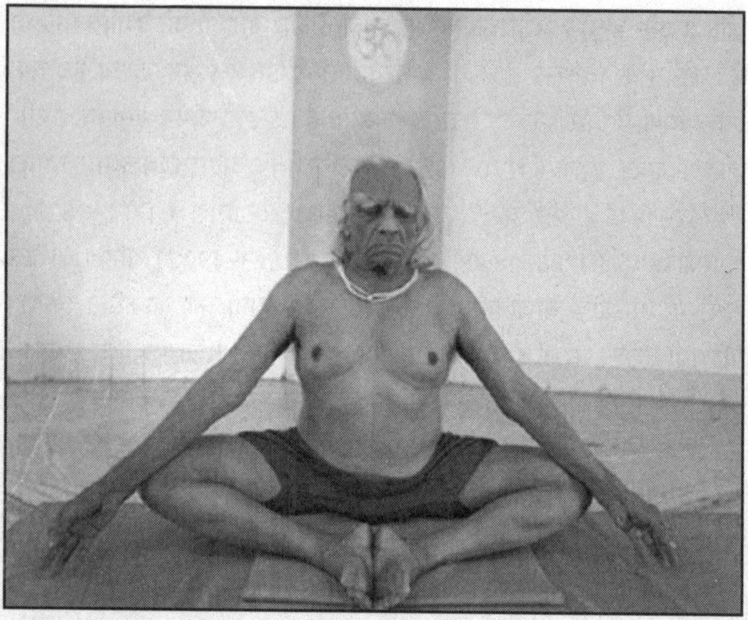

मन, शरीर और आत्मा को विकसित करते हैं।

अय्यंगार योग अकसर आसनों का प्रदर्शन करते समय सहायक सामग्रियों (प्रॉप्स) के रूप में बेल्ट, ब्लॉक और कंबल जैसी चीजों का प्रयोग करता है। ये प्रॉप्स छात्रों को सही तरीके से आसन करने में मदद करते हैं, चोट या मोच की संभावना को कम करते हैं और हर उम्र के लोगों के लिए आसन करना सुलभ कर देते हैं। इन प्रॉप्स का उपयोग विशिष्ट छात्रों की आवश्यकताओं के अनुसार योग मुद्राओं को संशोधित करने और मुद्राओं को बेहतर रूप देने के

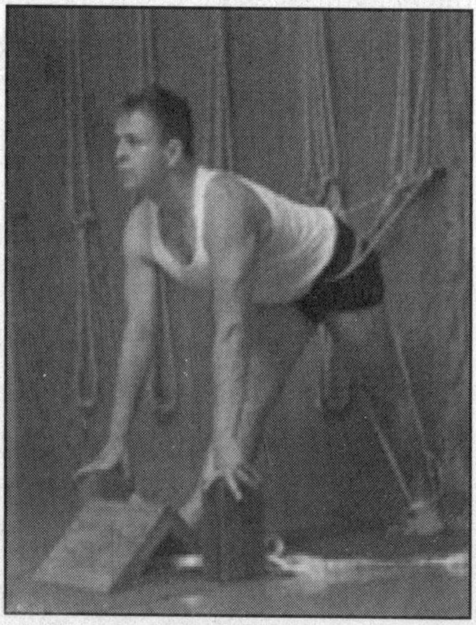

लिए किया जाता है, साथ ही एक मुद्रा को लंबे समय तक बनाए रखने और गहरा अनुभव प्राप्त करने के लिए भी इनका उपयोग किया जाता है। ये शुरुआत में उनके लिए इस्तेमाल किया जा सकता है, जिनमें शारीरिक क्षमता या लचीलेपन की कमी हो। प्रॉप्स का इस्तेमाल किसी विशेष मुद्रा के भौतिक मूलरूप को प्राप्त करने के लिए भी किया जाता है, ताकि शरीर को उसकी अधिकतम क्षमता का एहसास करने का अवसर दिया जा सके। ये बाहरी या भीतरी शरीर के किसी विशेष क्षेत्र में अधिक जागरूकता और बुद्धि लाने का काम करते हैं। योग में प्रॉप्स का उपयोग—जो सभी शैलियों के योग स्टूडियोज में सर्वव्यापी है—बी.के.एस. अय्यंगार का आविष्कार था, जो इस कला में क्रांति ले आया।

अय्यंगार योग दृढता से योग के पारंपरिक आठ अंगों पर आधारित है, जैसा कि पतंजलि ने अपने योग सूत्र में बताया था।

सुपर ब्रेन योग

तोप्पुकरणम् (तमिल शब्द) का प्राचीन भारतीय अभ्यास अब दुनिया भर में सुपर ब्रेन योग के नाम से जाना जाता है। जब दाहिने कान की पालि

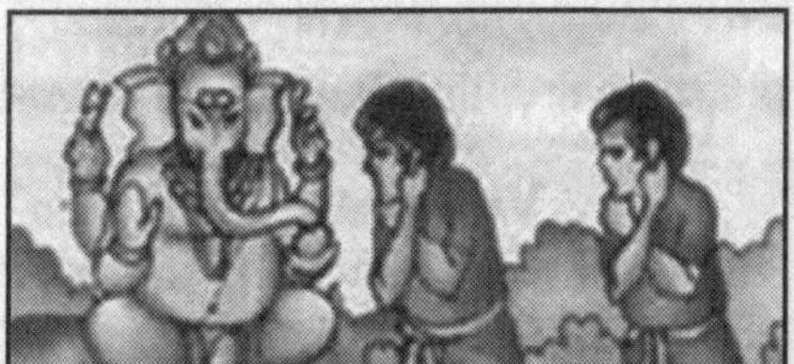

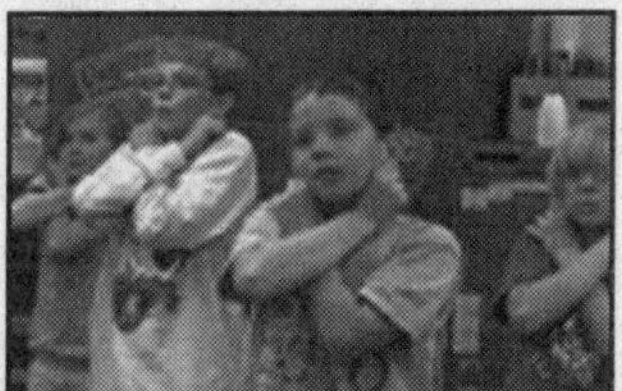

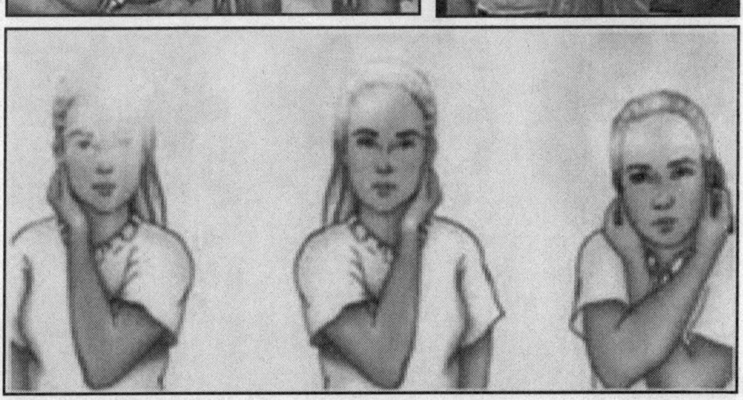

को बाएँ अँगूठे और बाईं तर्जनी से धीरे से दबाया जाता है, अँगूठे को बाहर रखते हुए, तो उससे ऊर्जा का आवश्यक संपर्क उत्पन्न होता है। ये संबंध मस्तिष्क के बाएँ हिस्से और पिट्यूटरी ग्रंथि को सक्रिय और प्रोत्साहित करता है। इसी प्रकार, जब बाएँ कान की पालि को दाहिने अँगूठे और दाईं तर्जनी से धीरे से दबाया जाता है, अँगूठे को बाहर की ओर रखते हुए, तो वो ऊर्जा का वो आवश्यक संपर्क उत्पन्न करता है, जो मस्तिष्क के दाहिने हिस्से और पीनियल ग्रंथि को सक्रिय और प्रोत्साहित होने में मदद करता है। मस्तिष्क के दाहिने और बाएँ दोनों हिस्सों को ऊर्जावान और सक्रिय बनाने के लिए बायाँ हाथ अंदर और दाहिना हाथ बाहर की ओर होना चाहिए। इस प्रकार के योग के लिए हाथों की स्थिति सही होना महत्त्वपूर्ण है।

सुपर ब्रेन योग न सिर्फ मस्तिष्क को सक्रिय और ऊर्जावान करता है, बल्कि हृदय, कंठ, आज्ञा, मस्तक और शिखर के ऊर्जा केंद्रों की ऊर्जाओं को संतुलित करने में भी सहायता करता है। इसीलिए कुछ लोग सुपर ब्रेन योग के अभ्यास से तनाव में कमी का अनुभव करते हैं।

सुपर ब्रेन योग के अन्य उल्लेखनीय लाभों में अधिक मनोवैज्ञानिक स्थिरता शामिल है। ये विशेष रूप से किशोरों के लिए उपयोगी है। लंबे समय तक सुपर ब्रेन योग का अभ्यास अभ्यासी को सामान्य रूप से अधिक होशियार और मानसिक रूप से अधिक संतुलित बना सकता है। सुपर ब्रेन

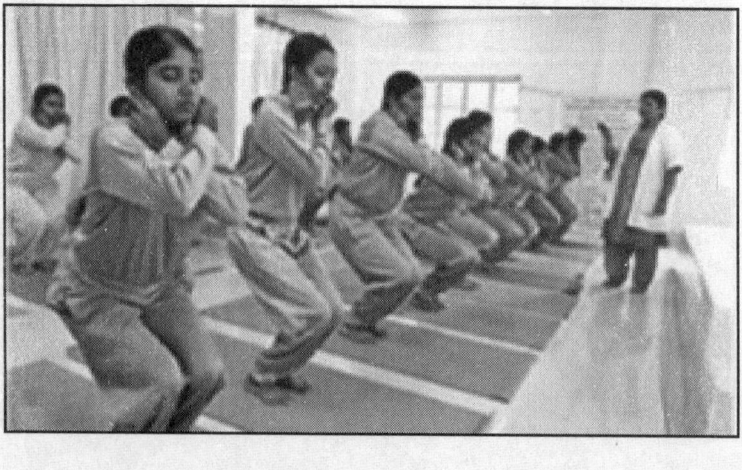

योग सूक्ष्म ऊर्जा और कान के एक्यूप्रेशर के सिद्धांतों पर आधारित है। यह शक्तिशाली तकनीक मास्टर चोआ कोक सुई की नवीनतम पुस्तक सुपर ब्रेन योग में समझाई गई है।

स्कूली बच्चों पर सुपर ब्रेन योग के प्रायोगिक अध्ययन में उन बच्चों को भी शामिल किया गया, जो ADHD/ADD, विकास और संज्ञानात्मक विलंब, डाउंस सिंड्रोम और विशिष्ट शिक्षण विकलांगता जैसी कमियों से पीड़ित थे। अध्ययन में शामिल बच्चों के शैक्षणिक और व्यवहार प्रदर्शन में उल्लेखनीय वृद्धि, कक्षा में अधिक भागीदारी और सामाजिक कौशल में सुधार दिखाई दिया।

सुपर ब्रेन योग के लाभों ने कई लोगों के जीवन को, व्यक्तिगत और व्यावसायिक रूप से प्रभावित किया है। डॉक्टर, नर्सें और अन्य स्वास्थ्य पेशेवर सुपर ब्रेन योग का उपयोग स्वास्थ्य में सुधार लाने के लिए करते हैं, जबकि शिक्षक और थेरापिस्ट छात्रों की सफलता का समर्थन करने के लिए सहयोग के रूप में इसका उपयोग करते हैं। एथलीट, कलाकार और वे सभी लोग जो शरीर और मस्तिष्क के समग्र प्रदर्शन को बढ़ाने के लिए किसी साधन की तलाश में हैं, एक स्वस्थ और खुशहाल जीवन के लिए सुपर ब्रेन योग को अपनी दैनिक व्यायाम योजना में शामिल करते हैं। चाहे युवा हों या वृद्ध, हर उम्र के लोग जीवन में खुशहाली बढ़ाने के लिए सुपर ब्रेन योग की सरल और प्रभावी तकनीक का उपयोग कर सकते हैं।

योग के तेजी से बढ़ने का कारण

मध्यम वर्ग के अधिकांश लोग आजकल लंबे समय तक काम करते हैं। उनका अधिकतर समय उनके फोन, इ-मेल, व्हाट्सऐप, स्काइप, फेसबुक, ट्विटर इत्यादि पर बीतता है। समय पहले से कहीं अधिक खंडित हो गया है। अब तक कोई नहीं जानता कि कि वास्तव में ये सब न सिर्फ हमारे शरीर और मन को, बल्कि भावनाओं को भी कितना भौतिक नुकसान पहुँचा रहे हैं। जीवन के दूसरे दशक के मध्य तक लोग इन सब के निरंतर चलते रहने से थक जाते हैं और छुटकारा पाना चाहते हैं। वे योग की शरण में आते हैं,

लोगों को खुद में वापस खींच कर लाने के उसके सुखदायक तरीकों के लिए; योग उन्हें एक साथ व्यायाम, शांति और सावधानी का पाठ पढ़ाता है, और उन्हें उस अनवरत, अत्यधिक उत्तेजित दुनिया से बाहर निकलने का रास्ता दिखता है, जिसमें वे पैदा हुए थे।

योग ब्रह्मांड के साथ आध्यात्मिक संबंध की भावना की पेशकश द्वारा संगठित धर्मों की लोकप्रियता में गिरावट से उत्पन्न हुई खाई को भी भरता है। जागरूकता बढ़ाने, श्वास और अच्छी मुद्रा धारण करने जैसे बुनियादी कार्यों पर संपूर्ण एकाग्रता रखकर भक्त शांति और संबंध की भावना प्राप्त कर सकते हैं।

फिर यहाँ सेलिब्रिटीज की बात आती है। बीटल्स ने शायद 1968 में योग में पश्चिमी दुनिया की दिलचस्पी जगाई, जब उन्होंने महर्षि महेश योगी के साथ अध्ययन करने के लिए भारत की उड़ान भरी। अमेरिकी सेलेब्रिटी जेनिफर ऐनिस्टन ने, जिन्होंने 2011 में लाखों टी.वी. दर्शकों के सामने ओप्राह विनफ्रे को योग मैट (चटाई) उपहार में दी, मन और शरीर में सामंजस्य उत्पन्न करने वाले भारतीय विषय के आकर्षण में ईंधन डालने में मदद की।. इस लहर का नेतृत्व मैडोना, स्टिंग, मैथ्यू मैकोनोई, जिसेली बुंचेन और अन्य मशहूर हस्तियों ने भी किया, जिन्होंने एक धार्मिक कहे जानेवाले विषय को मुख्य धारा की मानसिक और शारीरिक व्यवस्था में शामिल करने में मदद की, जिसका पालन अब दुनिया भर में लाखों लोग कर रहे हैं। वे दावा करते हैं कि उनके छरहरे शरीर और फिटनेस के लिए योग जिम्मेदार है। योग ने उन्हें शराब और ड्रग के नशे से मुक्ति पाने में भी मदद की।

हार्वर्ड यूनिवर्सिटी से हाल में जारी हुआ एक शोधपत्र इस बात की पुष्टि करता है कि ध्यान, जिसे अकसर शास्त्रीय योग से जोड़ा जाता है, रक्तचाप कम करता है, शरीर के ऊतकों की सूजन कम करता है (जो कई स्वतः प्रतिरक्षण रोगों के लिए जिम्मेदार होती है) और तनाव को दूर करता है। ये राहत टेनिस के एक मुश्किल सत्र या दौड़ के बाद मिलने वाली अस्थायी राहत से भिन्न होती है। योग का अभ्यास एक व्यक्ति को शरीर में

मौजूद तनाव और असंतुलन के गहरे स्रोतों की पहचान करने और उन्हें दूर करने में सहायक माना जाता है, ये महसूस करने में कि किस प्रकार उसका भौतिक और आध्यात्मिक शरीर जुड़ा हुआ है और किस प्रकार दोनों ब्रह्मांड की लय के साथ जुड़ सकते हैं।

संदर्भ सूची

http://yogarth.com/yoga-props/
http://www.wikihow.com/Do-Superbrain-Yoga
http://www.superbrainyoga.com.au/SuperBrainYoga.htm
http://www.learnsuperbrainyoga.com/benefits/index.html
http://m.nzherald.co.nz/business/news article.cfm%3Fc_id%3D3%26objectid%3D11440376

□

4

एशियाई देशों में योग

प्राचीन काल में पश्चिम एशिया में योग

भारत का अन्य देशों और अतीत की सभ्यताओं के साथ निकट संपर्क रहा है। उत्तर सीरिया और दक्षिण-पूर्व अनातोलिया में 1500 ई.पू. से 1300 ई.पू. तक मितानी नाम का एक राज्य था, जो भारतीय आर्यन शासक वर्ग द्वारा स्थापित किया गया था। मितानी में हुर्रियन भाषा बोली जाती थी और वहाँ के लोग मित्र, वरुण, इंद्र और नासत्य जैसे आर्यन देवताओं को पूजते थे। मितानी के अभिजात वर्ग के नाम बहुधा इंडो-आर्यन मूल के हैं, लेकिन उनकी इंडो-आर्यन जड़ों को दरशाने वाले मुख्य रूप से उनके देवता हैं। ई.पू. चौदहवीं सदी में इंडो-आर्य विस्तार के दौरान, उत्तरी सीरिया और कैनान के अनेक राज्य हुर्रियन और कुछ इंडो-आर्यन नामों के लोगों द्वारा शासित थे। हिटाइट्स और मितानी के बीच एक संधि में, मित्र, वरुण, इंद्र और नासत्य (अश्विन) जैसे देवताओं का आह्वान किया गया था।

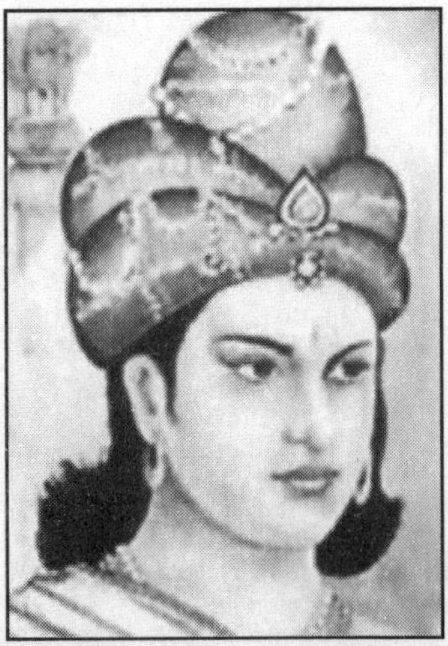

सम्राट् अशोक (304-232 ई.पू.)

ने कई प्रसिद्ध भिक्षुक स्थाविरों को अन्य देशों में भेजा—जैसे माध्यमिक स्थाविर को अफगानिस्तान, महारक्षित स्थाविर को सीरिया, पर्शिया/ईरान, इजिप्ट, ग्रीस, इटली और टर्की, मास्सिम स्थाविर को नेपाल, भूटान, चीन और मंगोलिया, सोना और उत्तर स्थाविरों को आधुनिक कंबोडिया, लाओस, बर्मा (बर्मा और थाईलैंड का प्राचीन नाम सुवर्णभूमि है), थाईलैंड और वियतनाम भेजा। आज के पाकिस्तान, अफगानिस्तान, इराक, ईरान, टर्की, सीरिया, उज्बेकिस्तान, तुर्कमेनिस्तान और तजाकिस्तान में ईसाई और इसलाम धर्म के आने से पहले बौद्ध बस्तियाँ थीं। वे योग और ध्यान का अभ्यास करते थे और उसे लोकप्रिय बनाते थे, जिससे बाद में सूफीवाद का जन्म हुआ। इराक, सीरिया और तुर्की में कुर्द और यजीदी लोग अभी भी अपने भारतीय संपर्कों को याद करते हैं।

आधुनिक काल में एशियाई देशों में योग का प्रभाव

पश्चिम एशिया, मध्य एशिया और अफ्रीका के अनेक देशों ने संयुक्त राष्ट्र में अंतरराष्ट्रीय योग दिवस के संकल्प को सह-प्रायोजित किया। इन देशों में अल्जीरिया, इजिप्ट, इरीट्रिया, इथियोपिया, ईरान, इराक, कजाजस्तान, किरगिज्तान, कतर, तुर्की, तुर्कमेनिस्तान और संयुक्त अरब अमीरात शामिल हैं। भारत के और निकट, अफगानिस्तान, बांग्लादेश, भूटान, मालदीव्स, म्यांमार, नेपाल और श्रीलंका ने भी इस कदम को समर्थन दिया।

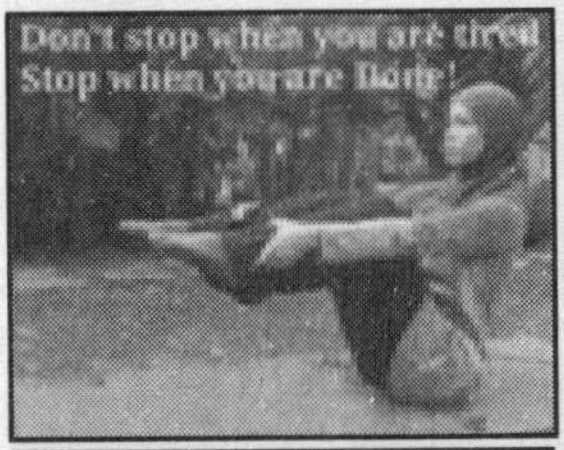

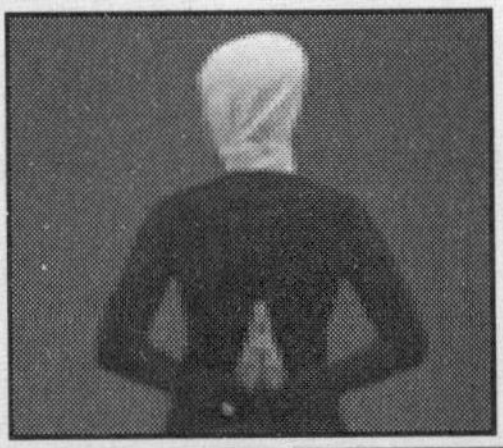
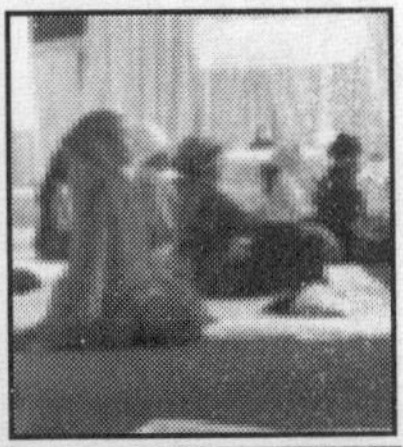
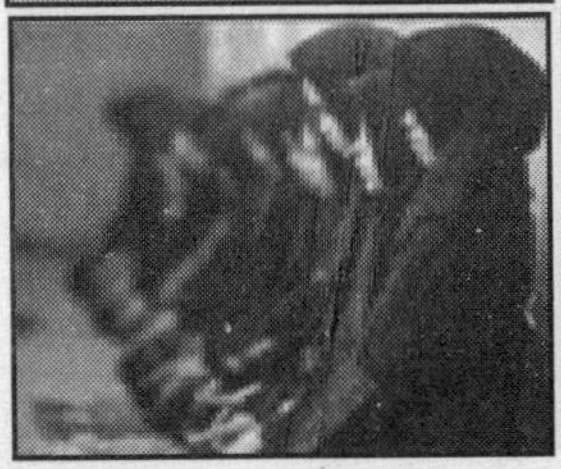
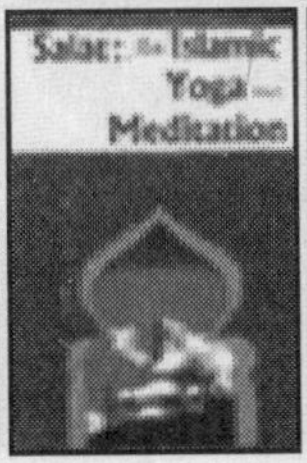

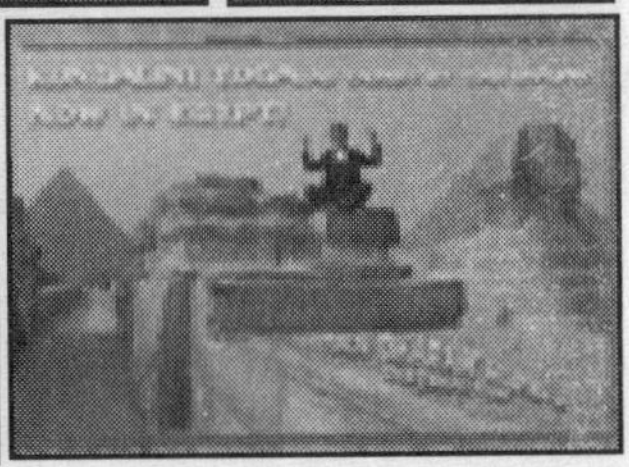

ईरान में योग

मई 2014 तक, ईरान के योग एसोसिएशन के अनुसार, ईरान के इसलामी गणराज्य में लगभग 200 योग केंद्र हैं, जिनमें से एक चौथाई राजधानी तेहरान में हैं, जहाँ अकसर पार्कों में योगाभ्यास करते समूह दिखाई दे जाते हैं। इन्हें परंपरावादियों के विरोध का सामना भी करना पड़ा है। ईरान में दो बिक्रम योग स्टूडियो हैं।

प्रशिक्षक महरू समेनी ईरान की राजधानी तेहरान में हास्य योग की कक्षाएँ लेती हैं। उन्होंने एसोसिएटेड प्रेस को बताया कि उनके कोर्स का उद्देश्य विभिन्न आयु वर्गों और सामाजिक पृष्ठभूमि से आए लोगों को उनके तनावपूर्ण जीवन से राहत दिलाने में मदद करना है।

'बहुत अच्छा लगता है, जब हम प्राकृतिक सैरगाहों में हँसी की तकनीकों

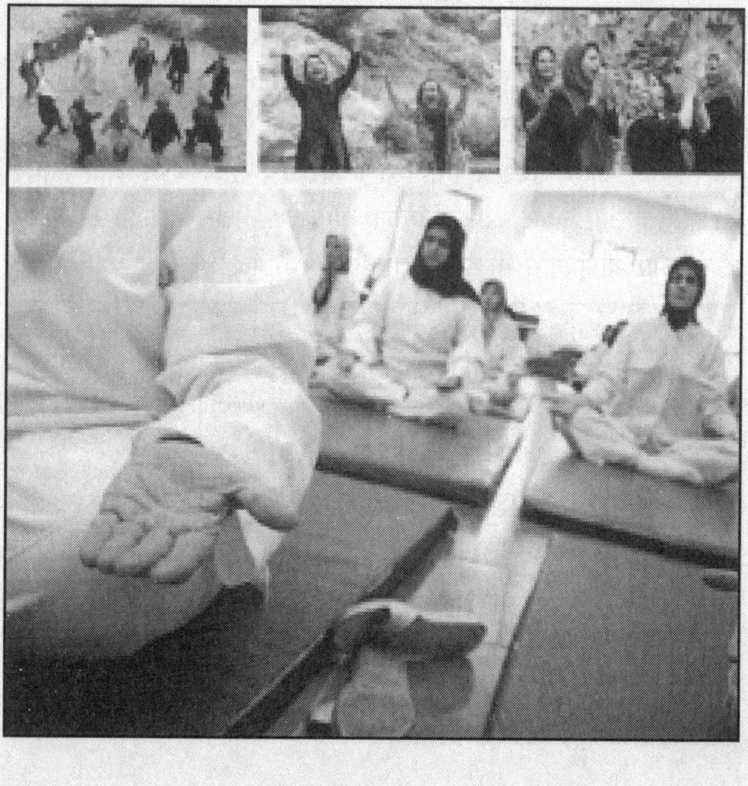

का अभ्यास करते हैं और अपनी खुशी ब्रह्मांड को प्रतिबिंबित करते हैं,' समेनी ने कहा। समेनी की कक्षा की कुछ उल्लसित तसवीरों पर नजर डालिए। क्या पता, वे आपको भी हास्य योग अपनाने के लिए प्रेरित कर दें।

सुश्री सेमिरामिस देहनादी मोघादम, ईरान की एक योग प्रशिक्षक, 2009 में बैंकाक में हुई एशियन योग प्रतियोगिता में रेफरी थीं। वे प्रतियोगिता के शैक्षणिक सेमिनार की लेक्चरर भी थीं।

दुबई में योग के लिए सैकड़ों लोग एकत्रित

दुबई का फिटनेस के प्रति जागरूक समुदाय शनिवार, 15 नवंबर, 2014 को योग की एक प्रेरणादायक सुबह दुबई के ओयसो नामक स्थान पर योग दिवस के लिए जागा। सैकड़ों लोग दुबई स्काइडाइव के आश्चर्यजनक परिवेश में एकत्रित हो गए, जो दुबई मरीना के उल्लेखनीय इमारतों और पाम (Palm) के सामने है—भलाई और खुशी की उस भावना की तलाश में, जो घर के बाहर सामूहिक रूप से व्यायाम करने से मिलती है। दो उच्च स्तर के सक्रिय और प्रेरक योग प्रशिक्षकों लिज टेरी और पी.वी. सांचेज के मार्गदर्शन में, जो सुबह के समय दो निःशुल्क मास्टर कक्षाएँ आयोजित करते थे, उत्साही

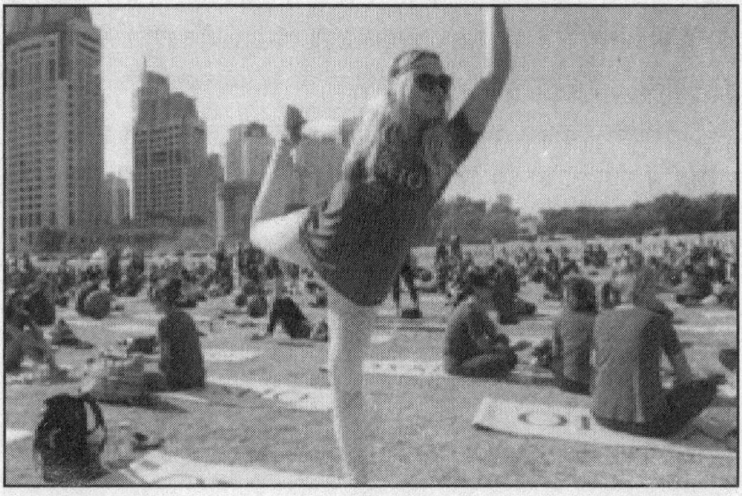

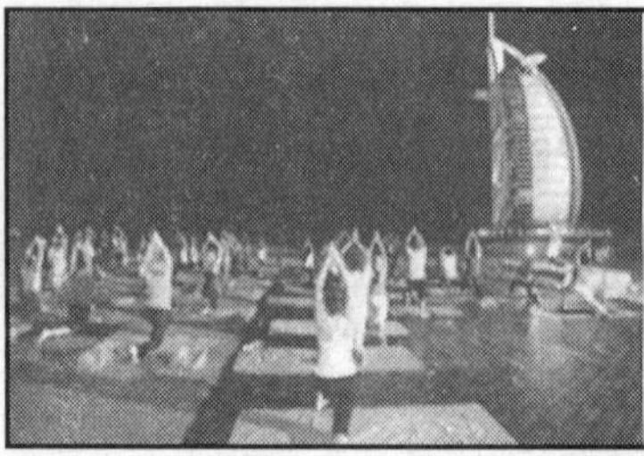

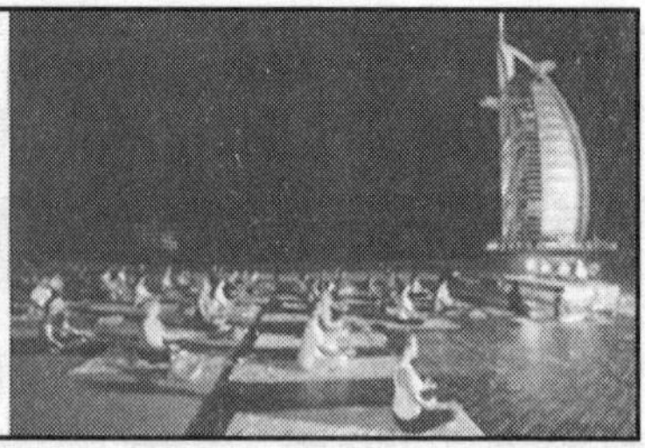

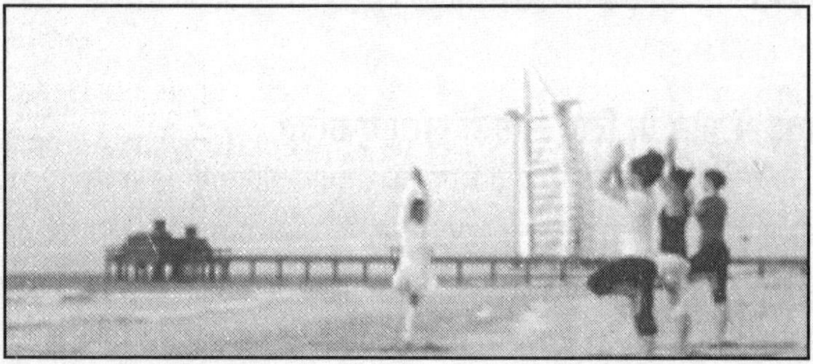

प्रतिभागियों ने खुले आसमान के नीचे एक के बाद एक योग के आसनों का प्रदर्शन किया।

खुश दुबई पहल का समर्थन करते हुए, जिसका शुभारंभ दुबई म्युनिसिपेलिटी ने हाल ही में किया है, ओशो समुदाय का आयोजन शहर के लाभों का आनंद लेते हुए सबको एक स्वस्थ, प्रसन्न जीवनशैली अपनाने के लिए प्रोत्साहित करता है।

'इस आयोजन में दुबई की सामुदायिक भावना को जीवंत होते देखना वास्तव में एक अविश्वसनीय अनुभव रहा है,' दुबई ओशो योग दिवस के लिए योग प्रशिक्षक लिज टेरी ने कहा। 'तनाव दूर करने और स्वस्थ रहने के तरीके के रूप में योग पहले से ही दुबई में एक लोकप्रिय विकल्प है, लेकिन एक आयोजन में एक साथ इतने सारे योग प्रेमियों को देखना सच में उल्लेखनीय है और ये एक खुशहाल और स्वस्थ जीवनशैली को अपनाने के प्रति शहर के उत्साह को दर्शाता है।'

पाकिस्तान में योग का स्वागत

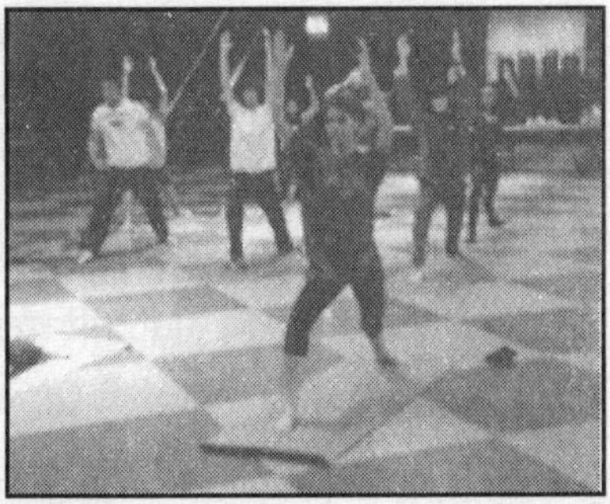

पाकिस्तान सोसाइटी ऑफ पेनसिलवेनिया, यू.एस.ए. ने नवंबर 2011 में 'योगा फॉर होप' (आशा के लिए योग) नाम के आयोजन में पाकिस्तान में बाढ़ के लगातार दूसरे वर्ष के बारे में जागरूकता बढ़ाने और धन जुटाने के लिए पावर योग प्रशिक्षक केली सेंग के साथ सहयोग किया।

शमशाद हैदर पाकिस्तान के प्रसिद्ध योग प्रशिक्षक हैं। उन्होंने पाकिस्तान की राजधानी इस्लामाबाद में Yoga Pakistan and Way of Nature नामक योग संस्थान स्थापित किया है। कराची, रावलपिंडी, लाहौर में उनके लगभग दस हजार शिष्य हैं। उनके शिष्यों में पाकिस्तानी राजनीतिज्ञ भी शामिल हैं, जिनमें सिंध के मुख्यमंत्री कय्यम अली शाह और पंजाब के पूर्व मुख्यमंत्री गुलाम मुस्तफा खार प्रमुख हैं। हैदर सामूहिक कार्यक्रमों में योग का निःशुल्क प्रशिक्षण प्रदान करते हैं। पाकिस्तान में अन्य योग प्रशिक्षक योगी वजाहत और योगी बकर ने विभिन्न शहरों में योग प्रशिक्षण केंद्र स्थापित किए हैं। पाकिस्तान में आयशा चपरा व सुरवत समायरा दो प्रसिद्ध महिला योग प्रशिक्षक हैं।

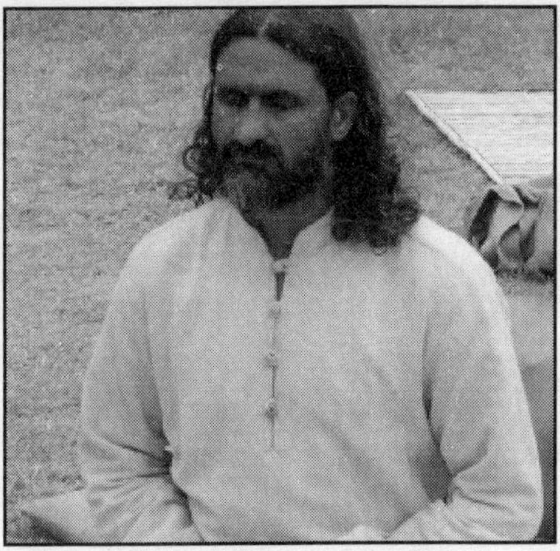

पाकिस्तानी योग गुरु शमशाद हैदर

एक युवा पाकिस्तानी महिला ने कराची की एक जेल में कैदियों को योग सिखाने के लिए अपनी जगह बना ली है, ताकि उनके जीवन में शांति

ला सके! आयशा चपरा ने कनाडा से वापस लौटने पर जेल में स्वयं सेवा आरंभ की। आश्चर्यजनक रूप से अधिकारियों ने उन्हें अनुमति दे दी, हालाँकि योग को गैर-इसमाली माना जाता है (मलेशिया, इंडोनेशिया और मध्य प्रदेश (भारत) के संगठनों द्वारा)।

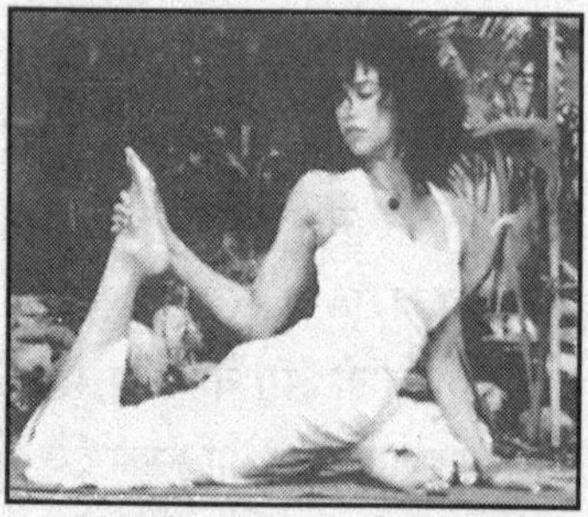

आयशा को योग के बारे में तब पता चला, जब वे स्वयं एक मुश्किल दौर से गुजर रही थीं। वे कहती हैं कि वे तनावग्रस्त और दिशाहीन थीं और योग ने उन्हें शांति पाने में मदद की। अब वे उस शांति को जेल की सलाखों के पीछे मौजूद महिलाओं में फैला रही हैं। बेशक, ये सब हमेशा से आसान नहीं था। जब उन्होंने शुरुआत की तो कुछ महिलाएँ सिर्फ दर्शक बनी रहती थीं और कुछ उनका मजाक उड़ाती थीं। लेकिन 2 वर्षों में, आयशा ने 20 से 40 आयु वर्ग की 30 से 40 महिलाओं को योग सिखाया है। इसके अलावा, वे योगा मैट जैसी कैदियों की बुनियादी आवश्यकताओं के लिए धन जुटाने के लिए कराची के एक कैफे/गैलरी में भी योग सिखाती हैं। आयशा जो कुछ इन कैदी महिलाओं के लिए कर रही हैं, हमें उसकी प्रशंसा करनी चाहिए।

फिलिस्तीन में योग की लोकप्रियता

फिलिस्तीन जैसे क्षेत्रों में योग आबादी को तनाव का सामना करने के लिए सिखाया जाता है।

मलेशिया, इंडोनेशिया में योग

इंडोनेशिया के योग-उत्साही लोगों ने मार्च 2009 में योग और आयुर्वेद पर 8 दिवसीय अंतरराष्ट्रीय सम्मेलन आयोजित किया।

जब मलेशिया और इंडोनेशिया के कुछ संगठनों ने योग के अभ्यास को गैर-इसलामी कहकर अस्वीकृत कर दिया तो मलेशिया के मुसलिम लोग योग प्रशिक्षकों ने 'अपमानजनक' कहकर उसे फैसले की आलोचना की।' मलेशिया

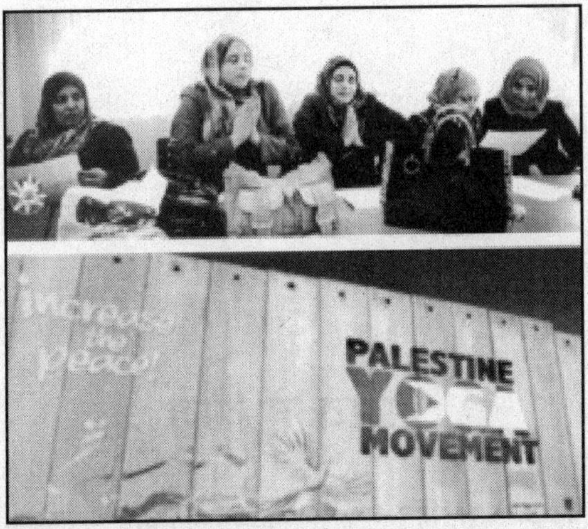

में महिलाओं के एक अधिकार समूह 'सिस्टर्स इन इसलाम' ने भी निराशा व्यक्त की और कहा कि उनके सदस्य योग कक्षाओं में जाना जारी रखेंगे।

संदर्भ सूची

http://www.khaleejtimes.com/kt-article-display-1.asp?xfile=data/nationgeneral/2014/November/nationgeneral_November142.xml&section=nationgeneral

http://idiva.com/news-work-life/pod-woman-teaches-yoga-to-karachi-jailinmates/5194

http://www.thedp.com/gallery/yoga_for_hope

http://en.wikipedia.org/wiki/Yoga

http://www.huffingtonpost.com/2014/07/02/laughter-yoga-iran_n_5551792.html

http://www.indianexpress.com/news/deoband-intervenes-muslims-can-doyoga/415577

□

5

भारत में योग

योग का अभ्यास, हिंदू धर्म के एक अभिन्न अंग के रूप में, भारत में 5000 वर्षों से अधिक वर्षों से शरीर, मन और आत्मा को मुक्त कराने के तरीके के रूप में किया जा रहा है। बौद्ध, जैन और सिख धर्मों ने भी योग और ध्यान को अपने धर्मशास्त्र के हिस्से के रूप में शामिल कर लिया है।

जैन ध्यान : जैन धर्म में तीन रत्नों के साथ-साथ आध्यात्मिकता का केंद्रीय अभ्यास रहा है। जैन धर्म में ध्यान का उद्‌देश्य है स्वयं को साकार करना, मोक्ष प्राप्त करना और आत्मा को संपूर्ण मुक्ति की ओर ले जाना। उसका उद्‌देश्य होता है—आत्मा के शुद्ध रूप में पहुँचना और वहाँ बने रहना, जो किसी भी लगाव या घृणा से परे शुद्ध चेतना मानी जाती है। अभ्यासी केवल एक ज्ञाता-द्रष्टा होने का प्रयास करता है। जैन ध्यान को समायिका के नाम से भी जाना जाता है। समायिका शब्द का अर्थ है—निरंतर वास्तविक समय के क्षण में होना। ये मनुष्य की वास्तविक प्रकृति से, जिसे आत्मा कहते हैं, पहचान करने की यात्रा की ओर महत्त्वपूर्ण पहला कदम है। ये वो तरीका भी है, जिसके द्वारा एक मनुष्य अन्य मनुष्यों और प्रकृति के प्रति सम्मान और सौहार्द्र का रवैया विकसित कर सकता है। निरंतर चलते वर्तमान के प्रति पूर्ण रूप से जागरूक, सतर्क और सचेत रहकर मनुष्य अपने वास्तविक स्वभाव, या आत्मा का अनुभव कर सकता है। 24 जैन तीर्थंकर

(संत) सदैव ध्यान की मुद्रा में दिखाई देते हैं। उन्होंने गहराई से इसका अभ्यास किया है और ज्ञान प्राप्त कर लिया है।

बौद्ध ध्यान में विभिन्न प्रकार की ध्यान करने की तकनीकें शामिल हैं, जिनका उद्देश्य है सावधानी, एकाग्रता, आसमानी शक्तियाँ, मानसिक शांति और अंतर्दृष्टि विकसित करना। प्राचीन बौद्ध ग्रंथों में मूलभूत रूप में संरक्षित की गई हैं, जिन्हें शिक्षक-छात्र प्रसारण के माध्यम से प्रचुरता और विविधता प्राप्त हुई है। बौद्ध महायान कार्यों ने योग का विश्लेषण एक धारणा और अनुभूति के रूप में किया है, और योग को सर्वज्ञता की ओर जानेवाले मार्ग के रूप में देखा है। बौद्ध धर्म के लोग ध्यान को ज्ञान और निर्वाण की ओर ले जानेवाले मार्ग के हिस्से के रूप में देखते हैं। बौद्ध धर्म की शास्त्रीय भाषाओं में ध्यान के अर्थ के सबसे निकट शब्द हैं—भावना।

बौद्ध ध्यान की तकनीकें दुनिया भर में तेजी से लोकप्रिय हो रही हैं, जबकि अनेक गैर-बौद्ध विभिन्न कारणों से इन्हें अपना रहे हैं। प्रकाशन अधिकारी फिलिप मोफिट, योग शिक्षक एना डगलस, योग लेखक स्टीफन कोपे और इनसाइट योग की निर्मात्री सराह पावर्स योग और बौद्ध धर्म, दोनों का अभ्यास करते हैं।

योग और ध्यान की शक्ति : 1924 में, इंटरमीडिएट तक की पढ़ाई पूरी करने के बाद नागपुर के एक युवा लड़के माधव ने स्नातक की डिग्री प्राप्त करने के लिए प्रतिष्ठित काशी हिंदू विश्वविद्यालय में प्रवेश लिया। वहाँ के पुस्तकालय में मौजूद अमूल्य पुस्तकों का विशाल भंडार, जैसे कि उसकी ज्ञान की प्यास बुझाने का इंतजार कर रहा था। माधव ने एक-एक करके, हर पहलू से, पुस्तकें पढ़नी शुरू कर दीं। एक दिन, एक बिच्छू ने उसके पैर के पंजे पर काट लिया, लेकिन उसने बहुत सहज तरीके से पंजे के उस हिस्से को काट दिया, पैर को पोटैशियम परमैंगनेट के घोल में डुबो दिया और फिर से पढ़ना शुरू कर दिया। उसकी इस हरकत से हैरान होकर उसके एक दोस्त ने पूछा, ''तुम इतने तेज दर्द के बावजूद पढ़ कैसे सकते हो?'' माधव राव ने जवाब दिया, ''क्योंकि बिच्छू ने मेरे पैर में काटा है, सिर में

नहीं!'' बाद में भी लोगों ने कई बार अत्यधिक कष्टदायी शारीरिक पीड़ा के दौरान उनकी शांत सहिष्णुता देखी थी। माधव सदाशिव गोलवलकर आजादी के बाद के भारत के सबसे महान् समाज सुधारकों में से एक माने जाते हैं।

हाल के वर्षों में, योग ने पश्चिम में काफी लोकप्रियता हासिल की है, और निरंतर बढ़ती संख्या में लोगों को भारत की पारंपरिक व्यवस्था में आकर योग सीखने के लिए प्रेरित कर रहा है। भारत में कई योग केंद्र हैं, जो गहरे, जटिल पाठ्यक्रमों से लेकर लचीली ड्रॉप-इन कक्षाएँ उपलब्ध कराते हैं।

स्वामी विवेकानंद योग अनुसंधान संस्थान (S-VYASA)

S-VYASA एक विश्व स्तर का योग विश्वविद्यालय है। योग अनुसंधान

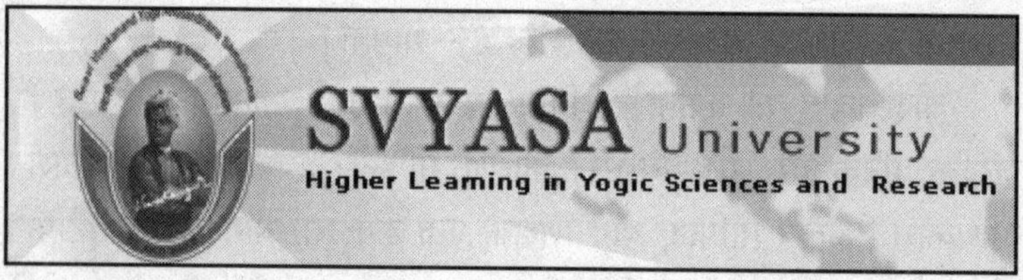

और योग चिकित्सा ऐसे दो क्षेत्र हैं, जिनमें SVYASA ने प्राण डाल दिए हैं। पिछले कई वर्षों से, SVYASA अनुसंधानों के माध्यम से वैज्ञानिक मान्यताओं की पुष्टि करता आ रहा है। उन्होंने 284 शोध-पत्र प्रकाशित किए हैं। ये संस्थान योग और न्यूरोफिजियोलॉजी के उन्नत अनुसंधान केंद्र (CAR) के रूप में काम कर रहा है, जिसे भारतीय चिकित्सा अनुसंधान परिषद् (ICMR) द्वारा मान्यता प्राप्त है।

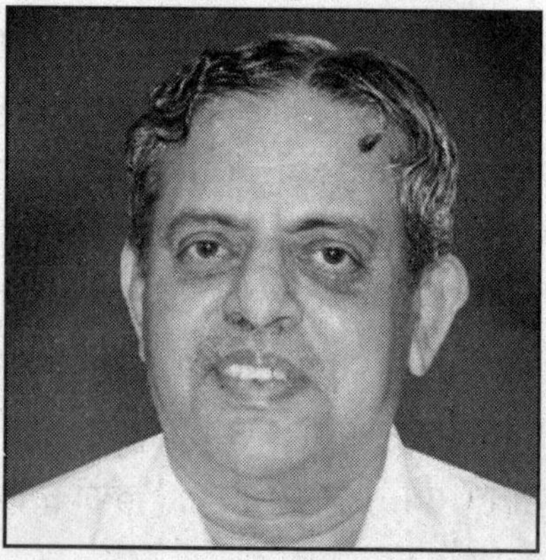

डॉ. एच.आर. नागेंद्र, नासा के पूर्व वैज्ञानिक, अपने कार्य क्षेत्र को इंजीनियरिंग से 'मानव इंजीनियरिंग'—जैसा कि वे कहते हैं, में बदल कर 'सत्य की खोज

में' अपनी पैतृक भूमि भारत लौटे। उनके अनुसार, बाह्य साधनों के माध्यम से परम सत्य की खोज उन्हें अधिक दूर नहीं ले जा पाई थी, इसलिए उन्होंने सत्य की तलाश में अपनी ही चेतना में गहराई से उतरने के लिए योग का चुनाव किया। फिर उन्होंने पूर्व के श्रेष्ठ और पश्चिम के श्रेष्ठ का संयोजन करना शुरू किया, जैसी कि स्वामी विवेकानंद की परिकल्पना थी। 1975 में, डॉ. नागेंद्र ने स्वामी विवेकानंद योग अनुसंधान संस्थान की स्थापना की, जिसने योग और उसके प्रयोगों पर अनेक शोध-पत्र प्रकाशित किए हैं, और साथ ही ये एक अनूठा योग चिकित्सा केंद्र और योग विश्वविद्यालय भी है, जो छात्रों को योग के क्षेत्र में प्रशिक्षित करता है। डॉ. नागेंद्र SVYASA यूनिवर्सिटी, बंगलुरू के चांसलर हैं, और एक सलाहकार के रूप में योग भारती के बोर्ड के सदस्य भी हैं।

पतंजलि योगपीठ

हरिद्वार, उत्तराखंड की पतंजलि योगपीठ भारत के सबसे बड़े योग संस्थानों में से एक है। गुरु पतंजलि के नाम पर निर्मित ये संस्थान बाबा

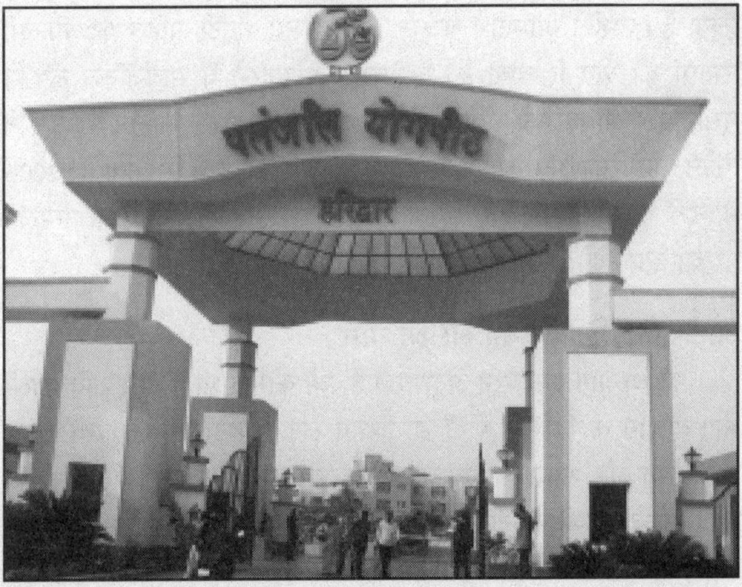

रामदेव की उल्लेखनीय परियोजना है। इसका उद्‌देश्य योग और आयुर्वेद का अभ्यास, अनुसंधान और विकास करने के साथ-साथ आयुर्वेदिक दवाओं का निर्माण करना भी है। ये पतंजलि विश्वविद्यालय का गृह स्थान भी है।

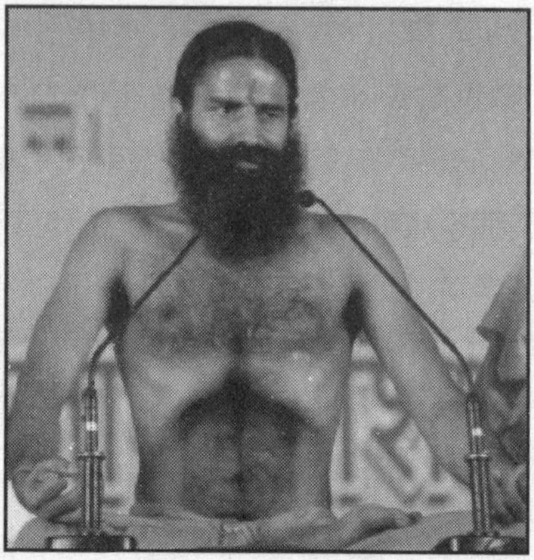

बाबा रामदेव (जिनका जन्म 1965 में रामकृष्ण यादव के रूप में हरियाणा में हुआ था), एक आध्यात्मिक गुरु हैं, जो योग, आयुर्वेद, राजनीति और कृषि में अपने योगदानों के लिए जाने जाते हैं। वे सबसे अधिक बड़े पैमाने के योग शिविरों और टी.वी. कार्यक्रमों के माध्यम से स्वास्थ्य के प्रति सजग भारतीयों के बीच योग को लोकप्रिय बनाने के लिए जाने जाते हैं। उन्होंने पतंजलि संस्थानों के समूह की स्थापना की। असंख्य लोगों ने, जिनमें भारत और विदेशों की कई मशहूर हस्तियाँ शामिल हैं, उनके योग शिविरों में भाग लिया है। उन्होंने अमिताभ बच्चन और शिल्पा शेट्टी सहित कई फिल्मी सितारों को योग सिखाया है। वे देवबंद के मदरसे में सार्वजनिक रूप से मुसलिम मौलवियों को संबोधित करने वाले पहले गैर-मुसलिम हैं। उन्होंने ब्रिटेन, अमेरिका और जापान जैसे देशों में लोगों को योग सिखाया है। 2006 में, उन्हें कोफी अन्नान द्वारा संयुक्त राष्ट्र के एक सम्मेलन में गरीबी उन्मूलन पर व्याख्यान देने के लिए आमंत्रित किया गया था।

आर्ट ऑफ लिविंग का श्री श्री योग

श्री श्री योग एक ऐसा अनुशासन है, जो कोमल भी है और शक्तिशाली भी। ये योग के विभिन्न मार्गों से, विशेष रूप से हठ योग से, तत्त्व लेकर शरीर, मन और श्वास को एकजुट करके जागरूकता उत्पन्न करता है। यहाँ बुद्धि और योग की तकनीकों की एक विशाल सीमा है, जिसमें साँस लेने से लेकर शरीर की विभिन्न मुद्राओं और ज्ञान से लेकर निर्देशित ध्यान तक

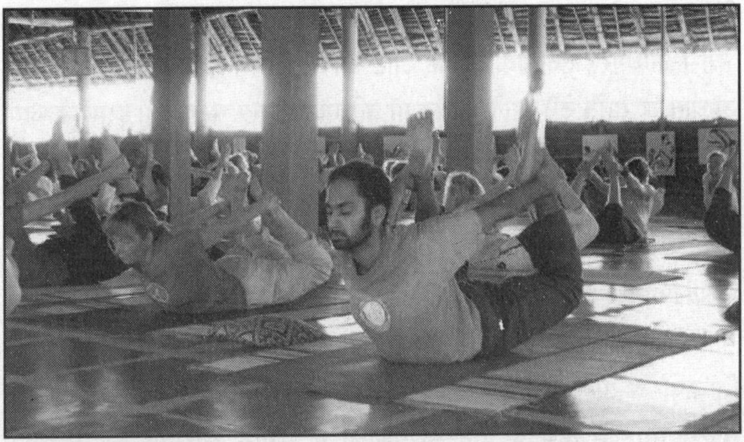

शामिल हैं। श्री श्री योग भौतिक शरीर से परे जाकर अस्तित्व के और सूक्ष्म स्तरों के प्रति आपकी संवेदनशीलता तीव्र करता है और मानव क्षमता को पूर्ण रूप से खिलने में मदद करता है। श्री श्री योग इन सभी पहलुओं को खूबसूरती से जोड़ता है—योग आसन/मुद्राएँ, प्राणायाम, ध्यान, ज्ञान, सत्संग और सेवा।

श्री श्री रविशंकर, श्री श्री योग के संस्थापक और प्रवर्तक का जन्म 1956 में तमिलनाडु, दक्षिण भारत में हुआ था। उन्हें अकसर सिर्फ 'श्री श्री' के नाम से संबोधित किया जाता है। वे एक आध्यात्मिक गुरु और आर्ट ऑफ लिविंग फाउंडेशन के संस्थापक हैं, जिसका उद्‍देश्य है—व्यक्तिगत तनाव, सामाजिक समस्याओं और हिंसा से राहत दिलाना। 1997 में उन्होंने जिनेवा में एक चैरिटी स्थापित की इंटरनेशनल एसोसिएशन फॉर ह्यूमन वैल्यूज (मानवीय मूल्यों का अंतरराष्ट्रीय संस्थान) एक गैर-सरकारी संगठन, जो राहत कार्यों और ग्रामीण विकास में संलग्न है, और

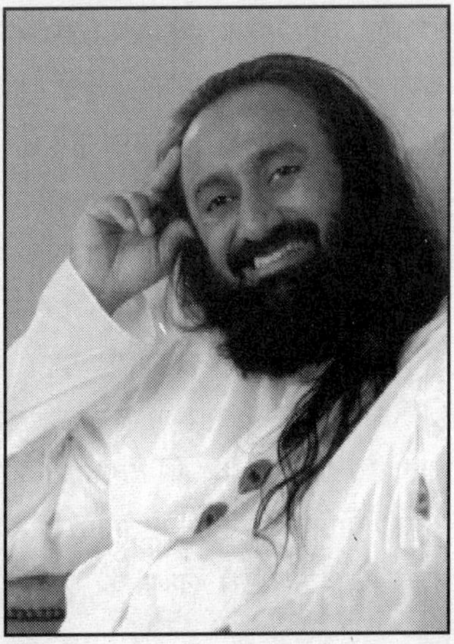

जिसका उद्देश्य साझा वैश्विक मूल्यों को बढ़ावा देना है। सुदर्शन क्रिया एक श्वास आधारित तकनीक है, जो आर्ट ऑफ लिविंग के कोर्स और मानसिक आघात से राहत देने वाले कार्यक्रमों की एक प्रमुख घटक है। इसमें उज्जयी श्वसन और वज्रासन में भस्त्रिका और उसके बाद सुखासन में लयबद्ध श्वसन शामिल हैं।

इसकी तैयारी के तरीकों पर अनेक मेडिकल शोध-पत्र अंतरराष्ट्रीय पत्रिकाओं में सहकर्मियों की समीक्षाओं के बाद प्रकाशित हुए हैं। इन अध्ययनों में विविध शारीरिक और मानसिक लाभ रिपोर्ट किए गए हैं, जिनमें अन्य निष्कर्षों के अलावा तनाव का घटा स्तर (कोर्टिसोल—तनाव उत्पन्न करने वाले हार्मोन में कमी), प्रतिरक्षा प्रणाली में सुधार, अवसाद और चिंता से राहत (हल्के, माध्यम और गंभीर), एंटीऑक्सिडेंट सुरक्षा में वृद्धि और मस्तिष्क की सक्रियता में वृद्धि (बढ़ी हुई मानसिक एकाग्रता, शांति और तनाव से मुक्ति) शामिल हैं।

श्री श्री के अनुसार, आध्यात्मिकता वो है, जो व्यक्ति में मानवता के गुण, जैसे प्रेम, सौहार्द्र और उत्साह बढ़ाती है। ये किसी एक धर्म या संस्कृति तक सीमित नहीं होती। इसलिए, इसके द्वार सबके लिए खुले होते हैं। उनके अनुसार, जो आध्यात्मिक बंधन हम मानव परिवार के हिस्से के रूप में साझा करते हैं, वो हमें अलग करने वाले राष्ट्रीयता, लिंग, धर्म, व्यवसाय या अन्य पहचानों से अधिक महत्त्वपूर्ण है। श्री श्री रवि शंकर की नजर से, 'हिंसा-मुक्त समाज, रोग-मुक्त शरीर, कंपन-रहित साँस, उलझन-मुक्त मन, निषेध-मुक्त बुद्धि, आघात-मुक्त बुद्धि और पीड़ा-मुक्त आत्मा प्रत्येक मनुष्य का जन्मसिद्ध अधिकार है।' उनके अनुसार, विज्ञान और अध्यात्म जुड़े हुए और अनुकूलित हैं, दोनों का जन्म जानने की इच्छा से हुआ है। प्रश्न 'मैं कौन हूँ?' अध्यात्म की ओर ले जाता है; प्रश्न 'ये क्या है?' विज्ञान की ओर ले जाता है। इस बात पर जोर देते हुए कि खुशी सिर्फ वर्तमान पल में मिलती है, उनकी घोषित परिकल्पना तनाव और हिंसा से मुक्त दुनिया बनाने की है। उनके कार्यक्रम इस लक्ष्य को प्राप्त करने में मदद के लिए व्यावहारिक

उपकरण प्रदान करते हैं। वे श्वास को शरीर और मन के बीच की कड़ी के रूप में देखते हैं, मन को शांत करने के एक उपकरण के रूप में देखते हैं, और ध्यान/आध्यात्मिक अभ्यास और लोगों की सेवा, दोनों के महत्त्व पर जोर देते हैं।

बिहार स्कूल ऑफ योग

बिहार स्कूल ऑफ योग स्वामी सत्यानंद सरस्वती द्वारा 1964 में स्थापित योग का एक आधुनिक स्कूल है। बिहार स्कूल ऑफ योग दुनिया भर से

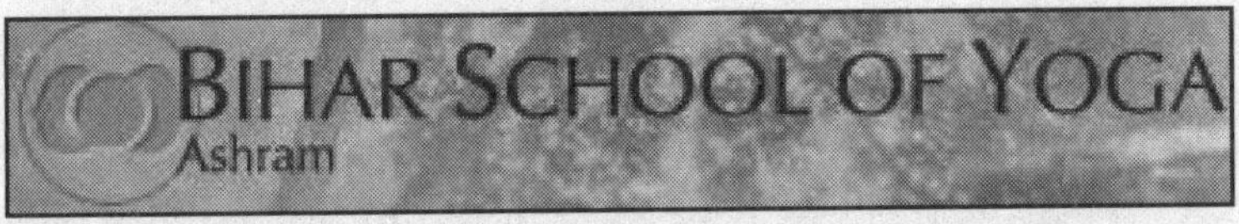

आए गृहस्वामियों और संन्यासियों को एक जैसी पारंपरिक योग शिक्षा प्रदान करता है। आकांक्षियों को आध्यात्मिक शिक्षा प्रदान करने के अलावा, स्कूल विभिन्न निगमों, राज्य सरकार और लोक निर्माण विभाग के सहयोग से स्वास्थ्य सुधार के तरीके प्रदान करने का लक्ष्य लेकर योग परियोजनाओं और चिकित्सा अनुसंधानों का मार्गदर्शन भी करता है। पूरे वर्ष, बिहार स्कूल ऑफ योग स्वास्थ्य प्रबंधन कोर्स, गुरुकुल जीवनशैली और संन्यास प्रशिक्षण

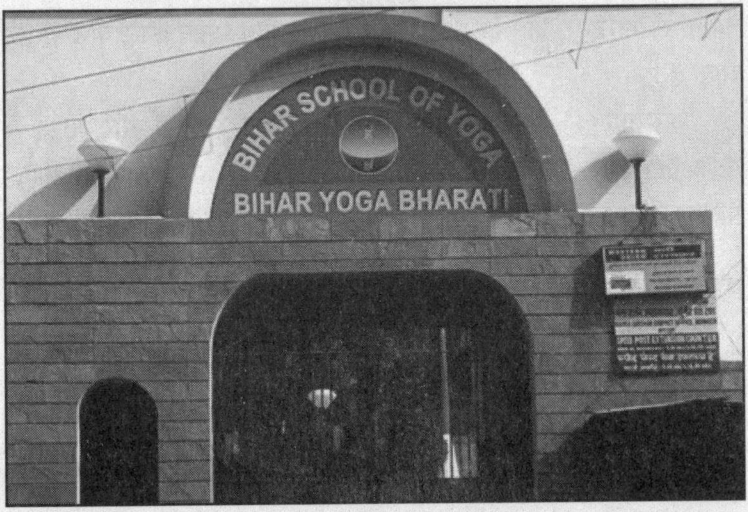

कोर्स, उन्नत योग साधना कोर्स, और एक आश्रम जीवनशैली और योग सत्संग सप्ताह आयोजित करता है। योग के शैक्षणिक पाठ्यक्रम, जैसे योगिक शिक्षा में 4 माह का कोर्स और योग शिक्षा में डिप्लोमा बिहार योग भारती द्वारा आयोजित किए जाते हैं।

रमामणि अय्यंगार स्मृति योग संस्थान, पुणे

रमामणि अय्यंगार स्मृति योग संस्थान पूरे विश्व से योग के गंभीर छात्रों को आकर्षित करता है। यह अय्यंगार योग (हठ योग का एक रूप जो आसनों पर ध्यान केंद्रित करता है) में सभी स्तरों की नियमित कक्षाएँ आयोजित करता है। महिलाओं, बच्चों और रोगियों के लिए विशेष कक्षाएँ भी होती हैं।

बी.के.एस. अय्यंगार (1918-2014), अय्यंगार योग के नाम से जानी जानेवाली योग शैली के संस्थापक, दुनिया के सबसे अग्रणी योग शिक्षकों में से माने जाते थे। उन्होंने योग के अभ्यास और दर्शन पर कई पुस्तकें लिखी हैं, जिनमें 'लाइट ऑन योग,' 'लाइट ऑन प्राणायाम' और 'लाइट ऑन दि योग सूत्राज ऑफ पतंजलि' शामिल हैं। अय्यंगार योग की कक्षाएँ पूरे विश्व में चलाई जाती हैं। अय्यंगार तिरुमलै कृष्णमाचार्य के सबसे आरंभिक छात्रों में से एक थे, जिन्हें अकसर आधुनिक योग का जनक कहा जाता है। योग को पहले भारत में, और फिर पूरे विश्व में लोकप्रिय बनाने का श्रेय उन्हीं को जाता है।

अय्यंगार को 1991 में पद्मश्री, 2002 में पद्मभूषण और 2014 में पद्म विभूषण से सम्मानित किया गया। 2004 में अय्यंगार को 'टाइम' पत्रिका की सौ सबसे प्रभावशाली लोगों की सूची में शामिल किया गया था।

परमार्थ निकेतन, ऋषिकेश

परमार्थ निकेतन, जो हिमालय की तलहटी में पवित्र शहर ऋषिकेश में स्थित है, योग का अध्ययन करने के लिए एक अद्भुत आध्यात्मिक स्थान है। आश्रम के 8 एकड़ के परिसर में 1000 कमरे हैं। यहाँ आरंभिक योग, वैदिक विरासत और आध्यात्मिकता, और शिक्षक प्रशिक्षण कार्यक्रम के व्यापक

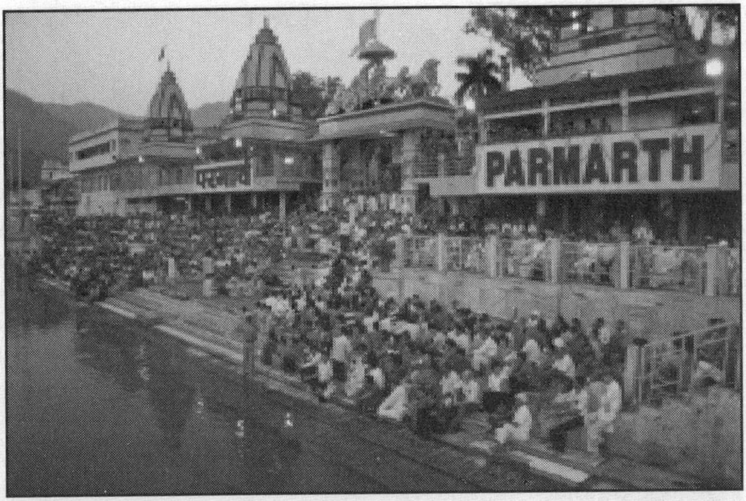

कोर्स चलते हैं। यात्रियों के लिए दैनिक कक्षाएँ भी चलती हैं। यहाँ का एक लोकप्रिय आकर्षण है—एक सप्ताह चलने वाला अंतरराष्ट्रीय योग फेस्टिवल, जो आश्रम में हर वर्ष मार्च में आयोजित होता है। आश्रम पवित्र भारतीय विवाह समारोह और हर शाम एक गंगा आरती भी आयोजित करता है।

मोरारजी देसाई राष्ट्रीय योग संस्थान (MDNIY)

मोरारजी देसाई राष्ट्रीय योग संस्थान एक योग विश्वविद्यालय है। भारत सरकार द्वारा पूर्ण मान्यता प्राप्त, और उसी के द्वारा वित्त पोषित, ये दुनिया के अपनी तरह के कुछ ही संस्थानों में से एक है। स्नातकों के लिए योग विज्ञान में एक वर्षीय डिप्लोमा (DYSc) संस्थान के सबसे अधिक माँग वाले पाठ्यक्रमों में से एक है, और योग के सभी पहलुओं को शामिल करने वाला एक व्यापक पाठ्यक्रम है। DYSc एक पूर्णकालिक, नियमित कोर्स है, जिसमें प्रति वर्ष लगभग 120 छात्र प्रवेश लेते हैं। भारतीय छात्रों के लिए छात्रवृत्तियाँ और फेलोशिप उपलब्ध हैं और MDNIY छात्रावास के लिए सब्सिडी भी प्रदान करता है।

यह संस्थान अन्य लघु योग कोर्स भी चलाता है। उल्लेखनीय उदाहरण (कई में से) हैं 'सर्टिफिकेट इन योग साइंस' (MDNIY), प्राणायाम एंड

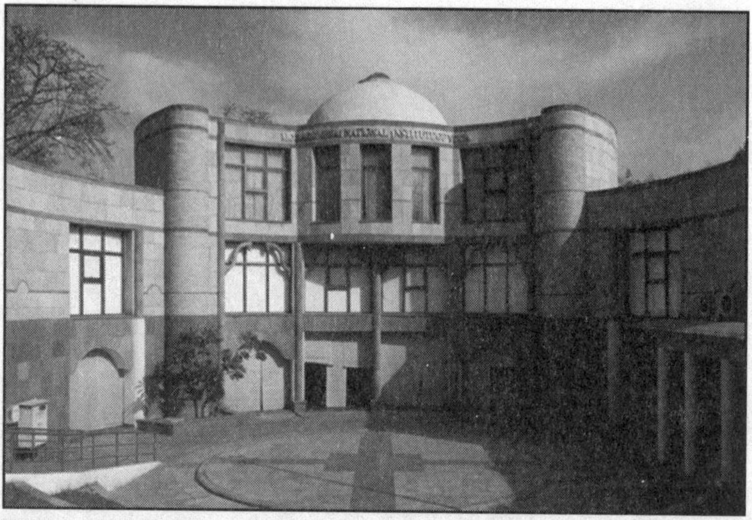

मेडिटेशन प्रोग्राम, हेल्दी एजिंग प्रोग्राम, योगिक मैनेजमेंट ऑफ एग्जीक्यूटिव स्ट्रेस, योगिक मैनेजमेंट ऑफ लाइफस्टाइल रिलेटेड डिसऑर्डर्स, योग प्रोग्राम फॉर वूमैन और योग वर्कशॉप फॉर चिल्ड्रेन। ये लघु अवधि के कोर्स दो दिन के सप्ताहांत सेशन से लेकर सर्टिफिकेट इन योग साइंस के तीन महीने के पूर्णकालिक कोर्स के होते हैं।

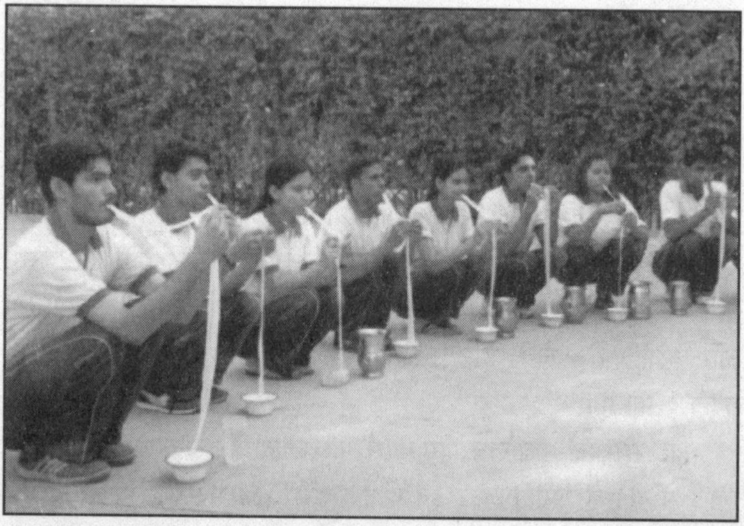

किसी भी अन्य यूनिवर्सिटी की तरह, MDNIY भी वैज्ञानिक अनुसंधान का केंद्र है। योग में अपनी पी-एच.डी. पूरी कर रहे लोग एक आधुनिक और अच्छे रख-रखाव वाले परिसर के हॉल में अपनी थीसिस पर काम करते हैं। कुछ सीटें विदेशी छात्रों के लिए आरक्षित हैं; उनका गरमजोशी के साथ स्वागत होता है और वे शीघ्र ही मित्र बना लेते हैं। चूँकि MDNIY को सरकार से भारी सब्सिडी प्राप्त होती है, इसलिए पूर्ण शुल्क का भुगतान करने वाले छात्रों को भी यहाँ के सभी पाठ्यक्रमों की इतनी कम फीस देखकर सुखद आश्चर्य होता है। ये योग शिक्षण की दुनिया के सबसे अच्छी तरह रखे गए रहस्यों में से एक है—एक आधुनिक, मित्रवत परिसर, जिसमें विश्व स्तर के शिक्षक हैं और बेहद मामूली फीस।

योग पर भारतीय विद्वान्

भारत के विद्वान्, जिनमें दारुल उलूम देवबंद के विद्वान् भी शामिल हैं, कहते हैं कि उन्हें मुसलमानों के योग का अभ्यास करने में कुछ भी आपत्तिजनक नहीं लगता।

'योग व्यायाम का एक अच्छा रूप है। यदि कुछ शब्दों में, जिनका योगाभ्यास के समय उच्चारण करना होता है, धार्मिक अभिधान हैं, तो मुसलमान उनका उच्चारण न करें। वे उसके बदले कुरान के कुछ अंश बोल सकते हैं या अल्लाह की खिदमत में कुछ बोल सकते हैं, या फिर चुप रह सकते हैं,' मौलाना अब्दुल खालिक मदरसी, दारुल उलूम के उप कुलपति ने कहा।

जमीअत उलामा-ए-हिंद के प्रवक्ता मौलाना अब्दुल हमीद नोमानी कहते हैं, 'योग से मिलते-जुलते व्यायाम सूफी अभ्यासों में पाए जाते हैं और उनका अभ्यास करने में कोई बुराई नहीं है।'

भारत के मध्य प्रदेश के हजारों स्कूली छात्रों ने विश्व रिकॉर्ड बनाने के लिए एक साथ सूर्य नमस्कार किया। योग के विरुद्ध फतवों की दारुल उलूम देवबंद—जो भारत में एक देवबंदी मदरसा है—द्वारा आलोचना की गई है।

भारत के एक मुसलिम संप्रदाय जोगी फकीर ने अपने अभ्यास में योग को सफलतापूर्वक शामिल कर लिया है।

योग और सूफीवाद

सूफीवाद का विकास भारतीय योग प्रथाओं से काफी प्रभावित था, जहाँ उन्होंने शारीरिक मुद्राएँ (आसन) और श्वास नियंत्रण (प्राणायाम), दोनों अनुकूलित किए। ग्यारहवीं शताब्दी में असम के कामरूप के भोजर ब्राह्मण नाम के योगी ने प्राचीन भारतीय योगिक ग्रंथ 'अमृतकुंड' का फारसी भाषा में अनुवाद किया और फिर फारसी से अरबी भाषा में।

योग का उद्देश्य है—आत्म-संतुष्टि और निस्स्वार्थता प्राप्त करना, और स्वयं को, अपनी आत्मा को और अंत में ईश्वर को खोजना। बुल्लेशाह के कुछ पंक्तियाँ पेश हैं—

भाथ नमाजान चिक्कर रोजे ते कलमे फिर गई सिआही
बुल्लेशाह रब अन्द्रों मिल्या अते भुल्ली फिरे खुदाई

(भगवान् हमारे अंदर है। हमारी प्रार्थना, उपवास, कलमा पढ़ना अर्थहीन तब तक है, जब तक हम अपने स्वयं का पता नहीं लगाते हैं।)

बुल्लेशाह (1680-1757) एक पंजाबी सूफी कवि, मानवतावादी और दार्शनिक थे। उनका पूरा नाम सय्यद अब्दुल्लाह शाह कादरी था।

एक विश्व रिकॉर्ड

12 जनवरी, 2012 को स्वामी विवेकानंद जयंती के दिन मध्य प्रदेश में एक विश्व रिकॉर्ड बना था, जब सरकारी स्कूल-कॉलेजों के, और अधिकांश निजी शैक्षणिक संस्थानों के 70 लाख छात्र-छात्राओं ने सुबह के सर्द मौसम के बावजूद एक साथ सूर्य नमस्कार किया। राज्य के 6000 से अधिक स्कूलों ने इस आयोजन में भाग लिया। कई मुसलिम छात्रों ने इस विश्व रिकॉर्ड को बनाने में अन्य छात्रों के साथ इस अभ्यास का आनंद लिया, जबकि इसके विरुद्ध फतवे जारी किए गए थे।

संदर्भ सूची

http://www.artofliving.org/sri-sri-yoga

http://tantrapsychology.blogspot.in/2013/05/the-vagus-nerve-and-healing-promise-of.html

http://www.dailypioneer.com/state-editions/bhopal/34812-mps-surya-namaskardraws-70-lakh-sets-record.html

http://www.yogamdniy.nic.in/

□

6

चीन, जापान और कोरिया में योग और भारतीय प्रभाव

चीन, जापान और कोरिया के प्राचीन समय से भारत के साथ संबंध रहे हैं। भारतीय भाषाओं संस्कृत, पाली और तमिल का प्रभाव इनकी भाषाओं और परंपराओं पर रहा है। हू शिह (अमेरिका में चीन के भूतपूर्व राजदूत) और लिन यूतांग (पुस्तक 'दि विजडम ऑफ चाइना एंड इंडिया' के लेखक) जैसे चीनी विद्वानों ने चीन में भारत के योगदान की प्रशंसा की है।

कोरियाई सोसाइटी ऑफ तमिल स्टडीज के अध्यक्ष जुंग नम किम के अनुसार, तमिलों का दक्षिण कोरिया में आगमन ई.पू. प्रथम शताब्दी में हुआ होगा, जिससे कोरियाई और तमिल भाषाओं के बीच की समानताएँ समझ में आती हैं। कोरियाई भाषा में कम-से-कम 500 तमिल शब्द हैं।

जापानी बेंजैटेन (सरस्वती), बिशामोन (कुबेर) और डैकोकू (शिव) जैसे भारतीय देवताओं को पूजते हैं। जापान पर भारत के प्रभाव के अन्य उदाहरणों में छह स्कूलों या छह धारणाओं के साथ योग और पगोडा का उपयोग शामिल है।

चीन में उत्साह

चीन और भारत में संस्कृतियों के आदान-प्रदान का लंबा इतिहास है।

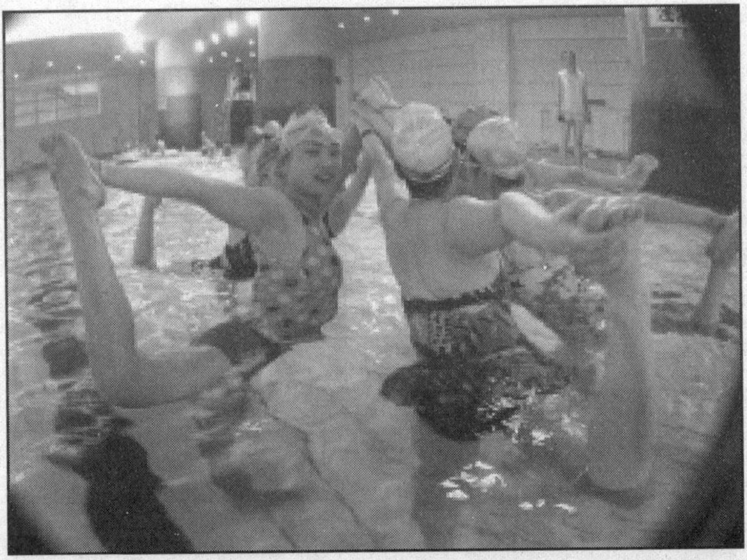

चीन और भारत का एक-दूसरे पर काफी प्रभाव है। चीन-भारत योग शिखर सम्मेलन इक्कीसवीं सदी में दोनों देशों के बीच के सांस्कृतिक आदान-प्रदान की महान् यादगार रहेगा।

लाखों चीनी योग के प्राचीन भारतीय अभ्यास को अपना रहे हैं, या कम-से-कम उसके अमेरिकी संस्करण को। एक दशक से कम समय में, योग स्टूडियो पूरे चीन में फैल गए हैं। वे शहर की सड़कों के किनारे भी दिखाई देते हैं, और ग्रामीण इलाकों में भी उनकी कक्षाएँ चलती हैं। अनुमान है कि 16 मिलियन अमेरिकियों की तुलना में आज लगभग 10 मिलियन चीनी नियमित रूप से योग का अभ्यास करते हैं। अमेरिकी अर्थव्यवस्था, और सैन्य बल को विस्थापित करने के बहुत पहले चीन विश्व की नई योग सुपर शक्ति होगी। शंघाई में एक्वा योग, या जल योग लोकप्रिय हो रहा है। ये व्यायाम शास्त्रीय योग और शरीर के खिंचाव पर आधारित हैं। पानी में अभ्यास मांसपेशियों को लंबा और मजबूत बनने में, कमजोर जोड़ों को संबल देने में और संतुलन और समन्वय में सुधार लाने में मदद करता है।

चीन में योग का बढ़ता व्यवसाय

चीन में योग की बढ़ती लोकप्रियता के साथ, योग के व्यवसाय में भी दिलचस्पी बढ़ रही है। 20 वर्ष के आसपास की पीढ़ी में, एक योग शिक्षक होना या एक योग स्टूडियो का मालिक होना प्रतिष्ठा और हैसियत की बात हो गई है। चीन में बहुत से लोग योग स्टूडियो खोलने के लिए अपनी उच्च स्तर की नौकरियाँ छोड़ रहे हैं।

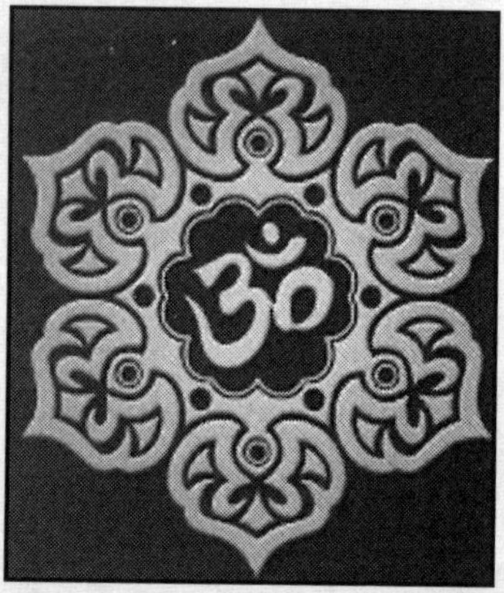

योगी योग केंद्र एक अच्छी तरह से स्थापित योग स्टूडियो की श्रृंखला है, जिसके बीजिंग में 17 और चीन के अन्य प्रमुख शहरों में दर्जनों स्टूडियो हैं। वे 'ब्लू लोटस योग' के नाम से एक दूसरा ब्रांड भी बना चुके हैं, जो योग की आसान शैली को पसंद करने वाले लोगों को ध्यान में रखते हुए बनाया गया है, उन्हीं प्रशिक्षित शिक्षकों के, लेकिन प्रति कक्षा कम शुल्क के साथ। चीन के शिक्षक प्रशिक्षण कार्यक्रम में योग गुरुओं के साथ अध्ययन करने और वंश की पारंपरिक शिक्षाओं को बनाए रखने के लिए भारत की वार्षिक यात्राएँ शामिल हैं। भारत के योग शिक्षक योगी योग केंद्र के शिक्षकों को प्रशिक्षण देते हैं। योगी योग केंद्र के शिक्षक प्रशिक्षण कोर्स से प्रति वर्ष लगभग 480 छात्र उत्तीर्ण होकर निकलते हैं (yogiyogacenter.com)। सरकार के अधिनियम और शिक्षा में सामान्य रूप से अधिक महत्त्व के कारण योग शिक्षकों को शैक्षणिक संस्थाओं के शिक्षकों के समान आय और लाभ मिलने की गारंटी होती है। अन्य शिक्षकों की तरह, योग शिक्षकों से भी शिक्षा और अनुभव का उच्च स्तर बनाए रखने की अपेक्षा की जाती है।

शंघाई में उत्साह

योग शंघाई को गिरफ्त में लेने वाला नवीनतम उन्माद है, जहाँ शहर भर में असंख्य योगशालाएँ खुल गई हैं—कुंडलिनी योग, अष्टांग योग, योगी

शास्त्र और योग शाला। जो भी इन केंद्रों में संपर्क करता है, उसका 'नमस्ते' से अभिवादन होता है! अगरबत्तियों की सुगंध और भजनों की आवाज के साथ ये योगशालाएँ भारत के किसी आश्रम का वातावरण उत्पन्न करती हैं। चीनी योग शिक्षक अपने छात्रों को शांति, शांति, शांति और संस्कृत श्लोकों का उच्चारण करना सिखाते हैं। चीन के योग केंद्र अब भारतीय योग शिक्षकों को लेकर आ रहे हैं।

बी.के.एस. अय्यंगार जैसे योग शिक्षकों के—जिनकी पुस्तकों का मैंडरिन में अनुवाद हुआ है और उनकी लाखों प्रतियाँ बिकी हैं—चीन में असंख्य अनुयायी हैं। बीजिंग की एक यात्रा के दौरान श्री अय्यंगार ने 'दि हिंदू' को बताया कि वे चीन को योग के भविष्य के केंद्र रूप में देखते हैं। जब वे एक व्याख्यान देने के लिए गुंग्जहू गए, तो ये देखकर अवाक् रह गए कि आयोजकों ने पूरा स्टेडियम किराए पर ले लिया था, उन्हें सुनने के लिए 1300 से अधिक छात्र आए थे। चीन के 57 शहरों में अब 30,000 से अधिक अय्यंगार योग के छात्र हैं।

चीन का योग में विश्व रिकॉर्ड

चीन ने जून 2014 में 505 गर्भवती महिलाओं के एक साथ योग कक्षा लेने के साथ सबसे विशाल प्रसव पूर्व कक्षा का विश्व रिकॉर्ड बनाया।

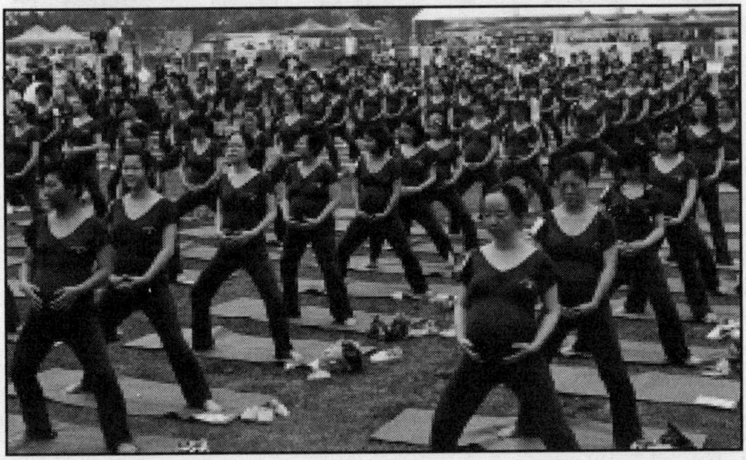

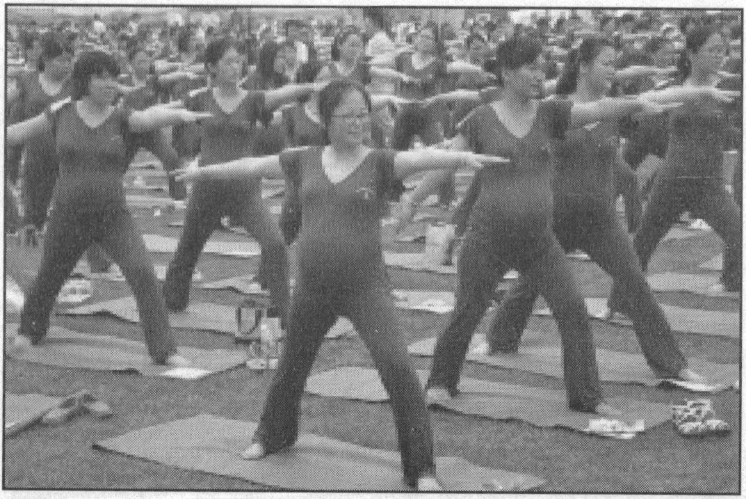

चांगशा में हुई इस कक्षा में सभी 505 महिलाओं को 12 सप्ताह या उससे अधिक का गर्भ था। इन महिलाओं ने जुजिझू पार्क में 37 मिनट और 28 सेकंड तक गिनीज रिकॉर्ड के अधिकारियों की चौकस निगाहों के तहत सामूहिक योग प्रदर्शन किया। उन्होंने 423 गर्भवती महिलाओं के सामूहिक योग का पिछला रिकॉर्ड तोड़ दिया। दक्षिण चीन की हुनान प्रांत की राजधानी चांगशा में बैंगनी रंग के वेष में सुसज्जित ये महिलाएँ काफी आकर्षक नजारा प्रस्तुत कर रही थीं।

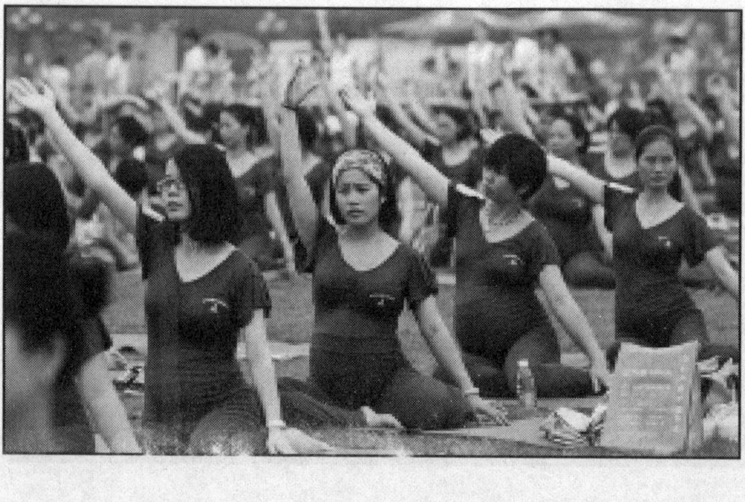

मुकी मिया : चीन की मशहूर योग मॉडल

मुकी मिया (जन्म 1987) चीन की एक मशहूर मॉडल हैं। युन्नान की इस मूल निवासी ने 14 वर्ष की आयु से मॉडलिंग शुरू कर दी थी और 22

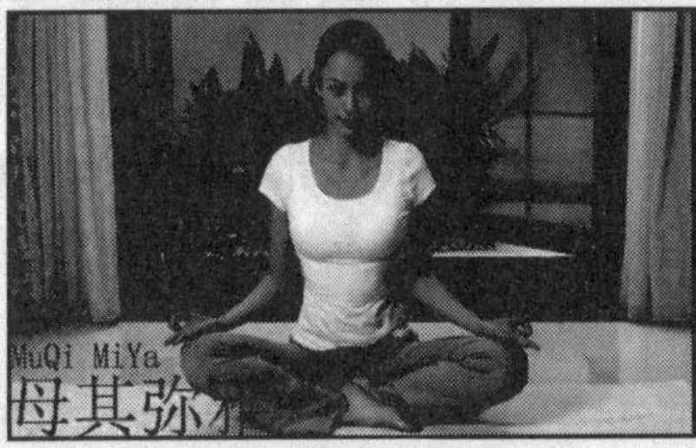

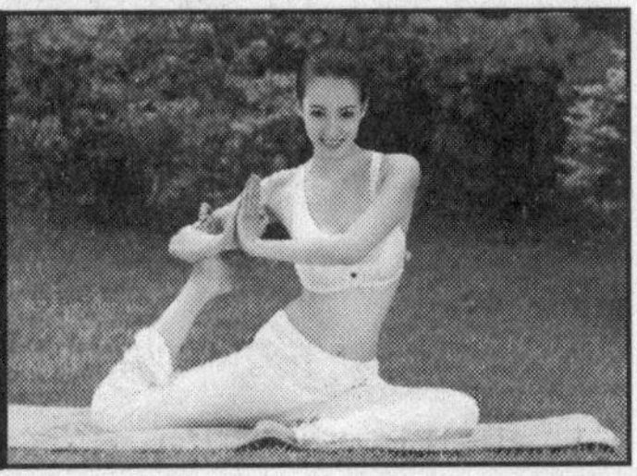

वर्ष की होने तक खुद को विज्ञापनकर्ताओं की चहेती के रूप में स्थापित कर लिया था। वे नियमित रूप से कंपनियों के लिए प्रचार अभियान करती हैं। वे चीन की सबसे सुंदर योग प्रशिक्षक के रूप में जानी जाती हैं। यह उपाधि उन्हें चीनी नेटिजेंस द्वारा तब दी गई, जब उन्होंने एक सचित्र योग पत्रिका का विमोचन किया और एक टी.वी. कार्यक्रम में अपने योग का प्रदर्शन किया। एक पेशेवर योग प्रशिक्षक होने के अलावा, मुकी मिया एक नृत्यांगना और टायक्वोंडो मास्टर भी हैं। 2010 के टेंसेंट ऑटो शो में मुकी मिया ने 'फेवरेट लीडिंग लेडी' का अवॉर्ड जीता, जो शो का सबसे बड़ा अवॉर्ड था।

चीन में योग अनुसंधान

चीन में एक दिलचस्प अध्ययन आयोजित किया गया। एक वैद्यकीय महाविद्यालय द्वारा वित्त पोषित, इस अध्ययन ने आसनों के अभ्यास के पहले

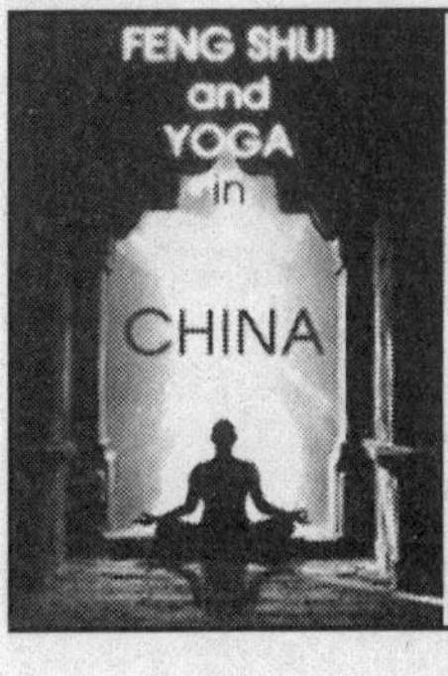

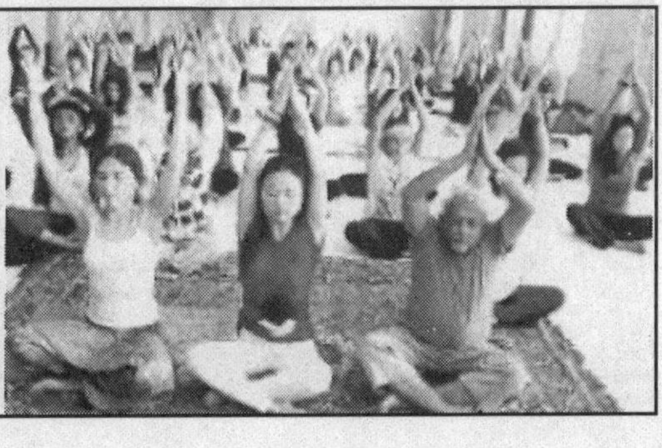

और बाद में रक्त के रासायनिक बदलावों की जाँच की। वॉलंटियरों को रक्त की जाँच कराने के लिए प्रोत्साहित किया गया। फिर उन्हें कुछ देर आसन करने के लिए चटाई दी गई और उसके बाद एक बार फिर उनके रक्त की जाँच की गई। इस अध्ययन का, और कई अन्य चल रहे अध्ययनों का उद्‌देश्य है शरीर के उन बदलावों को दिखाना, जो 'सब हेल्दी स्टेट-उप स्वस्थ अवस्था' की ओर योगदान कर सकते हैं, या उसका उलट कर सकते हैं। ये वो अवस्था है, जिसमें एक व्यक्ति के अंदर रोग के लक्षण नहीं दिखाई देते, लेकिन वो नियमित गतिविधियों के प्रति कम सहनशीलता के साथ-साथ एकाग्रता और नींद में कमी भी महसूस करता है। योग व्यापक रूप से इस अवस्था को उलटने के उत्प्रेरक के रूप में जाना जाता है, उन विभिन्न हर्बल उत्पादों के समान जो चीन के बाजार में उपलब्ध हैं।

कोरिया में योग यानी धूप में मस्ती

शक्ति, लचीलापन, संतुलन, जिज्ञासा, अनुशासन, धैर्य, करुणा, शोखी, स्थिर श्वास योग—इन सबका विकास करता है। चटाई पर जितना हम इन चीजों का अभ्यास करते हैं, उतनी ही ये चीजें हमारे दैनिक जीवन में दृष्टिगोचर होने लगती हैं और उतनी ही शांतिपूर्ण हमारी दुनिया होने लगती है। अभ्यासरत योगियों से भरा एक कमरा बहुत खूबसूरत चीज है।

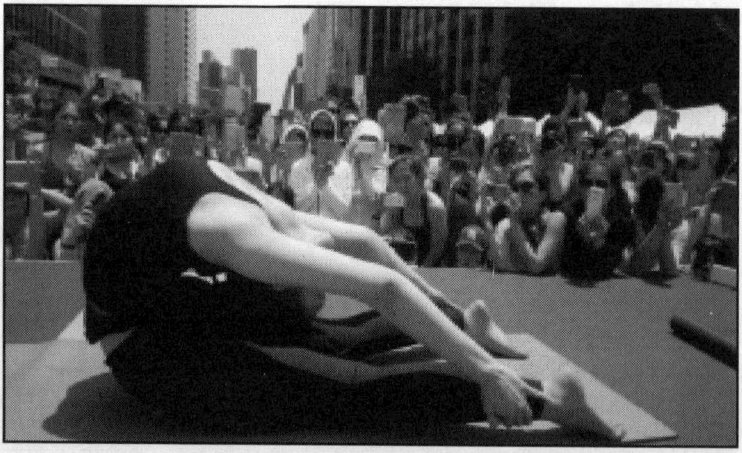

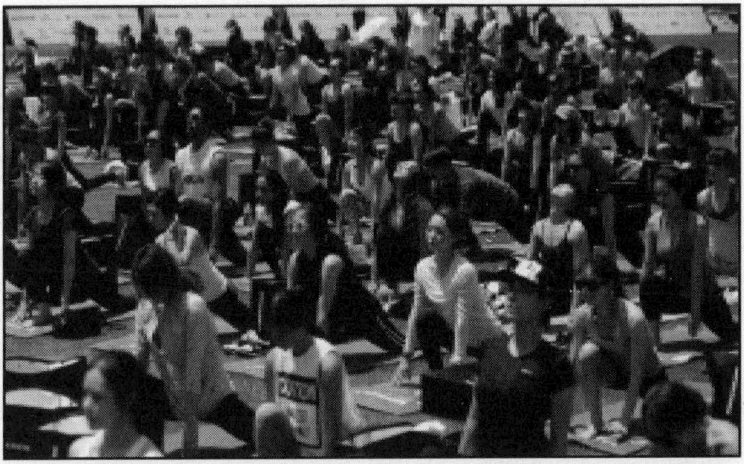

योग दक्षिण कोरिया में जगह बना रहा है और अब लोगों के बीच में लोकप्रिय होता जा रहा है, विशेष रूप से राष्ट्रीय राजधानी सोल (Seoul) में। और आप मानें या न मानें, भारत के एक युवा, डॉ. अभिजीत घोष, शहर में योग के सबसे लोकप्रिय प्रशिक्षक हैं। घोष बताते हैं कि वे चार साल पहले सोल एक स्थानीय यूनिवर्सिटी में योग प्रशिक्षक बनकर आए थे। योग उस यूनिवर्सिटी के पाठ्यक्रम में शामिल है और वहाँ के छात्रों के लिए अनिवार्य है। 'योग शिक्षकों की माँग 2006 के बाद से बहुत बढ़ गई है, क्योंकि अब लगभग हर कोरियाई युवा इस प्राचीन भारतीय विज्ञान को सीखना चाहता है,' घोष ने डी.एन.ए. से बातचीत के दौरान कहा। 'यहाँ के युवा स्वास्थ्य के प्रति बहुत सजग हैं। इसके अलावा, वे जान गए हैं, यदि आप मन की शांति चाहते हैं तो योग आपके लिए बहुत अच्छा है, जो इस अत्यधिक प्रतिस्पर्धी समाज में बहुत आवश्यक है।' घोष शायद सोल में एकमात्र भारतीय योग शिक्षक हैं। योग शिक्षकों के लिए बहुत से अवसर खुले हैं। दक्षिण कोरिया के तेज और प्रतिस्पर्धी जीवन के कारण ही वहाँ के लोग इतने उत्साह से योग को अपना रहे हैं। ये उन्हें बिना अधिक प्रयास किए, शारीरिक और मानसिक रूप से चुस्त रहने में मदद करता है, घोष ने कहा। माहिर योग शिक्षकों की माँग इतनी अधिक है कि कई दक्षिण कोरियाई लोग सिर्फ योग सीखने के

लिए भारत आ गए थे। अपनी मातृभूमि लौटने के बाद, उन्होंने देश के कई हिस्सों में निजी योग प्रशिक्षण केंद्र खोल लिए हैं।

'योग देश की लगभग हर यूनिवर्सिटी के पाठ्यक्रम का हिस्सा है,' घोष ने कहा। यूनिवर्सिटीज में योग के पूर्णतया विकसित विभाग हैं और अधिकांश यूनिवर्सिटीज में ये अनिवार्य विषय है। छात्रों के लिए कुछ निश्चित घंटे योग कक्षाओं में बिताना अनिवार्य है और ये उपस्थिति वार्षिक परीक्षाओं में गिनी जाती है। दक्षिण कोरिया की सरकार भी योग को बहुत प्रोत्साहन दे रही है और इस प्राचीन विज्ञान के अनुसंधान कार्यों में काफी धन खर्च कर रही है।

ऑल डे (पूरे दिन की) कोरिया मैराथन वर्ष 2009 से प्रत्येक 21 जून को आयोजित होती है।

जापान में योग

टोक्यो कई वर्षों से एक चलन स्थापित करनेवाली, गुलजार राजधानी रही है—व्यापार, प्रौद्योगिकी और उपभोक्ता संस्कृति का एक उच्च ऊर्जा

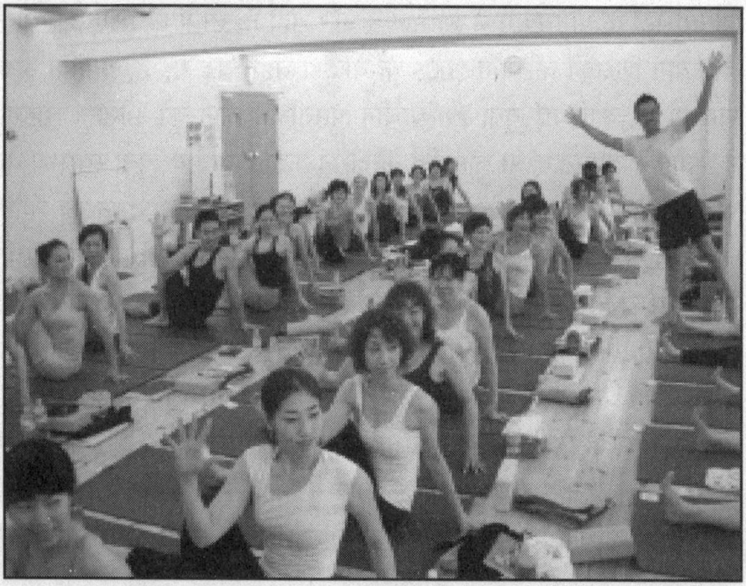

वाला केंद्र, जो विदेशियों और पर्यटकों को आकर्षित करता है।

उगते सूरज के देश जापान में सामान्य जनसंख्या के अनुपात में वरिष्ठ नागरिकों की संख्या अन्य देशों से अधिक है। जापान की कुल जनसंख्या के 22 प्रतिशत लोग 65 वर्ष या उससे अधिक के हैं। वास्तव में, जापानी लोग दुनिया के सबसे अधिक उम्र तक जीवित रहनेवाले लोग हैं। सांस्कृतिक रूप से, जापान अपने सौंदर्य शास्त्र, जेन मंदिरों और आध्यात्मिक जड़ों के लिए सबसे अधिक जाना जाता है, और हाल ही में इसमें योग का प्रवेश भी हो गया है।

योग के प्रति उत्साह 2004 में तेजी से बढ़ना शुरू हुआ, जब योग पूर्वी एशिया के अधिकांश भागों में प्रचलित होने लगा, और एक वैश्विक प्रवृत्ति का रूप लेने लगा, जो आंशिक रूप से मैडोना जैसे लोगों द्वारा निर्धारित की गई थी। जापानी संस्कृति, व्यापक स्तर पर, स्पष्ट रूप से अनुशासित, संरचित और प्रतिस्पर्धी है। शायद इसीलिए शुरुआत में अष्टांग योग जैसी गतिशील शैलियों को यहाँ पसंद किया गया। एक विषय के तौर पर, अष्टांग व्यवस्थित, संगठित और संरचित है, जो जापान की नियंत्रित, अनुशासित जीवनशैली के साथ मेल खाता है। छात्र आम तौर पर समर्पित और अनुशासित होते हैं, कभी-कभी अतिवादी होने की सीमा तक, और इसीलिए वे इस शैली को पसंद करते हैं।

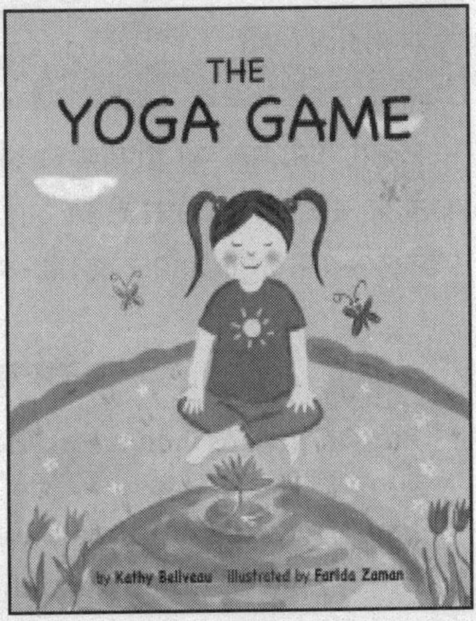

जापान कई प्रमुख स्वतंत्र योग स्टूडियोज का केंद्र है। जापान में योग प्रशिक्षुओं के बीच एक स्वाभाविक अभिसरण है—जिन्होंने इसका अभ्यास मुख्य रूप से वजन घटाने या स्वस्थ रहने के लिए किया था, अब इसके आध्यात्मिक पहलुओं की ओर अधिक आकर्षित

हो रहे हैं, और जिन्होंने एक दर्शन के रूप में इसे अपनाया था, अब इसके शारीरिक अभ्यास में अधिक दिलचस्पी ले रहे हैं।

तनाव दूर करने के लिए जापानी योग खेल

कोनामी डिजिटल एंटरटेनमेंट, वीडियो गेम बनाने वाली एक जापानी

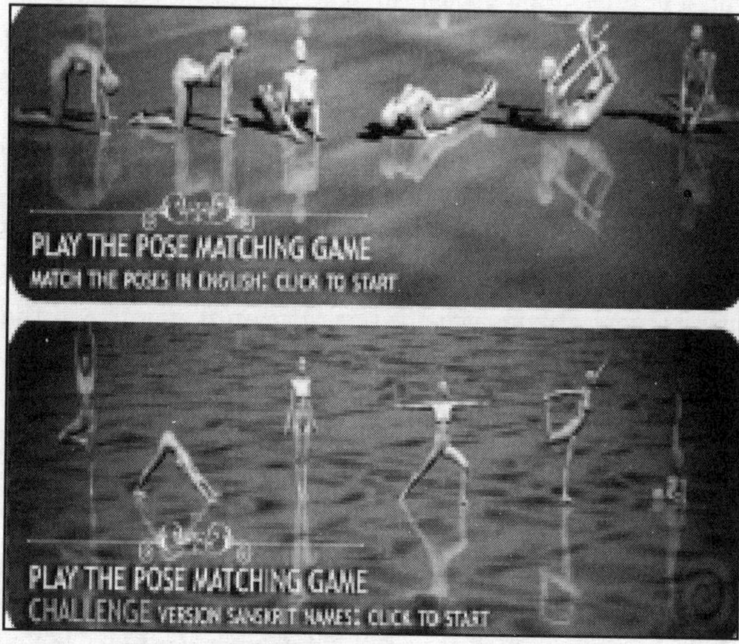

सॉफ्टवेयर फर्म, योग की वैश्विक लोकप्रियता को भुनाने के लिए तनाव दूर करने का एक नवीन तरीका लेकर आई है, जिसमें एलियंस को उड़ाना या रोडस्टर से रेस करना शामिल नहीं है—योग है।

संदर्भ सूची

https://groups.yahoo.com/neo/groups/akandabaratam/conversations/topics/52403

http://www.youtube.com/watch?v=eGSrEAW0c_A

http://www.onmarkproductions.com/html/beforebuddhism-hindu.html

https://yogainternational.com/article/view/china-the-new-yoga-superpower

http://www.thehindu.com/news/international/world/india-to-open-yoga-centre-inchina/article6229124.ece

http://www.iayt.org/?page=chinaconference

http://www.dailymail.co.uk/news/article-2652926/Mats-amazing-505-pregnantwomen-yoga-set-World-Record-largest-prenatal-class.html

http://singaporedaily.net/2010/05/21/daily-chiobu-muqi-miya/#sthash.MOsxyijo.dpuf

http://www.dnaindia.com/india/report-indian-rules-hearts-of-yoga-crazy-southkoreans-1454207

http://www.yoga-abode.com/travel/yoga_in_tokyo

http://www.japantimes.co.jp/news/2013/11/27/national/yoga-practitioners-moving-to-the-next-level/#.VIrrUNKUfZ8

□

7

अमेरिका में योग

कनाडा और दक्षिण अमेरिका में योग

अनेक धमकियों के बावजूद, योग पश्चिमी दुनिया के कोने-कोने में जंगल की आग की तरह फैल रहा है। जैसे कनाडा में, विशेष रूप से उसके पश्चिमी तट में, हजारों नहीं तो सैकड़ों योग स्टूडियो, ध्यान केंद्र, शाकाहारी रेस्टोरेंट और आयुर्वेदिक हेल्थ स्पा उभर आए हैं, जिनकी जड़ें, कहा जा सकता है कि भारत में हैं। अर्जेंटीना में एक योग ईको पार्क है और बोगोटा, कोलंबिया में एक योग मोनेस्ट्री (मठ)।

संयुक्त राज्य अमेरिका में योग

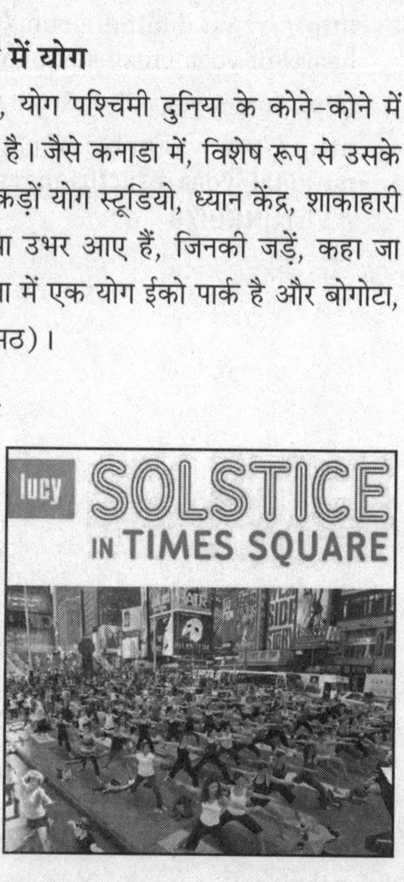

योग जर्नल पत्रिका के अनुसार, अमेरिकी लोग योग कक्षाओं और उत्पादों पर, जिनमें कपड़े, योग छुट्टियाँ, डी.वी.डी. और पुस्तकें शामिल हैं, करीब 3 अरब डॉलर प्रति वर्ष खर्च करते हैं। पत्रिका के 2004 के 4,700 अमेरिकियों के सर्वेक्षण में अनुमान लगा कि 16 मिलियन अमेरिकी

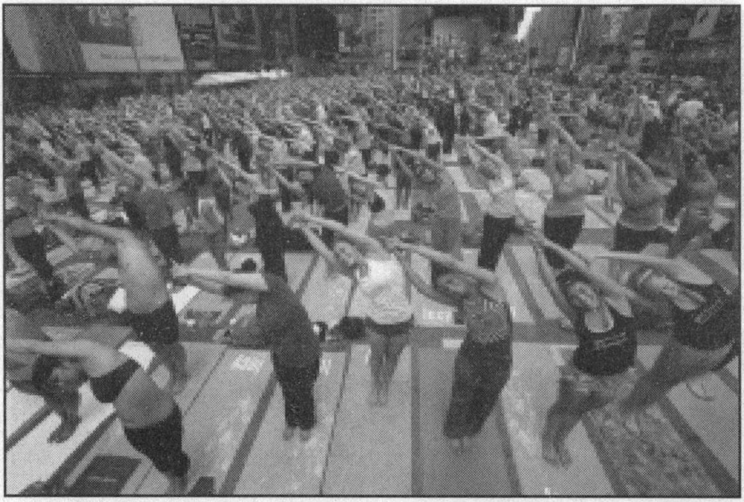

योग का अभ्यास करते हैं। इनके अलावा 25 मिलियन लोगों ने कहा कि उनका योगाभ्यास की कोशिश करने का इरादा है। (वर्तमान भारत सरकार ने योग को पेटेंट कराने व स्कूल पाठ्यक्रमों के माध्यम से योग शिक्षक उत्पन्न करने को लेकर प्रयास शुरू किया है)।

2010 में यू.एस.ए. में सूर्य नमस्कार यज्ञ, योगाथन और टाइम्स स्क्वायर यज्ञ

अमेरिका का हिंदू स्वयंसेवक संघ प्रति वर्ष जनवरी में सूर्य नमस्कार यज्ञ का आयोजन करता है। जनवरी 2015 में, 100 शहरों के 10,000 से अधिक लोगों ने इसमें भाग लिया और 5,00,000 से ऊपर सूर्य नमस्कार किए। कई सरकारी अधिकारियों ने स्वास्थ्य को बढ़ावा देने वाले इस आयोजन की प्रशंसा की। ए.बी.सी. न्यूज काल, टी.वी. एशिया, एन.बी.सी. न्यूज, के.टी.टी.सी., आई.टी.वी. एशिया जैसे टी.वी. चैनलों और कई रेडियो स्टेशनों ने इस आयोजन को कवर किया।

अंजू भार्गव, राष्ट्रपति की 'विश्वास आधारित पड़ोसी भागीदारी' की सलाहकार परिषद् की एक भारतीय सदस्या ने अगस्त 2010 में देश के पहले योगाथन का शुभारंभ किया। यह योगाथन राष्ट्रपति ओबामा की यूनाइटेड वी

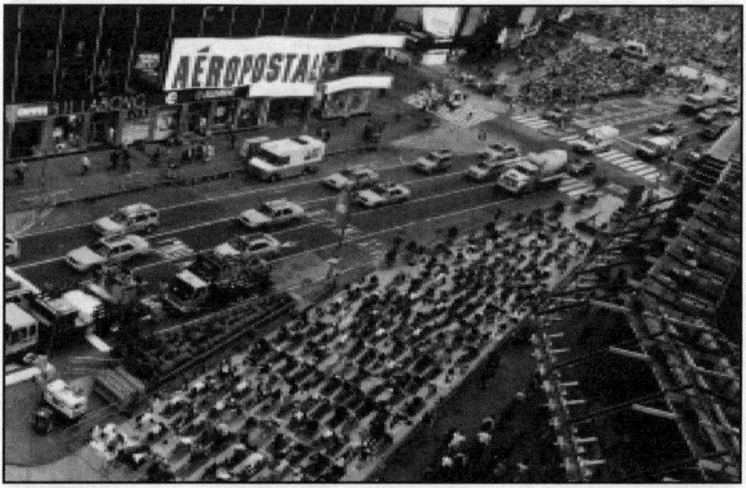

सर्व और भार्गव की 'हिंदू अमेरिकन सेवा चैरिटीज' की सक्रिय जीवनशैली चुनौती की भावनाओं को ध्यान में रखते हुए तैयार किया गया था। योगाथन ने अमेरिकी युवाओं से योग का परिचय मोटापा कम करने के साधन के रूप में और हर आयु वर्ग के लोगों के बीच अच्छे स्वास्थ्य को बढ़ावा देने के लिए कराया। हजारों बच्चों और वयस्कों ने स्वेच्छा से 23 राज्यों में 106 स्थानों पर मुक्त राष्ट्रीय योगाथन में भाग लिया।

प्रत्येक वर्ष 21 जून को सैकड़ों योग प्रेमी, जिनमें से कुछ सुदूर कैलिफोर्निया और होंडुरस से आते हैं, ॐ नमः शिवाय का उच्चारण करते हुए न्यूयॉर्क, मेनहट्टन के टाइम्स स्क्वायर में, जो दुनिया के व्यस्ततम चौराहों में से एक है, शांति की खोज में योग और सूर्य नमस्कार करते हैं। डगलस स्टीवर्ट—एक प्रमुख योग प्रशिक्षक, और टिम टोम्पकिंस—एक योग प्रेमी, इस यज्ञ का आयोजन करते हैं। टाइम्स स्क्वायर अलायंस के अध्यक्ष इस आयोजन को प्रायोजित करते हैं। ये आयोजन ग्रीष्म संक्रांति के समय के आसपास किया जाता है। 'शहर की सबसे व्यस्त और भीड़ वाली जगह में ग्रीष्म संक्रांति का स्वागत करने का कितना बढ़िया तरीका है,' मि. टोम्पकिंस कहते हैं।

योग पैंट्स या पतलून का व्यवसाय

यू.एस. के दो डेनिम के सबसे बड़े ब्रांड्स दावा करते हैं कि योगा पतलून उनके क्षेत्र में अतिक्रमण कर रही हैं और फलस्वरूप उनकी बिक्री प्रभावित कर रही हैं। गैप (GAP) के सी.ई.ओ. ग्लेन मर्फी और लेविस के अध्यक्ष और सी.ई.ओ. चिप बर्घ, दोनों ने इस बारे में टिप्पणी की है कि कैसे रोज पहनने वाले आइटम के रूप में लेगिंग की लोकप्रियता ने उपभोक्ताओं की जींस की माँग घटा दी है।

'हम वास्तव में योगा पतलून के कारण जींस की खपत खो रहे हैं,' मि. बर्घ ने याहू को बताया, 'जो पहले महिलाओं के लिए जींस पहनने का प्रीमियम अवसर होता था, वो अब योगा पैंट्स के रूप में सामाजिक मान्य हो गया है, और एक श्रेणी के अग्रणी होने के नाते शर्म है हम पर कि हमने ऐसा होने दिया।' ब्रांड की संख्या सटीक कहानी कहती है। लेविस की बिक्री में 1995 के बाद से 3 बिलियन डॉलर की गिरावट आई है, जो अब 4.6 बिलियन पर आकर ठप हो गई है।

कार्य दिवसों में योगा पैंट्स की माँग में इतनी तेजी आ गई है कि बीटाब्रांड ने खिंचने वाली ड्रेस पैंट्स बाजार में उतारी, जिसे पहनकर कुरसी पर भी बैठा जा सकता है और योग कक्ष की जमीन पर भी।

मशहूर हस्तियों का योग

आपको पता होता है कि आप मशहूर हो गए हैं, जब लोग आपको आपके पहले नाम से जानने लगते हैं! ऐसी कुछ मशहूर हस्तियाँ हैं—मैडोना, रिकी, मिशेल, ग्विनेथ और स्टिंग और इन सबको योग से प्यार है! डेविड डुकोवनी कुंडलिनी योग का अभ्यास करते हैं। जूलिया लुई ड्रेफस अष्टांग योग करना पसंद करती हैं। 'सबरीना दि टीनएज विच' के सितारे मेलिसा जोआन हार्ट और सोलेइल मून फ्रे योगा पार्टियाँ आयोजित करते हैं। जेन फोंडा ने योग के लिए एरोबिक्स में कटौती कर दी। एंजेलिना जोली ने टोम्ब रेडर के लिए खुद को योग से चमकाया था! चार्ली शींन ने योग और डाइटिंग

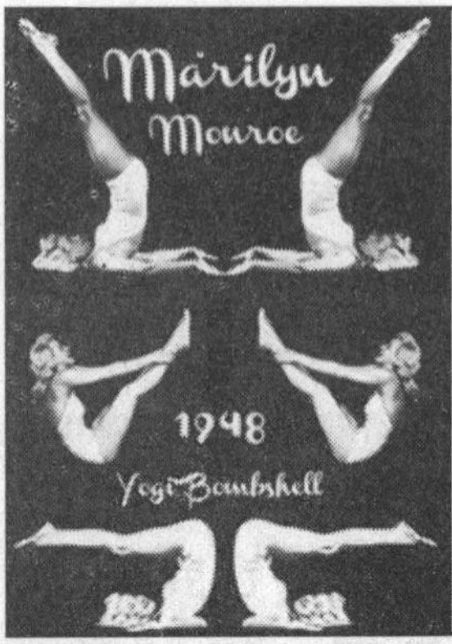

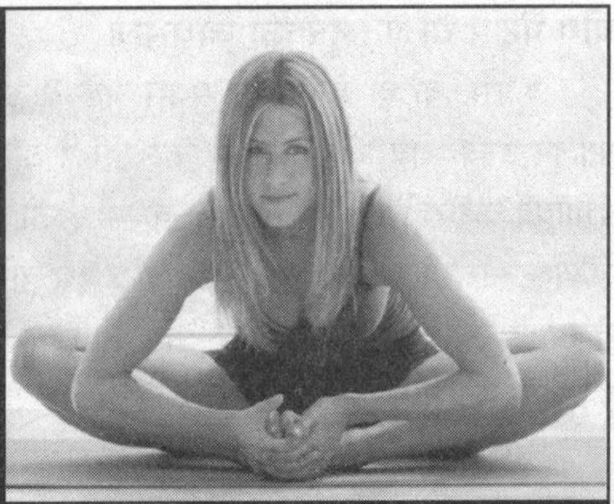

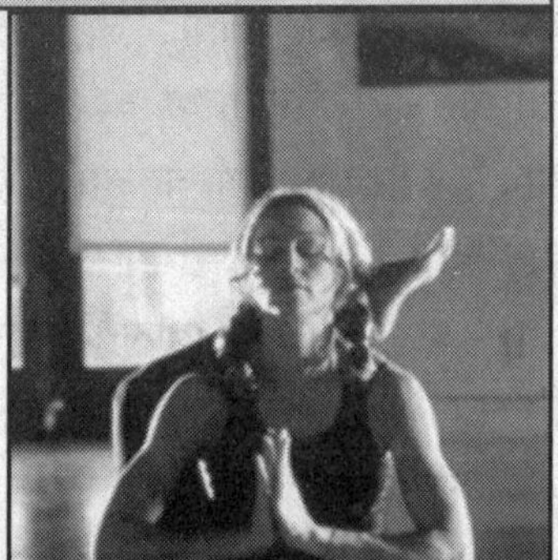

करके 30 पौंड वजन घटाया।

जहाँ एकांतप्रिय अभिनेत्री ग्रेटा गारबो, स्टिंग और मैडोना ने योग मुद्राओं में तसवीरें खिंचवाईं, वहीं गॉसिप पेजों ने ग्लोरिया स्वानसन, मार्लोन ब्रांडो, कैरी ग्रांट और मर्लिन मनरो जैसे सितारों के नाम विभिन्न योग प्रशिक्षकों के साथ जोड़ दिए। वॉल्टर विंचेल ने लिखा कि मर्लिन अपने 'पैरों का आकार सुधारने' के लिए योग करती थीं, लेकिन उनके कुछ प्रशंसकों ने, जो उनकी सारी खबर रखते थे, उनके योग के और गहरे उपयोग खोज निकाले।

हॉलीवुड अभिनेत्री मर्लिन मनरो (1926-1962) इस पारंपरिक पूर्वी विषय में महारत प्राप्त करने वाले पहले हॉलीवुड सितारों में से थीं। कहा जाता है कि अपने जीवन के अंतिम वर्षों में मनरो ने योग की और गहन शिक्षा प्राप्त की थी।

योग पर टाइम पत्रिका—हास्य योग का बढ़ता प्रचलन

न्यू यॉर्कर, फोर्ब्स और टाइम पत्रिका—हास्य योग अब विश्वव्यापी

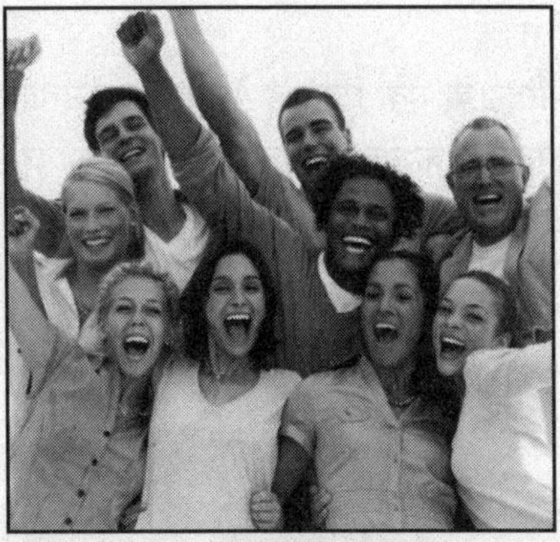

पहचान के अगले स्तर पर पहुँच गया है। टाइम पत्रिका के सितंबर 2010 अंक के लिए हेरिएट बरोविक न्यूयॉर्क लाफ्टर क्लब गए, जिसके अध्यक्ष विश्व प्रकाश, एक प्रमाणित योग प्रशिक्षक और जन-हितैषी हैं। विश्व प्रकाश फोर्ब्स पत्रिका की

Benefits of Laughter Yoga

Laughter yoga provides...

- Greater flow of oxygen to brain
- More energy
- More motivation
- A connection between participants
- A better quality of life
- A positive state of mind
- A way to alleviate difficulties and challenges
- Relief of stress
- Strengthening of the immune system

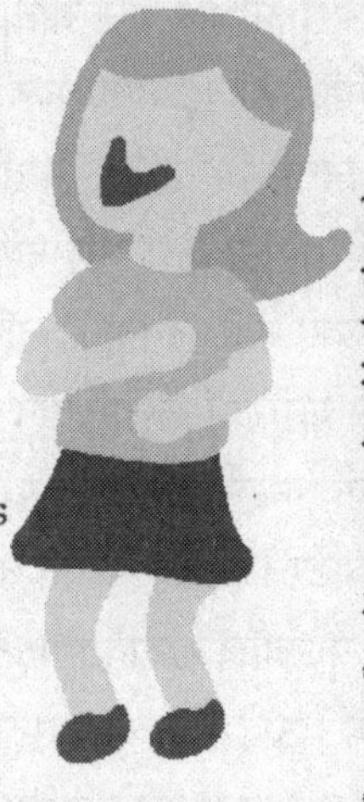

Sources: (laughteryoga.org) and (webmd.com)
Compiled by Maddy Placik
Graphics by Maddy Placik

सुर्खियों में भी थे, जिसकी खपत लगभग 3 मिलियन की है"'हास्य योग निश्चित रूप से अब कोई हँसने की बात नहीं रह गई है।

''योग दिल के दौरे से बच गए लोगों को अपना संतुलन वापस पाने में मदद कर सकता है,'' टाइम पत्रिका के जुलाई 2012 अंक की सुर्खियाँ कहती हैं।

खेल किंवदंतियों के लिए योग

करीम अब्दुल-जब्बार अमेरिका के एक रिटायर्ड पेशेवर बास्केटबॉल खिलाड़ी हैं, जो व्यापक रूप से अब तक के महानतम एन.बी.ए. खिलाड़ियों में से एक माने जाते हैं। एन.बी.ए. में अपने 20 वर्षों के दौरान, 1969 से 1989 तक, उन्होंने 'सबसे मूल्यवान खिलाड़ी' के रिकॉर्ड छह पुरस्कार जीतने के अलावा लीग में अब तक के किसी भी खिलाड़ी से अधिक अंक हासिल किए। भले ही वे अपने अरक्षनीय स्काईहुक के लिए सबसे अधिक जाने जाते हों, लेकिन हॉल ऑफ फेम का मानना है कि उनका गुप्त हथियार वास्तव में योग है। 'योग को लाभ के संदर्भ में मापना कुछ मुश्किल है, क्योंकि आप उसे हर उस चोट में देखते हैं, जो आपको नहीं लगती।' लॉस एंजेलेस में रहते हुए, अब्दुल जब्बार ने 1976 में अपने शरीर में लचीलापन लाने के लिए योग करना शुरू किया और अपनी शारीरिक फिटनेस के लिए प्रसिद्ध हो गए। 'जब मियामी डॉल्फिंस हॉल ऑफ फेम क्वार्टरबैक डैन मरीनो ने मुझसे पूछा कि वे अपनी उम्र कैसे बढ़ा सकते थे और फुटबॉल खेलते हुए लगने वाली टक्कर की चोटों से कैसे निपट सकते थे, तो मैंने उन्हें योग का रास्ता दिखा दिया; अगली बार जब मैं उनसे मिला तो उन्होंने कहा योग उनके प्रशिक्षण आहार में पूरी तरह से मददगार था,' अब्दुल जब्बार ने बताया।

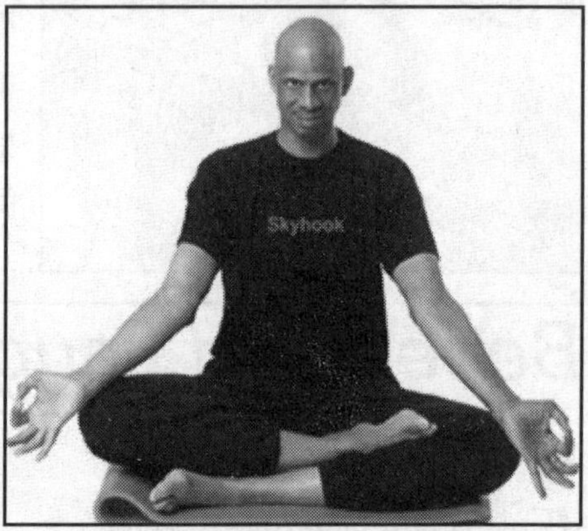

दीर्घायु और निरंतर स्वास्थ्य के प्राथमिक लाभ को देखते हुए यह कोई आश्चर्य की बात नहीं है कि योग पेशेवरों के बीच लोकप्रिय हो रहा है। 'यदि आप किसी खिलाड़ी को ये समझा पाते हैं कि आप स्वस्थ रह के और चोटों की संभावना कम करके अपने खेल के कार्यकाल को एक वर्ष के लिए

बढ़ा सकते हैं, तो वो एक वर्ष आपके लिए 5 मिलियन डॉलर अर्जित कर सकता है,' एन.बी.ए. के योग कोच केंट केटिच कहते हैं, जो वर्तमान में लॉस एंजेलेस क्लिपर्स द्वारा नियोजित हुए हैं। यदि एथलीट दो सत्रों के लिए भी अपने कॅरियर का विस्तार कर पाते हैं, तो वे पर्याप्त धन अर्जित कर सकते हैं।

लेकर्स टीम प्रदर्शन में सुधार लाने के लिए और चोटों से बचने के लिए सप्ताह में कुछ दिन एक साथ योगाभ्यास करती है।

लेब्रोन जेम्स

लेब्रोन जेम्स (जन्म 1984) एक पेशेवर अमेरिकन बास्केटबॉल खिलाड़ी हैं, जो एन.बी.ए. (नेशनल बास्केटबॉल एसोसिएशन) के क्लीवलैंड कैवेलियर्स के लिए खेलते हैं। जेम्स कह चुके हैं कि योग कोर्ट में उनकी सहनशीलता को बढ़ाता है। लीब्रोन अपने पीठ के दर्द को कम करने और मानसिक एकाग्रता को बढ़ाने का श्रेय भी योग को देते हैं। लीब्रोन जेम्स और एन.बी.ए. के अन्य सितारे फिट रहने के लिए सिर्फ वजन नहीं उठाते; उनमें से कई अपनी चुस्ती और फिटनेस व्यायाम के एक आश्चर्यजनक रूप से बनाए रखते हैं योग से। क्या ये सबके लिए काम करता है? मैं नहीं जानता'''लेकिन ये मेरे लिए काम करता है, लीब्रोन कहते हैं। वे अकेले नहीं हैं। एन.बी.ए.

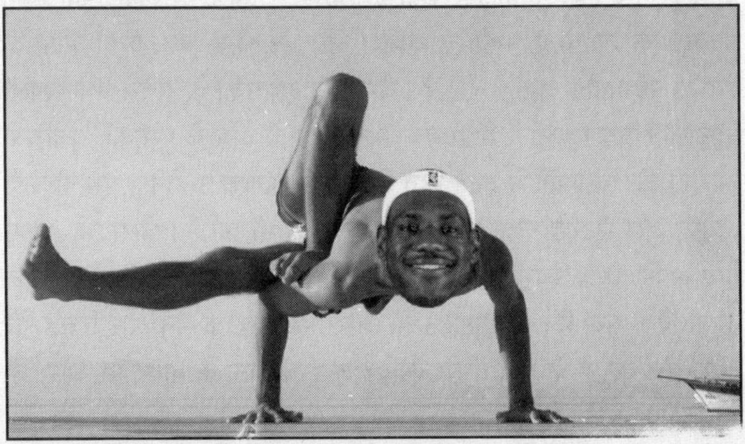

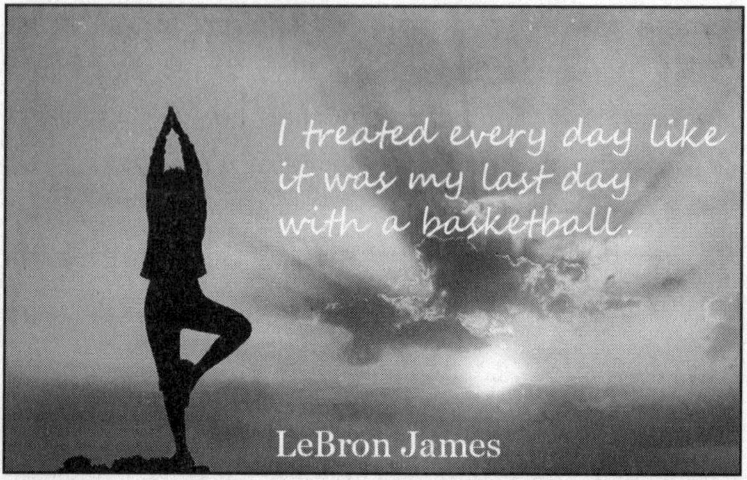

के अन्य महान् खिलाड़ी जैसे करीम अब्दुल जब्बार और शकील ओनील भी योग के लाभों के गुण गाते हैं। (शक को तो अपने विशाल शरीर के लिए 100 इंच के योग मैट्स भी मँगवाने पड़े थे)। न्यूयॉर्क जायंट्स के फुटबॉल खिलाड़ियों अमानी तूमर, शौन ओहारा और केविन बॉस जैसे अन्य एथलीटों ने भी चोटों से बचने और अपनी गति सीमा बढ़ाने के लिए योग का सहारा लिया है।

जेम्स ने दो एन.बी.ए. चैंपियनशिप्स, चार एन.बी.ए. 'मोस्ट वैल्युएबल' अवॉर्ड, दो एन.बी.ए. फाइनल्स के एम.वी.पी. अवॉर्ड, दो ओलिंपिक स्वर्ण पदक, एक एन.बी.ए. स्कोरिंग टाइटल और एन.बी.ए. का 'रूकी ऑफ दी ईयर' (नई भर्ती) अवॉर्ड जीते हैं। जेम्स को अमेरिका के सबसे प्रभावशाली और लोकप्रिय एथलीटों में से एक माना जाता है और वे पुस्तकों, वृत्तचित्रों और टी.वी. विज्ञापनों में आते रहते हैं। इसके अलावा उन्होंने ई.एस.पी.वाई. अवॉर्ड और सैटरडे नाइट लाइव की मेजबानी भी की है। जेम्स को फोर्ब्स द्वारा अपने पूरे कॅरियर के दौरान सबसे प्रभावशाली एथलीटों में से एक का दरजा दिया गया है। मार्च 2008 में, जेम्स पहले ब्लैक मैन और रिचर्ड गेरे और जॉर्ज क्लूनी के बाद तीसरे व्यक्ति बने, जो वोग के कवर पर आए, वो भी जिसेली बुंचेन के साथ।

केविन लव

केविन लव (जन्म 1988) एक अमेरिकन पेशेवर बास्केटबॉल खिलाड़ी हैं, जो इस समय एन.बी.ए. के क्लीवलैंड कैवेलियर्स के लिए खेलते हैं। वे

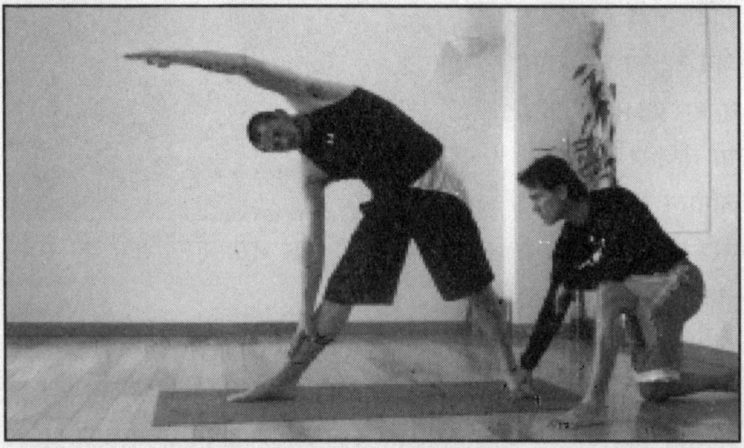

तीन बार के ऑल-स्टार हैं और लगातार सबसे अधिक गेम खेलने वाले खिलाड़ी हैं। एन.बी.ए.-ए.बी.ए. विलय के बाद से अंकों और रिबाउंड्स में उनके नाम दोहरे अंक दर्ज हैं। लव 2010 फीबा विश्व चैंपियनशिप और 2012 ग्रीष्म ओलिंपिक की स्वर्ण पदक विजेता राष्ट्रीय पुरुष टीम के सदस्य थे।

जो जॉनसन

न्यूयॉर्क के एक योग स्टूडियो में तापमान 105 डिग्री फैरेनहाइट है और जो जॉनसन योग स्ट्रेचिंग की 26 संभव मुद्राओं में से एक में हैं। जॉनसन, छह बार के एन.बी.ए. ऑल स्टार, 'ब्रुकलिन नेट्स' टिप ऑफ के चार घंटे पहले बिक्रम योग कर रहे हैं। एन.बी.ए. में सैकड़ों-हजारों मिनट पसीना

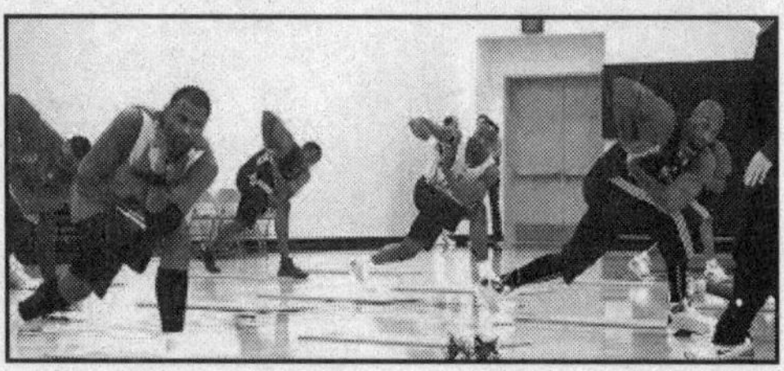

बहाने की बावजूद इस 31 वर्षीय खिलाड़ी का कहना है कि योग सेशन उसे जीवंत और तरोताजा कर देते हैं। इस शूटिंग गार्ड का कहना

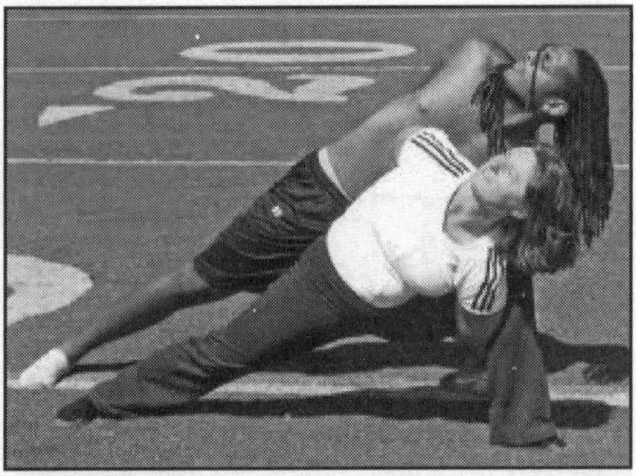

है कि जो सबसे अहम व्यायाम वो करते हैं, वो वजन उठाना, दौड़ना या शूटिंग नहीं है, बल्कि योग है। 'ये वेट ट्रेनिंग या उस प्रकार की किसी भी चीज से बेहतर है,' जॉनसन कहते हैं। 'ये मेरी माँसपेशियों के लिए एक थैरैपी है, और मेरी माँसपेशियों को सबसे ज्यादा इसी की जरूरत है।'

जो जॉनसन (जन्म 1981) एक अमेरिकन पेशेवर बास्केटबॉल खिलाड़ी हैं, जो वर्तमान में एन.बी.ए. के ब्रुकलिन नेट्स के लिए खेलते हैं। जो जॉनसन सात बार के ऑल स्टार हैं, यकीनन इस समय ब्रुकलिन नेट्स के सर्वश्रेष्ठ खिलाड़ी हैं और 2013 में लीग में सबसे अधिक कमाई करने वाले खिलाड़ियों में चौथे स्थान पर थे।

द्व्येन वेड

द्व्येन वेड (जन्म 1982) एक स्टार एन.बी.ए. खिलाड़ी हैं और अपनी

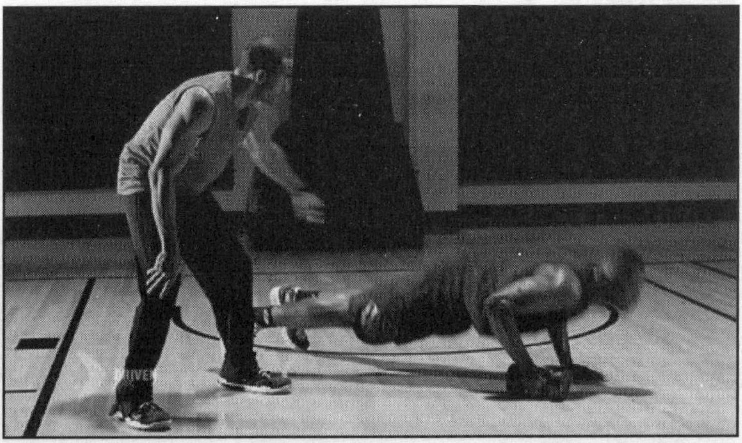

स्वास्थ्य दिनचर्या के हिस्से के तौर पर नियमित रूप से योगाभ्यास करते हैं। उन्होंने लॉकआउट के दौरान अपनी मांसपेशियों को ढीला करने के लिए योग शुरू किया और वे कहते हैं कि योग ने उनके कूल्हों को खोलने और लचीलापन बढ़ाने में मदद की। उन्होंने खुद को लीग के सबसे मशहूर और लोकप्रिय खिलाड़ियों में से एक के रूप में स्थापित कर लिया है। वेड के पास लगभग दो वर्षों तक एन.बी.ए. की सबसे अधिक बिकने वाली जर्सी थी।

वेड को विभिन्न संगठनों में परोपकार में लिप्त होने के लिए जाना जाता है। 2003 में, उन्होंने वेड'स वर्ल्ड फाउंडेशन की स्थापना की, जो उन समुदाय आधारित संगठनों को सहायता प्रदान करता हैं, जो जोखिम की स्थितियों में रहनेवाले बच्चों की शिक्षा, स्वास्थ्य और सामाजिक कौशल को बढ़ावा देते हैं। वे शिकागो और साउथ फ्लोरिडा में विभिन्न कम्युनिटी आउटरीच कार्यक्रमों की मेजबानी करते हैं।

डेनियल 'डैन' मरीनो, जूनियर

डेनियल 'डैन' मरीनो जूनियर (जन्म 1961) एक भूतपूर्व अमेरिकन फुटबॉल खिलाड़ी हैं, जो नेशनल फुटबॉल लीग (एन.एफ.एल.)के मियामी डॉल्फिंस में क्वार्टरबैक थे। 1983 की क्वार्टरबैक क्लास के पहले दौर में लिए जानेवाले अंतिम क्वार्टरबैक, मरीनो के नाम क्वार्टरबैक पोजीशन से संबद्ध एन.एफ.एल. के दर्जनों रिकॉर्ड थे, और अभी भी हैं। वे फुटबॉल के इतिहास में महानतम क्वार्टरबैक्स में से एक माने जाते हैं। अपनी फुर्तीली

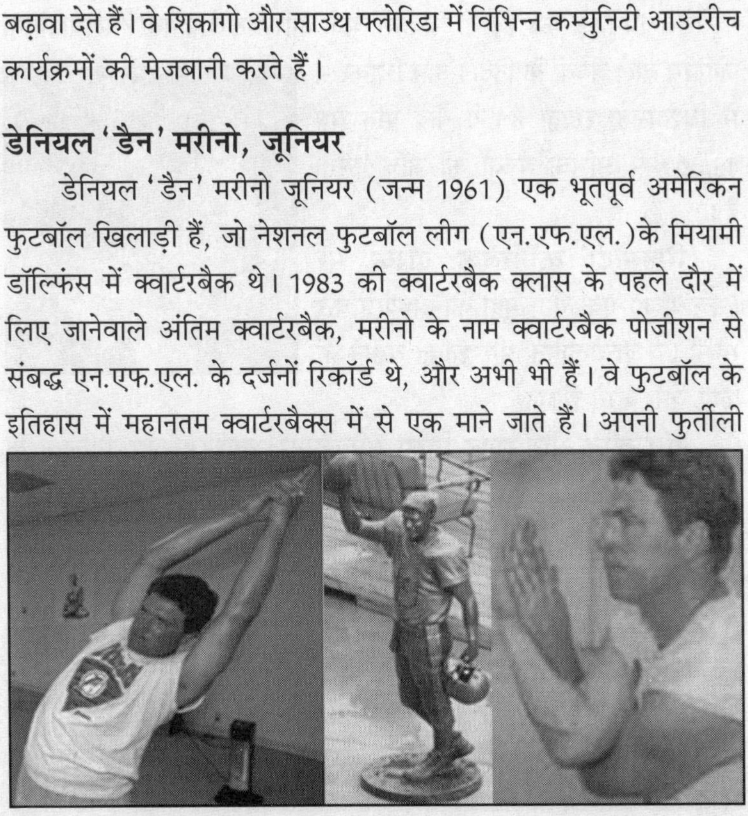

रिलीज और शक्तिशाली आर्म के लिए सबसे अधिक याद किए जानेवाले मरीनो अपने 17 मौसम के कार्यकाल में 10 बार डॉल्फिंस को प्लेऑफ की ओर ले गए। उन्हें 2005 में प्रो फुटबॉल हॉल ऑफ फेम में शामिल किया गया। डॉल्फिंस ने सन लाइफ स्टेडियम में मरीनो की एक विशाल कांस्य प्रतिमा स्थापित करवाई और स्टेडियम स्ट्रीट का नाम बदल कर डैन मरीनो बुलेवार्ड रख दिया।

मरीनो द्वारा स्थापित डैन मरीनो फाउंडेशन ने न्यूरो डेवलपमेंटल विकलांगता से ग्रसित बच्चों के सेवा, अनुसंधान और चिकित्सा कार्यक्रमों के लिए 22 मिलियन डॉलर से अधिक वितरित किए हैं। डैन मरीनो सेंटर, जो मियामी चिल्ड्रेन्स हॉस्पिटल के साथ-साथ 1995 में खुला था, एक एकीकृत न्यूरोडेवलपमेंटल केंद्र है, जो विकासात्मक और मनोवैज्ञानिक समस्याओं के जोखिम वाले बच्चों के निदान और चिकित्सा में विशेषज्ञता रखता है। ये केंद्र प्रति वर्ष 48,000 से अधिक बच्चों की जाँच करता है।

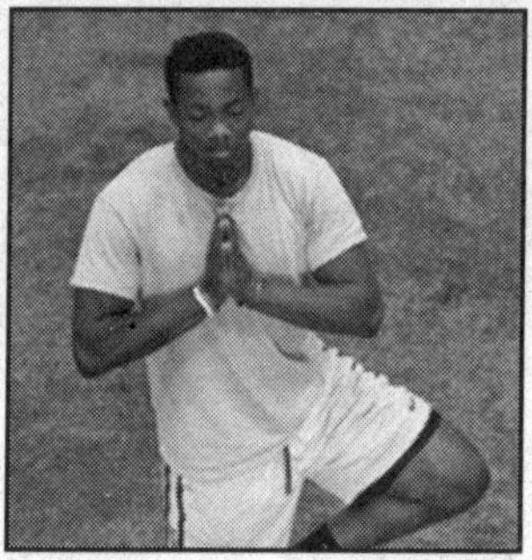

मिनेसोटा कॉर्नरबैक एरिक मुरे (फुटबॉल) एक योग मुद्रा का अभ्यास कर रहे हैं। वे लचीलापन और शक्ति बढ़ाने के लिए योग करते हैं।

रॉय कीन और रयान गिग्स (मेनचेस्टर यूनाइटेड और सेल्टिक के

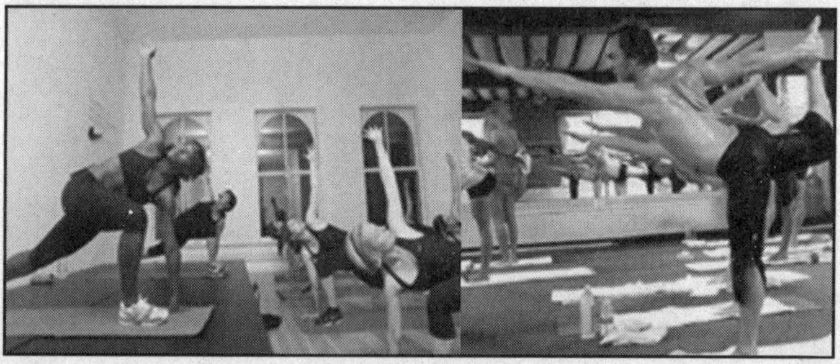

खिलाड़ी), एवैंडर होलीफील्ड (हैवीवेट बॉक्सिंग चैंपियन), पीट सम्प्रास (ग्रैंड स्लैम टेनिस चैंपियन), एंडी मरे, वीनस और सेरेना विलियम्स (महिला टेनिस चैंपियंस), सर्बियन टेनिस खिलाड़ी नोवाक जाकोविच, इयान थोर्प (तैराकी में ऑस्ट्रेलिया के ओलिंपिक गोल्ड मेडलिस्ट), न्यूजीलैंड ऑल ब्लैक्स और भारत के राष्ट्रीय क्रिकेट टीम—सब योग का अभ्यास करते हैं।

संदर्भ सूची

http://kukhahnyoga.com/2010/04/30/yoga-celebreties-time-magazine-yoga-facts/

http://laughteryoga.org index.php?option=com_content&view=article&id=5019:laught er-yoga-in-time-magazine-again&catid=571:news-flash&Itemid=1245

http://theyogaballer.wordpress.com/2009/11/30/nba-yoga-body-and-mind-atpeace-part-1/

http://www.sbnation.com/lookit/2014/6/9/5793624/lebron-james-game-yogaheat-spurs

http://www.bikramyogamtl.com/images/kareem-abdul-jabbar.pdf

□

8

अफ्रीका में योग

अफ्रीका के कई देश योग और ध्यान में दिलचस्पी दिखा रहे हैं। अल्जीरिया, अंगोला, सेंट्रल अफ्रीकन रिपब्लिक, चाड, जिबोटी, इजिप्ट, इरीट्रिया, इथियोपिया, घाना, केन्या, मडागास्कर, मलावी, मॉरिशस, मोजांबिक, नाइजीरिया, रवांडा, दक्षिण अफ्रीका, सूडान और अन्य देशों ने संयुक्त राष्ट्र महासभा में 21 जून को अंतरराष्ट्रीय योग दिवस घोषित करने के भारत के प्रस्ताव का समर्थन किया था।

योगा रिट्रीट्स और अंतरराष्ट्रीय योग सम्मेलनों को इजिप्ट में अधिक पर्यटकों को आकर्षित करने के लिए प्रलोभन के रूप में इस्तेमाल किया जाता है। केन्या जेलों में अपराधियों को सही और सशक्त करने के लिए योग का उपयोग करता है।

अफ्रीका योग प्रोजेक्ट (ए.वाई.पी.)

योग की भाषा सार्वभौमिक होती है।

अफ्रीका योग प्रोजेक्ट योग की शक्ति से पूर्वी अफ्रीका और दक्षिण अफ्रीका में लोगों के जीवन को शिक्षित, सशक्त, उन्नत और सक्रिय करता है। ये योग की शक्ति का उपयोग योग के लिए एक स्थानीय बाजार के निर्माण द्वारा आर्थिक विकास और गरीबी उन्मूलन का सहयोग करने के लिए करता है। वर्तमान में अफ्रीका योग प्रोजेक्ट योग शक्ति के माध्यम से 2,50,000

केन्याई लोगों को प्रति वर्ष सशक्त करता है। केन्या से, उनका विस्तार दक्षिण अफ्रीका में हो रहा है। इस प्रोजेक्ट के 98 शिक्षक इस अभ्यास को साझा करने के लिए कोई सीमा तय नहीं करते—वे जेल में, स्कूलों में, विशिष्ट आवश्यकता केंद्रों में, एच.आई.वी./एड्स सहयोग समूहों में, बधिर स्कूलों और ग्रामीण इलाकों में, हर जगह सिखाते हैं। ए.वाई.पी. योग के माध्यम से प्रति सप्ताह 6,000 लोगों तक पहुँचता है। उनकी उदारता की जड़ें बहुत गहरी हैं। उनकी कई कक्षाओं में एक सांकेतिक भाषा का दुभाषिया भी होता है, क्योंकि उनके योग समुदाय में कुछ बधिर लोग भी हैं। दुनिया के अन्य हिस्सों की तरह, केन्या के लोग भी एक योग कक्षा के बाहर बहुत अच्छा महसूस करते हुए निकलते हैं। अफ्रीकन योग प्रोजेक्ट 2007 में केन्या में चुनाव के बाद हुई हिंसा के बाद पेज एलेंसन और बैरन बैप्टिस्ट द्वारा स्थापित किया गया था। इसका आधार नैरोबी, केन्या में है।

अफ्रीका योग प्रोजेक्ट स्कूलों, जेलों और अनाथालयों की विविध, असुरक्षित आबादी में कार्य करता है। जिन लोगों के बीच ये काम करता है, उसमें से अधिकांश 1 या 2 डॉलर प्रतिदिन से कम में गुजारा करते हैं। प्रशिक्षित शिक्षकों में से अधिकांश केन्या के अविकसित क्षेत्रों से आए 18 से 35 वर्ष के पूर्वी अफ्रीकी हैं। केन्या से, ए.वाई.पी. का विस्तार पूरे अफ्रीका को लाभान्वित करने के उद्देश्य से केपटाउन, दक्षिण अफ्रीका में हुआ। वहाँ कई कक्षाएँ अनाथालयों में आयोजित होती हैं। योगाभ्यास के माध्यम से, बच्चों को अपने को अभिव्यक्त करने का, रचनात्मकता दिखाने का और शारीरिक और मानसिक रूप से खुलने का अवसर दिया जाता है। एक घंटे की योग कक्षा के बाद उन्हें महसूस होता है जैसे उन्हें भी प्यार किया जाता है। उन्हें सशक्त करके और उनमें आत्मविश्वास भर के, योग अफ्रीकी समुदाय के भावी नेता तैयार कर रहा है। कुछ कक्षाएँ जेलों में आयोजित होती हैं, जहाँ कुछ कैदी एच.आई.वी. पॉजिटिव हैं। योग उनके दैनिक जीवन में भी खुशी की दुर्लभ भावना ले आया है। न्यूयॉर्क टाइम्स के 31 मई, 2013 के संस्करण में ए.वाई.पी. पर एक विशेष कवरेज था।

Africa Yoga Project

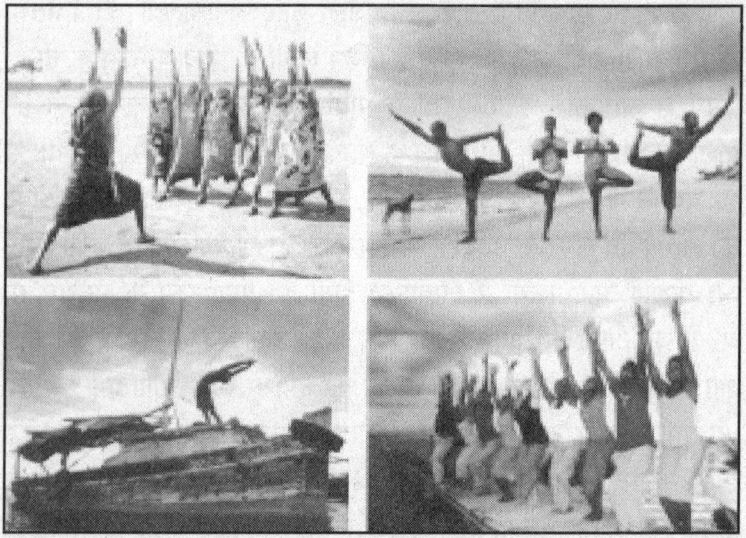

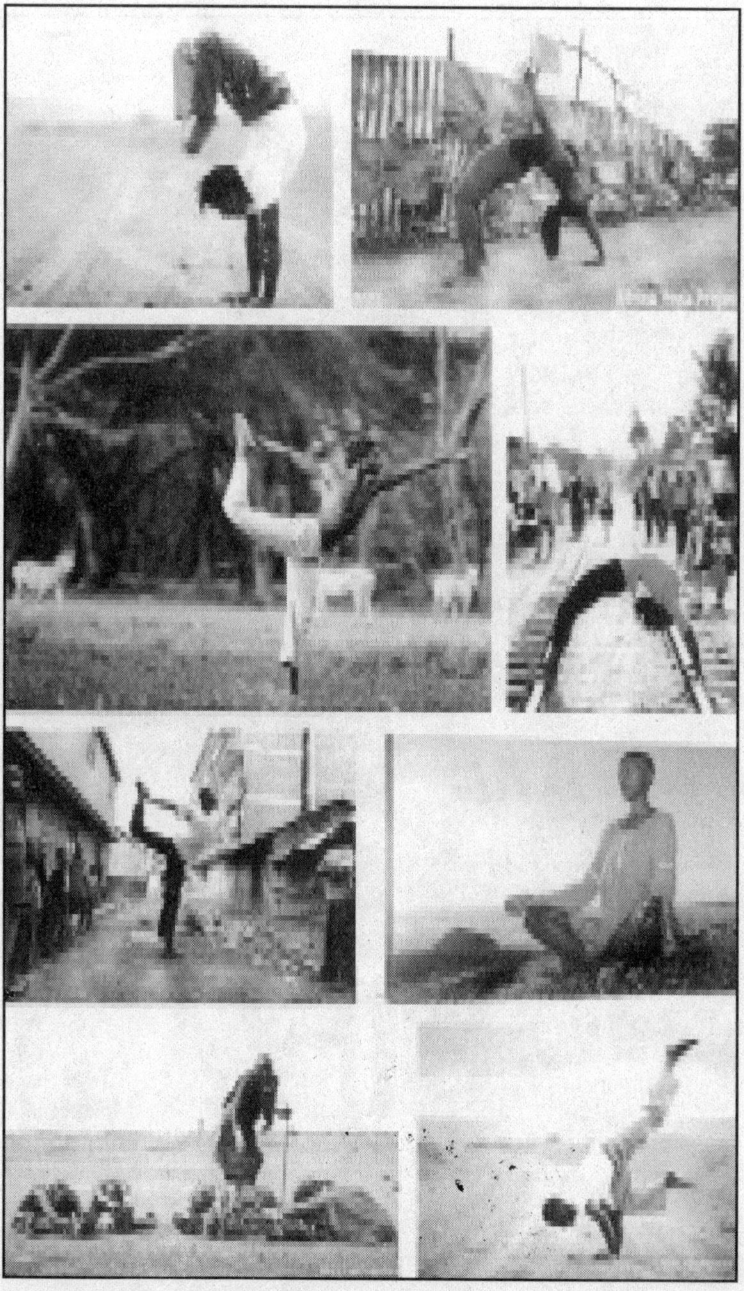

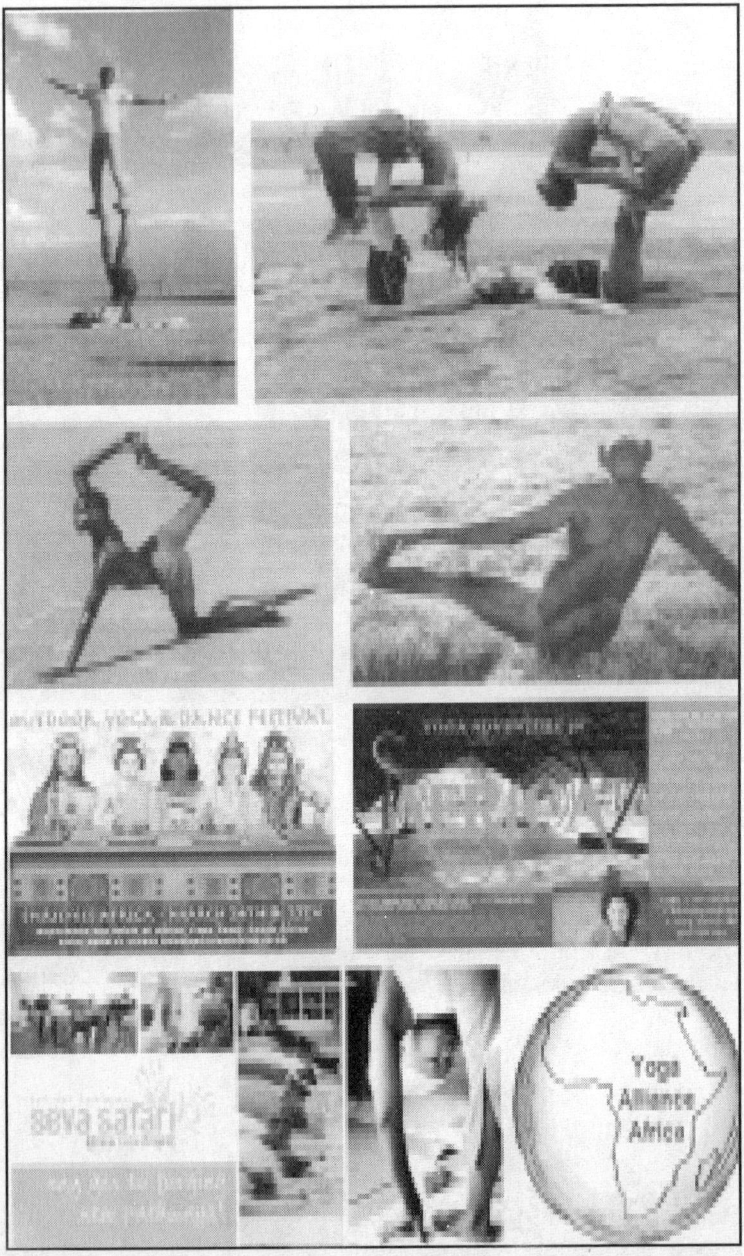
seva safari
Yoga
Alliance
Africa

योग द्वारा एक अफ्रीकी योगी का निर्माण

दि हिंदू मोनेस्ट्री (मठ) ऑफ अफ्रीका (जिसे अफ्रीकन हिंदू मोनेस्ट्री भी कहा जाता है), क्वेसी निंसन के नेतृत्व में घाना के निवासियों के एक छोटे से समूह से शुरू हुई। उनका जन्म 1937 में हुआ था। हिंदू मान्यताओं और योग से आकर्षित होकर 1969 में वे भारत में ऋषिकेश के डिवाइन लाइफ सोसाइटी के मठों में शिक्षा ग्रहण करने चले गए। 1971 में जब वे घाना लौटे, तो उन्होंने घाना की राजधानी अकरा में एक मठ के साथ एक समूह का नेतृत्व

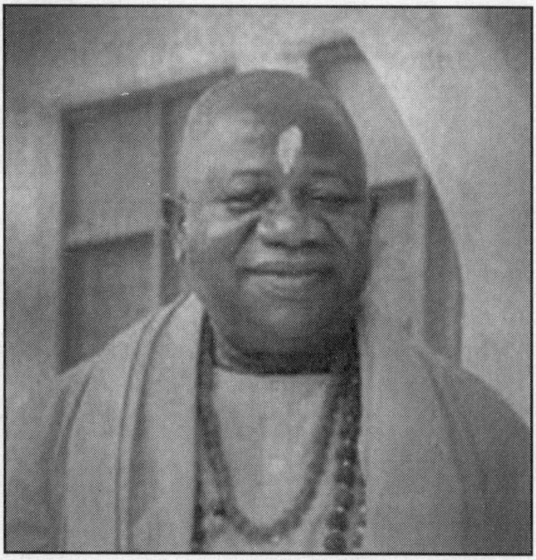

किया। 1975 में, डिवाइन लाइफ मिशन के प्रमुख स्वामी कृष्णानंद सरस्वती ने निंसन को दीक्षा दी और उन्हें नाम दिया स्वामी घनानंद सरस्वती। साथ ही उन्होंने उनके समूह को हिंदू मोनेस्ट्री ऑफ अफ्रीका (एच.एम.ए.) नाम दिया। अब एच.एम.ए. के सेंटर घाना के पाँच शहरों में हैं और एक शाखा रिपब्लिक ऑफ टोगो की राजधानी लोम में है। ये कर्म और संसार के सिद्धांतों का पालन करते हैं, योग की विभिन्न शैलियाँ सिखाते हैं और सही कर्मों (कर्म योग) का अनुसरण करने पर जोर देते हैं। एच.एम.ए. भूखों और बेसहारों में भोजन का वितरण करके, और घाना के विभिन्न मनोरोग अस्पतालों, अनाथालयों और कुष्ठाश्रमों में दान देकर धर्मार्थ कार्यों में भी संलग्न है।

अकरा शाला योग भी घाना में अपनी कक्षाओं का विस्तार कर रहा है।

सिएरा लियॉन में, तंबा फयिया—एक भूतपूर्व बाल सैनिक (जो देश

के पहले योग शिक्षक बने) की अध्यक्षता में 'योग शक्ति' संगठन 'योग को उन लोगों तक ले जाने पर ध्यान केंद्रित करता है, जिन्हें उनकी आवश्यकता है सड़कों पर, झुग्गी-बस्तियों में, स्कूलों में।'

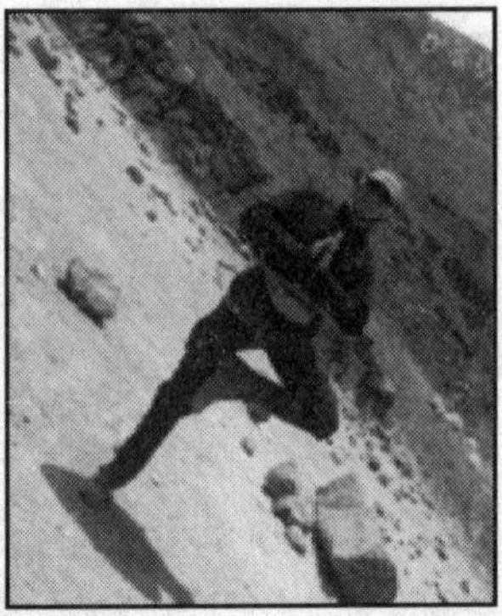

संदर्भ सूची

http://well.blogs.nytimes.com/2013/05/31/yoga-in-africa/?_r=0

http://leahcullis.com/events-workshops/africa-yoga-project-seva-safari/

□

9

यूरोप, ऑस्ट्रलिया और न्यूजीलैंड में योग

पश्चिमी दर्शकों के सामने सक्रिय रूप से योग की हिमायत करने और उसके पहलुओं का प्रसार करने वाले पहले भारतीय शिक्षक स्वामी विवेकानंद थे। उन्होंने 1890 के दशक में यूरोप और संयुक्त राष्ट्र की यात्राएँ की थीं।

जब से पश्चिम इस विचार के प्रति सचेत हुआ है कि रोग मूल में मानसिक होते हैं और एक सही रवैया चिकित्सा प्रभाव उत्पन्न करता है, तब से योग और ध्यान की लोकप्रियता कई गुना बढ़ गई है। यह योग पत्रिकाओं और टेलीविजन की सुर्खियों में छाया हुआ है, यह स्वास्थ्य पेशेवरों द्वारा सुझाया जाता है, और स्थानीय डिपार्टमेंटल स्टोर्स में यह ग्राहकों को लुभा रहा है। अपने शांत करने वाले प्रभाव और स्वास्थ्य संबंधी लाभों के लिए अनेक लोगों द्वारा प्रशंसित, योग दुनिया भर में सांस्कृतिक स्वीकृति प्राप्त कर रहा है।

ब्रिटिश व्हील ऑफ योगा में लगभग 1,700 पंजीकृत प्रशिक्षक हैं, जो देश भर में स्थानीय शिक्षा अधिकार हॉल्स और स्पोर्ट्स सेंटर्स में योग सिखाते हैं। कई अन्य संस्थाएँ भी योग का प्रचार कर रही हैं। 2013 में कैलिफोर्निया के एक जज ने पब्लिक स्कूलों को यह कहते हुए योग सिखाने की अनुमति दे दी कि योग धार्मिक क्रिया नहीं है।

योग और ध्यान की लोकप्रियता तेजी से बढ़ रही है। अधिकांश पश्चिमी

देशों में लोग योगाभ्यास सिर्फ इस साधारण सी वजह के लिए करते हैं कि इसका असर होता है। बेशक योग को बढ़ावा देने में बी.के.एस. अय्यंगार की बहुत बड़ी भूमिका है। वे उन 100 सबसे उत्कृष्ट व्यक्तित्वों में से एक हैं, जिन्होंने पिछले 100 वर्षों में संयुक्त राष्ट्र को प्रभावित किया है। वास्तव में योग वहाँ अय्यंगार योग के नाम से ही अधिक लोकप्रिय है। बी.के.एस. अय्यंगार ने वायलनिस्ट येहुदी मेनुहिन के साथ ब्रिटेन, फ्रांस और स्विट्जरलैंड की यात्राएँ कीं और सभी स्थानों पर अपने पहले प्रदर्शन किए। अय्यंगार दुनिया के सबसे मशहूर कुछ आर्टिस्टों और संगीतकारों से मिले और उन्हें योग भी सिखाया, जैसे अंग्रेज पियानिस्ट सर क्लिफोर्ड कर्जन, सी.बी.ई. (1907–1982) और लिली क्रौस, और सेल्लिस्ट जैकलिन डू प्रे. पश्चिम में, योग व्यायाम की एक शैली के रूप में आम तौर पर हठ योग और उसके आसनों से जुड़ा हुआ है।

इंद्रा देवी (यूजीनी पीटरसन) : पश्चिमी योग की जननी

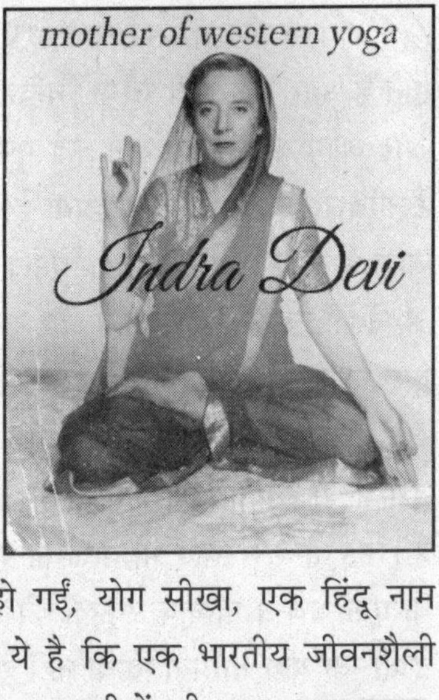

यूजीनी वी. पीटरसन (1899–2002), जिन्हें लोग इंद्रा देवी के नाम से जानते थे, पश्चिमी योग की जननी मानी जाती हैं। उनका जन्म रिगा (तब का रशिया और अब लाटविया की राजधानी) में हुआ था। भारत के प्रति उनके आकर्षण की शुरुआत 15 वर्ष की उम्र में हुई, जब उन्होंने कवि-दार्शनिक रवींद्रनाथ टैगोर की एक पुस्तक, और एक योग निर्देशिका पढ़ी। 1927 में, वे भारत के लिए रवाना हो गईं, योग सीखा, एक हिंदू नाम अपनाया और अधिक महत्त्वपूर्ण बात ये है कि एक भारतीय जीवनशैली अपनाई—साड़ी पहनना, भूमि पर बैठना, भारतीयों की तरह स्नान करना, और दाहिने हाथ से खाना। उन्होंने कुछ हिंदी फिल्मों में अभिनय भी किया।

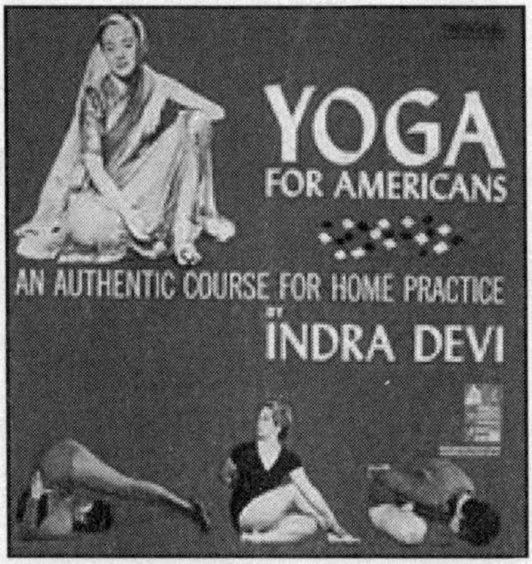

1938 में समर्पित योगियों के बीच पहली विदेशी महिला बन गईं। उन्होंने अपने भारतीय योग शिक्षक, श्री तिरुमलई कृष्णमाचार्य द्वारा अपने सामने रखी प्रत्येक चुनौती का सामना किया, और इतनी सफल रहीं कि जब उनके गुरु को पता चला कि उनके पति का तबादला चीन में हो गया था और वे भारत छोड़कर जानेवाली थीं, तो उन्होंने उन्हें एक योग शिक्षक के रूप में कार्य करने के लिए कहा।

1939 में, उन्होंने शंघाई में मैडम चिआंग काई-शेक—जो एक राष्ट्रवादी नेता की पत्नी और एक नई योग उत्साही थीं—के घर पर एक स्कूल खोला। उनके शिष्यों में कई अमेरिकी और रूसी थे। दिन पर दिन और अधिक लोग उन्हें माताजी कहकर बुलाने लगे। इंद्रा देवी योग पर व्याख्यान देती थीं, और अनाथालयों में निःशुल्क योग सिखाती थीं।

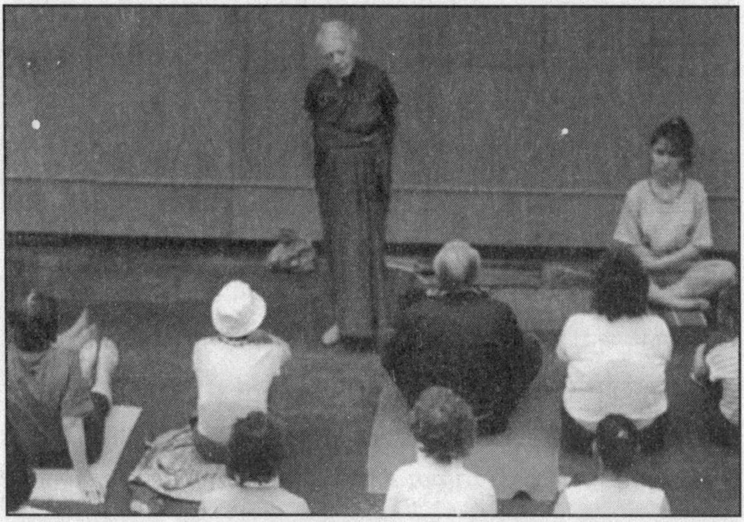

अपने पति की अप्रत्याशित मृत्यु के बाद 1947 में वे अमेरिका चली गईं। एक वर्ष बाद उन्होंने हॉलीवुड में एक योग स्टूडियो खोला। इंद्रा देवी ने धीरे-धीरे पश्चिम के लिए अनुकूल योग शैली विकसित की, जिसमें गोरों के लिए सर्वाधिक उपयुक्त योगासन, विशेष श्वसन तकनीकें और आहार शामिल थे। साथ ही, इंद्रा देवी ने हमेशा इस बात पर जोर दिया कि उनकी शैली पतंजलि के शास्त्रीय योग पर आधारित थी। उन्होंने ग्रेटा गार्बो और मर्लिन मनरो को भी योग सिखाया। 1950 के दशक के मध्य में, उन्हें अमेरिकी नागरिकता मिल गई और उन्होंने इंद्रा देवी को अपने उपनाम के रूप में नए पासपोर्ट में दर्ज करा दिया।

1960 और '70 के दशक में इंद्रा देवी ने लॉस एंजेलेस और मेक्सिको में काफी समय बिताया और भगवान् श्री सत्य साईं बाबा के काफी निकट आ गईं। लॉस एंजेलेस (और मेक्सिको की अपनी रिट्रीट) से बेंगलुरु और पुट्टपार्थी की यात्रा करते हुए, वे उनके द्वारा बहुत सम्मानित की गईं।

1982 में वे अर्जेंटीना चली गईं। 1987 में, वे मोंटेवीडियो, उरुग्वे में स्वामी मैत्रेयानंद की अध्यक्षता में अंतरराष्ट्रीय योग महासंघ (पूर्व का अंतरराष्ट्रीय योग शिक्षक फेडरेशन) और लैटिन अमेरिकी योग संघ की प्रेसिडेंट ऑफ ऑनर (सम्मानित अध्यक्षा) निर्वाचित हुईं।

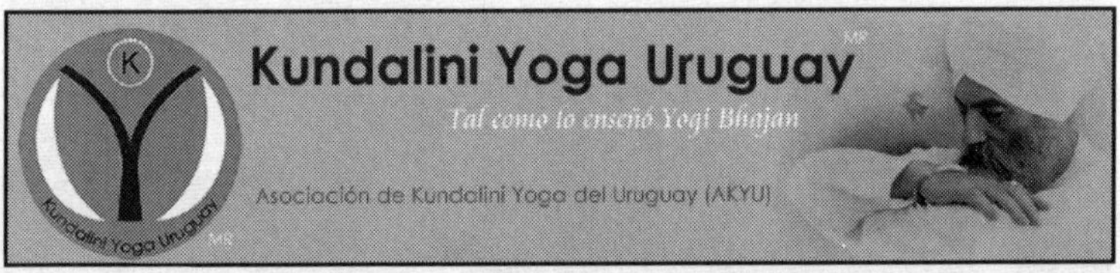

अपने जीवन के अंतिम समय में, संपूर्ण विश्व का भ्रमण कर लेने के पश्चात्, माताजी कहती थीं कि तीन देश उन्हें सबसे अधिक प्रिय थे—रूस, जहाँ उनका जन्म हुआ था, भारत, जो उनकी आध्यात्मिक जन्मभूमि थी और अर्जेंटीना, जिसे वे एक मैत्रीपूर्ण देश कहती थीं।

इंद्रा देवी ने ब्यूनस ऐरस में उनका सौवाँ जन्म दिवस मनाया। 3,000 से अधिक लोग उनके अच्छे स्वास्थ्य की कामना करने और समारोह में शामिल

होने आए। हालाँकि 2002 में उनके स्वास्थ्य में बहुत गिरावट आ गई; वे भारत भी नहीं आ पाईं, जहाँ वे अपने जीवन के अंतिम दिन बिताना चाहती थीं। योग की प्रथम महिला का ब्यूनस ऐरस में 103 वर्ष की आयु में 25 अप्रैल, 2002 को निधन हो गया। उनकी आध्यात्मिक जन्मभूमि की परंपराओं के अनुसार उनके शव का अंतिम संस्कार किया गया और उनकी अस्थियाँ रिओ डी ला प्लाटा नदी में बिखेर दी गईं।

यूरोप में महर्षि महेश योगी

महर्षि महेश योगी (1918-2008) को अमेरिका और यूरोप में ध्यान को लोकप्रिय करने का श्रेय जाता है, एक ऐसी उपलब्धि जो उन्होंने स्वयं के विकसित किए एक अत्यधिक प्रभावी संगठन के माध्यम से दुनिया भर में ट्रांसेंडैंटल (भावातीत) ध्यान सिखा कर प्राप्त की। उनका मुख्यालय 1992 के बाद से नीदरलैंड में व्लोद्रोप के निकट है।

महर्षि भारत की ध्यान करने की प्राचीन आध्यात्मिक परंपरा के पुनरुद्धार के लिए भी जिम्मेदार हैं, जिसे उन्होंने हर किसी के लिए उपलब्ध कराया।

महर्षि को शरीर विज्ञान में आधार के साथ चेतना के एक अनूठे या चौथी स्थिति के अस्तित्व के प्रस्ताव का, और ट्रांसेंडैंटल मेडिटेशन (भावातीत ध्यान) के शारीरिक प्रभाव और चेतना के उच्च स्तर के क्षेत्रों के, जो पहले रहस्यवाद समझे जाते थे, अनुसंधान के लिए वैज्ञानिक अध्ययन के आवेदन

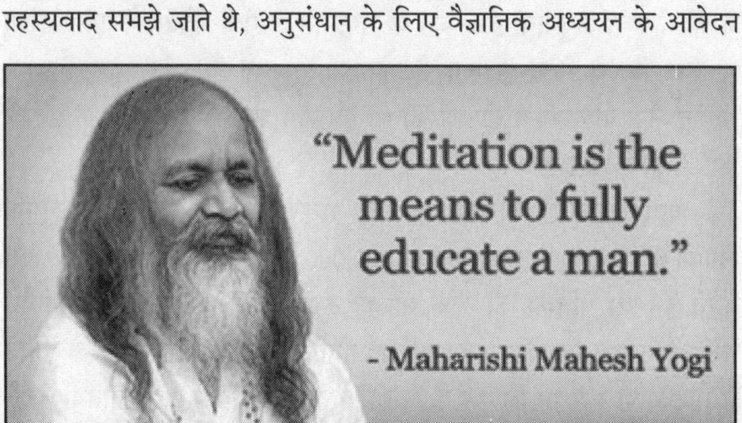

का श्रेय भी दिया जाता है। न्यूजवीक ने उन्हें 'न्यूरोसाइंस (तंत्रिका विज्ञान) के एक नए, वैध क्षेत्र' का आरंभ करने में मदद करने का श्रेय दिया। टाइम्स ऑफ इंडिया के अनुसार, 'मानव जाति के लिए उनका अद्वितीय और स्थायी योगदान शुद्ध चेतना की उनकी गहरी समझ और अनुभव की यांत्रिकी थी।'

योग रूस कैसे पहुँचा

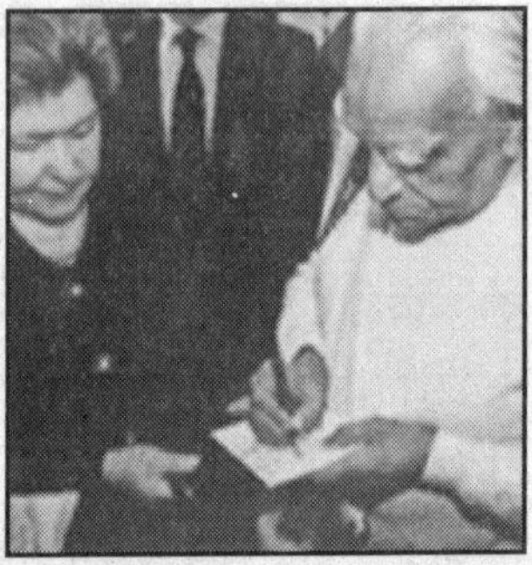

तीन भारतीय नागरिकों ने 1989 में रूस में योग के विकास के लिए मार्ग प्रशस्त किया—गुरु बी.के.एस. अय्यंगार (जो दो बार रूस की यात्रा पर गए), श्री माताजी निर्मला देवी (सहज योग की संस्थापक) और गुरु भाजन (कुंडलिनी योग और श्वेत तांत्रिक योग)। उन्होंने रूस के उत्साही लोगों में से शिष्यों का चुनाव किया। 1989 में, सोवियत संघ ने योग पर अपना पहला राष्ट्रीय सम्मेलन आयोजित किया, जिसके परिणामस्वरूप सोवियत संघ योग संगठन का निर्माण हुआ। इंगा यखनी, जो फिटनेस प्रोफेशनल्स एसोसिएशन में विशेषज्ञ हैं, मानती हैं कि आज, स्वस्थ जीवनशैली का पालन करने वाले तीन रूसियों में से एक योगाभ्यास करता है। रूस के कुलीन वर्ग में भी योग के अनुयायी हैं—रूस के राष्ट्रपति दिमित्री मेद्वेदेव ने एक इंटरव्यू में कहा कि वे नियमित रूप से योगाभ्यास करते हैं, और भूतपूर्व प्रथम महिला नैना येल्त्सिन ने घोषणा की थी कि योग का अभ्यास 'रूस के प्रत्येक घर' में होना चाहिए।

योग जर्नल रशिया की प्रकाशक खतुना कोबिआश्विली ने अनुमान लगाया था कि रूस में कम-से-कम 1,00,000 लोग नियमित रूप से योगाभ्यास करते हैं। इस पत्रिका की—जो मॉस्को टाइम्स की पैरेंट कंपनी, इंडिपेंडेंट मीडिया सनोमा मैगजींस द्वारा प्रकाशित होती है—55,000 प्रतियाँ एक महीने में राष्ट्रव्यापी स्तर पर बिकती हैं, उन्होंने कहा। 'यदि हम इतनी प्रतियाँ बेचते हैं, तो इसका अर्थ है कि लोग योगाभ्यास करते हैं,' कोबिआश्विली ने कहा।

मॉस्को के रेड स्क्वायर पर योग मैराथन

वर्ष 2011 में हुई पहली योग मैराथन की खबर सामाजिक नेटवर्क, योग पत्रिकाओं और अन्य मास मीडिया के माध्यम से शहर भर में फैल गई। जो लोग पहले हुई मैराथनों में हिस्सा ले चुके थे, अपने मित्रों को इसमें

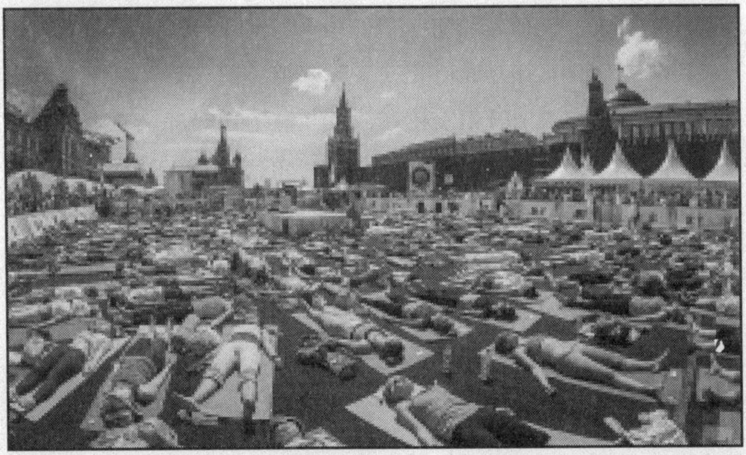

हिस्सा लेने के लिए प्रोत्साहित कर रहे थे। प्रतिभागियों ने एक लकड़ी के प्लेटफॉर्म पर 108 सूर्य नमस्कार प्रदर्शित किए. कई योग शिक्षकों ने उनका मार्गदर्शन किया; फिर भी, एक अविराम मैराथन की तैयारी करने के लिए, प्रतिदिन अभ्यास करना आवश्यक होता है।

योग : फुटबॉल हीरो डेविड बेकहम का गुप्त हथियार

2011 में, जब डेविड 36 वर्ष के थे, तब उन्हें भारत के फिटनेस रहस्य, योग से प्रेम हो गया। ऐसा तब हुआ, जब उन्होंने 2010 में किसी समय बिक्रम योग के संस्थापक बिक्रम चौधरी से व्यक्तिगत प्रशिक्षण लिया। योग में गहरा विश्वास होने के कारण, सॉकर स्टार ने जीवन के चौथे दशक में भी अपनी फिटनेस दिनचर्या के रूप में नियमित योगाभ्यास करते हुए अपना पेशेवर कॅरियर जारी रखने की इच्छा प्रकट की। दिलचस्प बात ये है कि डेविड को बिक्रम योग के बारे में एक बास्केटबॉल स्टार, करीम अब्दुल-जब्बार से पता चला। करीम ने ही डेविड को समझाया कि कैसे नियमित

योगाभ्यास उनके शरीर को स्वस्थ कर सकता था, मन को शांत कर सकता था और सालों तक फुटबॉल खेलते रहने में मदद कर सकता था। शुरू में डेविड अपनी दुखती एड़ी की समस्या को दूर करने के लिए योग की ओर झुके थे। उस समय, वे इस बात को लेकर काफी उलझन में थे कि योग वास्तव में उनकी स्थिति में सुधार ला पाएगा या नहीं। तथापि बिक्रम योग के संस्थापक के साथ एक व्यक्तिगत सत्र ने उनके सारे संशय दूर कर दिए। आज, डेविड बिक्रम योग से उसे मोड़ते हैं। आश्चर्यजनक रूप से, डेविड की पत्नी विक्टोरिया भी योग की प्रशंसक हैं और जब भी समय मिलता है, दोनों साथ में अभ्यास करते हैं। डेविड अब इस बात की पुष्टि करते हैं कि योग ने उनकी फिटनेस और एकाग्रता बहाल करने में वास्तव में बहुत मदद की है। यही 50 वर्ष की आयु तक शीर्ष स्तर का फुटबॉल खेलते रहने के उनके दृढ संकल्प, और अंतरराष्ट्रीय कॅरियर जारी रखने की उनकी जिद के पीछे का रहस्य है।

योग : एंडी मरे की सफलता की कुंजी

एंडी मरे (जन्म 1987) विश्व में नंबर 3 रैंक के एक स्कॉटिश पेशेवर टेनिस खिलाड़ी हैं। उन्होंने 2012 का ओलिंपिक स्वर्ण पदक जीता था। एंडी अपने बेहतर प्रदर्शन का श्रेय 40 डिग्री सेल्सियस और उससे अधिक तापमान

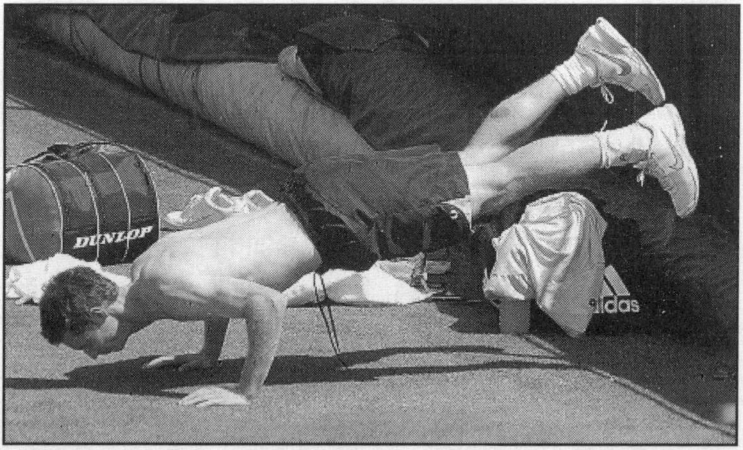

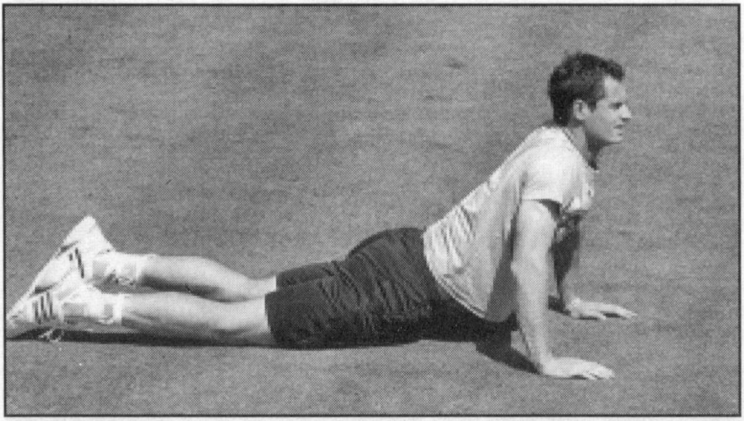

में योगाभ्यास करने के अपने निर्णय को देते हैं। उनका मानना है कि पसीने से तर होकर किया गया व्यायाम उनमें शारीरिक और मानसिक, दोनों तरह के बदलाव लाया है, जिससे उन्हें उच्चतम स्तर पर प्रतिस्पर्धा करने में मदद मिली है। उनके बाद कई टेनिस खिलाड़ियों ने उनका अनुसरण करते हुए तपते स्टूडियो में प्रवेश किया है। बिक्रम योग के अभ्यास ने मरे की मानसिक रूप से भी मदद की है। इस खिलाड़ी ने हाल के वर्षों में अपने प्रसिद्ध क्रोध को नियंत्रित करने में काफी हद तक सफलता पा ली है, साथ ही, जीत को अपने नाम करने का महत्त्वपूर्ण आत्मविश्वास भी प्राप्त कर लिया है।

नोवाक जाकोविच सफलता और फिटनेस का श्रेय योग को देते हैं

नोवाक जाकोविच (जन्म 1987) एक सर्बियन पेशेवर टेनिस खिलाड़ी

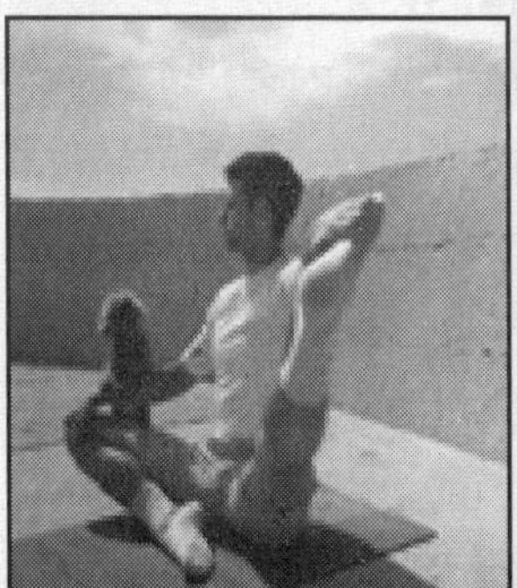

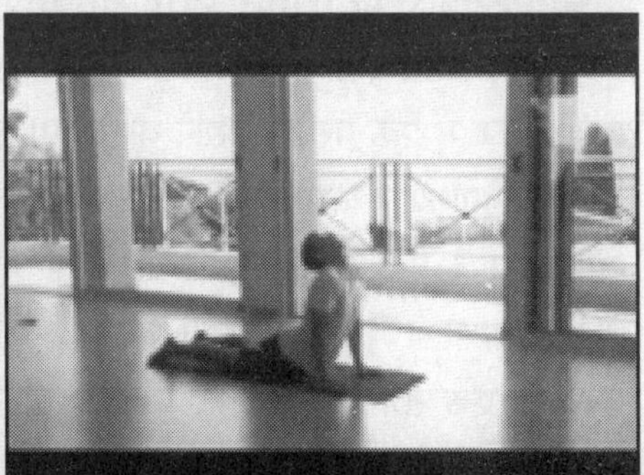

हैं, जो 2015 की रैंकिंग में, पेशेवर टेनिस संघ द्वारा नंबर 1 खिलाड़ी घोषित किए गए थे। सर्वकालीन महानतम टेनिस खिलाड़ियों में से एक और सबसे फिट खिलाड़ियों में से माने जाने का श्रेय वे हठ योग को देते हैं।

योग : ऑस्ट्रेलियाई क्रिकेट टीम की सफलता का राज

सिडनी मॉर्निंग हेराल्ड की एक रिपोर्ट का मानना है कि भारत में ऑस्ट्रेलियाई क्रिकेट टीम की जीत का राज योग था। 'भारत की हार के लिए जिम्मेदार गुप्त हथियार जाहिरा तौर पर योग था,' रिपोर्ट में कहा गया। उसका कहना है कि पहली बार टीम में एक योग शिक्षक को शामिल किया गया है, जिसने सदस्यों को रसद उपलब्ध करवाई। इससे उन्हें शारीरिक और मानसिक अनुशासन के भारतीय रहस्य का ज्ञान हुआ। उनके एक सफल बल्लेबाज Justin Langer को कहते हुए सुना गया कि 'उन्होंने इससे पहले खुद को इतना फिट और शक्तिशाली कभी महसूस नहीं किया। एक भारतीय योग शिक्षक अपने दो घंटे उन्हें समर्पित करके योग का हर संभव आसन सिखाते थे।'

एक ऑस्ट्रेलियाई द्वारा हठ योग सिखाए जाने का पहला उदाहरण शायद सिडनी में, 1949 के अंत में देखने को मिला। यह अविश्वसनीय है कि कैसे योग का प्रभाव और सामान्य रूप से भारतीय संस्कृति, इतने कम समय में अपनी ही शक्ति के बल से इतनी दूर-दूर तक फैल गए हैं।

ऑस्ट्रेलियाई रग्बी सितारे योग को आजमा रहे हैं

ऑस्ट्रेलियाई रग्बी खिलाड़ी योग को आजमा रहे हैं। बलवान ऑस्ट्रेलियाई योगा लाउंज में एक पसीना बहाने वाले योग सत्र में हिस्सा लेते हैं। वे तपती गरमी में योगाभ्यास करते हैं। अधिकतम प्रभाव के लिए 30 डिग्री सेल्सियस तापमान वाले एक कमरे में, बच्चे के इनक्यूबेटर में इस्तेमाल होनेवाली एयरफ्लो प्रणाली के साथ, छाती, कमर और हैमस्ट्रिंग के व्यायाम का 45 मिनट का एक सत्र होता है। कई खिलाड़ियों ने अपने खेल पुनर्वसन के रूप में पहले कभी योग नहीं किया था, लेकिन वे सब भी वहाँ से प्रभावित होकर

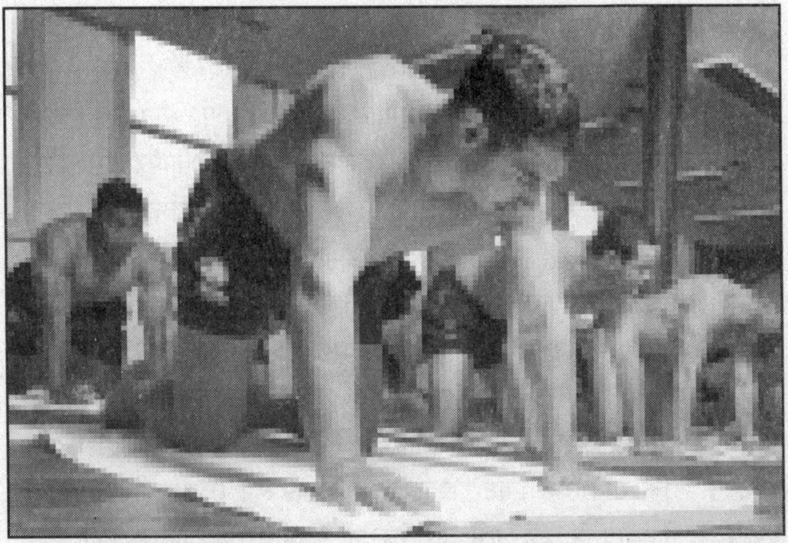

निकले। कंगारू स्टार पॉल गैलेन ने कहा, 'ये मेरा पहला मौका है···ये पुनर्वास और स्वास्थ्य लाभ का अच्छा तरीका है।' टीम के उनके साथी जैरिड हायन ने कहा—'मैं दूसरी बार योग कर रहा हूँ। पहली बार मैंने सिडनी में योग किया था···गेम के बाद थोड़ी स्ट्रेचिंग करना अच्छा होता है।'

न्यूजीलैंड में योग का विकास

योग का जूनून, या फैशन, दुनिया को अपनी गिरफ्त में ले रहा है। पिछले एक दशक के दौरान, ये 5000 वर्ष पुराना प्राचीन भारतीय अभ्यास, अपने ध्यान, जप और प्रार्थना के फॉर्मूले के साथ, जिसमें स्ट्रेचिंग और मजबूती प्रदान करने वाले व्यायामों की भागीदारी है, एक विशाल 27 अरब (2700 करोड़) डॉलर के अंतरराष्ट्रीय उद्योग में परिवर्तित हो गया है।

आँकड़े बताते हैं कि अमेरिका अब इस लोकप्रियता की लहर के शिखर पर है, और ऑस्ट्रेलिया तेजी से उसके बराबर आ रहा है। ये तथ्य कि 5000 से अधिक योग प्रशंसक 2015 में न्यूजीलैंड के पहले वॉण्डरलस्ट योग फेस्टिवल में भाग लेने के लिए गए, दर्शाता है कि न्यूजीलैंड में भी योग

की लोकप्रियता बढ़ रही है।

ऑकलैंड शहर में कम-से-कम 121 योग स्टूडियों हैं, जिनमें से कई अभी भी पहले के हिप्पी केंद्रों के आसपास हैं—ग्रे लिन, पोनसोनबी, तितिरंगी और वाईहेके आइलैंड, और बॉम्बे भी। आजकल, रेमुएरा, ताकापुना, मिल्फोर्ड, पर्नेल, माउंट ईडन और कोहिमारामा में भी योग का पर्याप्त प्रतिनिधित्व देखने को मिलता है। यदि प्रत्येक स्टूडियो में 50 प्रशिक्षु भी हैं, तो भी ऑकलैंड में लगभग 6000 प्रशिक्षु हो जाते हैं।

न्यूजीलैंड में मशहूर हस्तियाँ और टी.वी. सितारे अपनी काया, लचीलेपन और मानसिक शांति को बनाए रखने के लिए योग अपना रहे हैं। अभिनेत्री अमांडा बिलिंग, और टी.वी. मेजबान कार्ली फ्लिन और सामंथा हायेस, सब मानते हैं कि योग उन्हें फिट रखता है, शारीरिक रूप से भी और मानसिक रूप से भी। योग के कई लाभ शारीरिक भी हैं और मनोवैज्ञानिक भी।

न्यूजीलैंड में, योग करोड़ों का प्रतीक्षारत कारोबार है, विशेष रूप से लुलुलेमोन के नेतृत्व में अंतरराष्ट्रीय योग परिधानों के फैशन स्टोर्स के कारण, जो हर मौसम में योग परिधानों की नई शृंखला बाजार में उतारते हैं। धन अर्जित करने के अन्य साधन हैं अंतरराष्ट्रीय योग फेस्टिवल्स और रिट्रीट कारोबार, जो भक्तों को फिजी, बाली और श्रीलंका जैसे ट्रॉपिकल स्थानों पर रिट्रीट्स में आने के लिए, या फिर न्यूजीलैंड में ही योग फेस्टिवल का आनंद लेने के लिए लुभाते हैं।

दि न्यूजीलैंड ऑल ब्लैक्स रग्बी टीम

एक-दूसरे से टकराते और खेल के मैदान में मिट्टी में सने-लिपटे विशालकाय पुरुष आम तौर पर योगाभ्यास को बच्चों का खेल समझते हैं। न्यूजीलैंड की ऑल ब्लैक्स टीम इस बात का महत्त्वपूर्ण उदाहारण है कि योगाभ्यास कितनी दूर-दूर तक फैल रहा है। 2012 में, जब ब्लैक्स अच्छा प्रदर्शन नहीं कर पा रहे थे, क्लब ने खिलाड़ियों पर काम करने के लिए एक योग प्रशिक्षक को नियुक्त किया। योग प्रशिक्षक ने बाद में एम.एस.एन. को बताया, उन सब

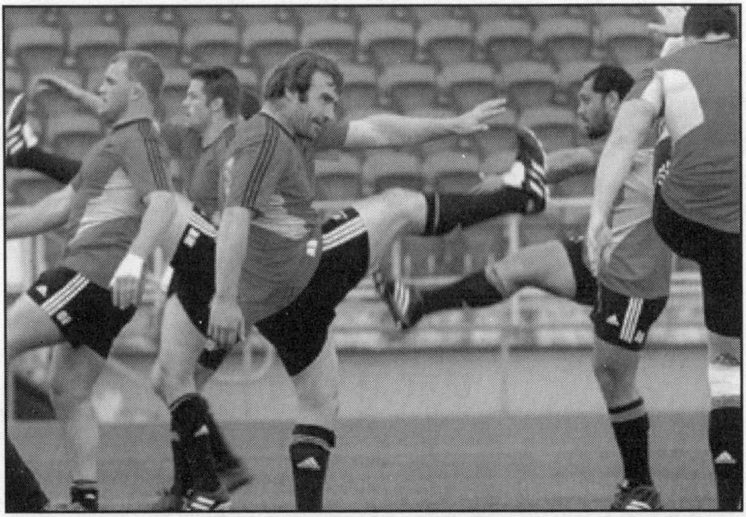

को योग का शांति प्रदान करने वाला पहलू पसंद आया, जो उन्हें मानसिक शांति देकर आगे के खेल का दृश्यावलोकन करने में मदद कर सके।

संदर्भ सूची

http://www.kofibusia.com/iyengarbiography/iyengarbio12.php

https://www.google.gr ?gfe_rd=cr&ei=QblZVcjZFtTH8gfMh4G4CA&gws_rd=ssl#q=yoga+marathon+on+moscow+red+square

http://www.yogadaddio.com/2013/06/david-beckham-wishes-to-bend-for-years.html

http://www.yogadaddio.com/2013/06/david-beckham-wishes-to-bend-for-years.html

http://www.manchestereveningnews.co.uk/news/showbiz-news/australian-rugbyleague-stars-give-6251597

http://www.stack.com/2012/09/17/yoga-athletes/

□

10

जेल में योग

'दो आँखें, बारह हाथ' निर्देशक वी. शांताराम द्वारा 1957 में निर्देशित एक फिल्म है, जिसमें उन्होंने स्वयं भी अभिनय किया था। मानव मनोविज्ञान पर आधारित ये फिल्म हिंदी सिनेमा की एक क्लासिक फिल्म मानी जाती है। इस फिल्म में एक युवा जेल वार्डन है, जो छह घातक कैदियों को पैरोल पर रिहा करवा कर उनका पुनर्वास करता है और उन्हें भलाई के रास्ते पर ले जाता है। फिल्म सतारा के निकट औंध की रियासत के पास एक खुली जेल स्वतंत्रपुर के प्रयोग की कहानी से प्रेरित थी। अब, दुनिया भर की जेलें कैदियों में मानवता की भावनाएँ उत्पन्न करने के तरीके खोज रही हैं।

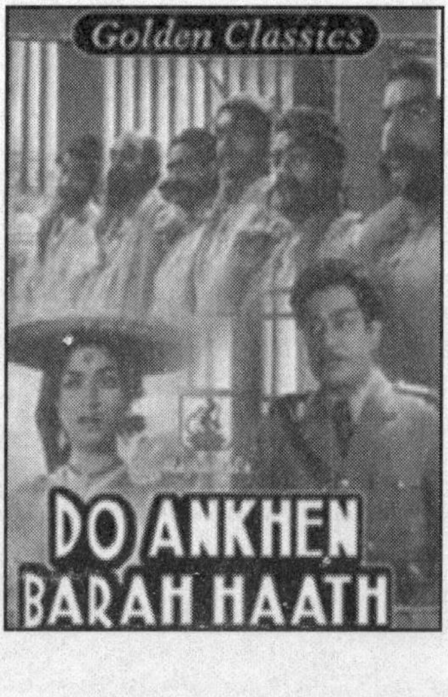

भीड़भाड़ दुनिया भर की जेलों का बारहमासी मुद्दा है, जिसका एक प्रमुख कारण है—पुनः जुर्म करने वालों की दर का उल्लेखनीय रूप से ऊँची होना। 1994 में, संयुक्त राष्ट्र अमेरिका की कैदियों के पुनः जुर्म करने से संबंधित सबसे बड़े अध्ययन से पता चला कि लगभग 3,00,000 कैदियों में से, जो 15 विभिन्न

राज्यों से रिहा हुए थे, 67.5 प्रतिशत तीन वर्षों के अंदर दोबारा गिरफ्तार कर लिए गए।

2011 में, संयुक्त राष्ट्र अमेरिका के उच्चतम न्यायालय ने कहा कि कैलिफोर्निया की जेलों की स्थिति अमानवीय होने की हद तक खराब थी, और क्रूर व असामान्य सजा पर रोक लगाने के आठवें संशोधन का उल्लंघन कर रही थीं। वर्तमान जेल प्रणाली खुल कर दंड देने वाले न्याय पर जोर देती है कि सजा अपने आप में अपराध के लिए पर्याप्त जवाब है। लेकिन अपराधी भी मनुष्य होते हैं, जिन्हें मानव गरिमा, प्यार और देखभाल के साथ सशक्तीकरण की आवश्यकता होती है। योग और ध्यान मजबूत करने वाले न्याय में मदद कर सकते हैं, जिससे पुनः अपराध की दर कम हो सकती है। योग कैदियों को आत्म संयम और आत्म अनुशासन सिखा सकता है, जो उन्होंने युवावस्था में नहीं सीखा था।

आज, दुनिया भर की कई जेलें मानवीय मनोविज्ञान प्रदान करने के लिए योग का उपयोग कर रही हैं, और इस प्रकार उन्हें सशक्त बना रही हैं, ताकि वे रिहा होने के बाद एक सामान्य जीवन जी सकें और दोबारा अपराध न करें। सलाखों के पीछे योग और ध्यान जेलों की भीड़भाड़ में कमी ला सकते हैं।

भारतीय जेलों में किरण बेदी द्वारा योग

किरण बेदी (जन्म 1949) एक भारतीय सामाजिक कार्यकर्ता और एक सेवानिवृत्त पुलिस अफसर हैं। बेदी 1972 में इंडियन पुलिस सर्विस

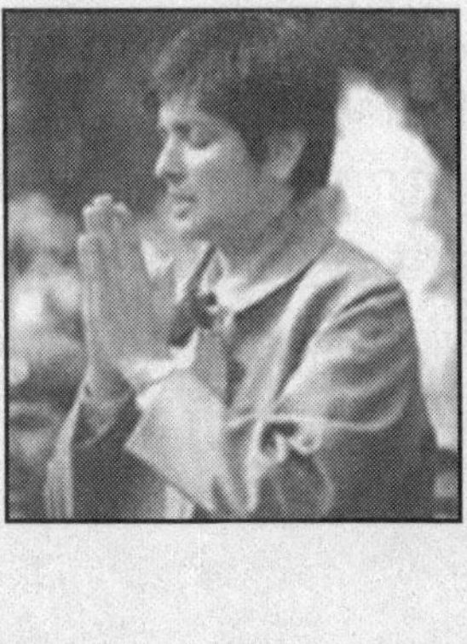

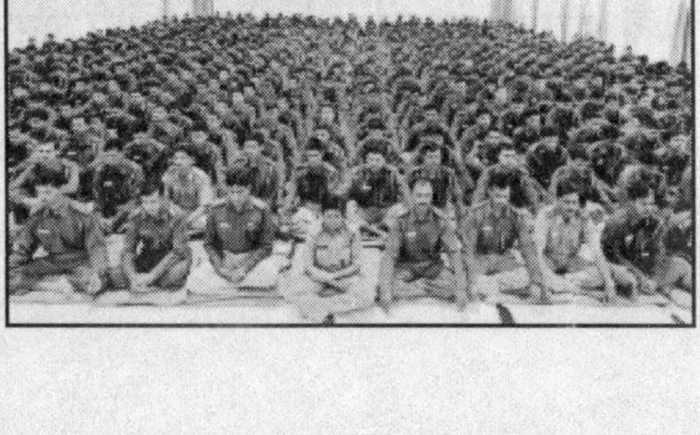

(आई.पी.एस.) में शामिल हुईं और प्रथम महिला पुलिस अफसर बनीं। उन्होंने कैदियों की प्रवृत्तियाँ बदलने के लिए दिल्ली तिहाड़ जेल में योग और विपश्यना ध्यान की कक्षाएँ आरंभ कीं। वे नशे के आदी लोगों की चिकित्सा के लिए योग शिक्षकों को बुलाती थीं।

आई.पी.एस. में आने के बाद बेदी ने दिल्ली, गोवा और मिजोरम में सेवाएँ दीं। उन्होंने 1979 में राष्ट्रपति का स्वर्ण पदक जीता। दिल्ली में, वे महिलाओं के खिलाफ अपराध में कमी लाईं। उन्होंने नशीली दवाओं के सेवन के विरुद्ध एक अभियान शुरू किया, जो बाद में नवज्योति इंडिया फाउंडेशन के रूप में विकसित हुआ। 1993 में, वे दिल्ली तिहाड़ जेल में पुलिस महानिरीक्षक (आई.जी.) के पद पर नियुक्त हुईं। उन्होंने तिहाड़ जेल में कई सुधारों की शुरुआत की, जिन्होंने दुनिया भर में ख्याति प्राप्त की और 1994 में उन्हें रामन मैग्सेसे अवॉर्ड दिलवाया। 2003 में, बेदी संयुक्त राष्ट्र नागरिक पुलिस सलाहकार के पद पर नियुक्त होनेवाली पहली महिला बन गईं। 2007 में उन्होंने अपने सामाजिक कार्यों और लेखन पर ध्यान केंद्रित करने के लिए नौकरी से त्याग-पत्र दे दिया। तब से उन्होंने कई पुस्तकें लिखी हैं और वे इंडिया विजन फाउंडेशन का संचालन भी करती हैं। वे भारत में 2011 के भ्रष्टाचार विरोधी आंदोलन के प्रमुख लीडरों में से एक थीं।

मेक्सिकन जेल में योग सत्र नशे की लत, हिंसा का चक्र तोड़ने में मददगार

मेक्सिको सिटी में एक किशोर हिरासत केंद्र के अंदर कैदी कक्षा के दौरान योगाभ्यास करते हैं। योग महिला और पुरुष कैदियों में समान रूप से तनाव, हिंसा, नशे की लत में कमी लाकर आत्मविश्वास बढ़ा सकता है।

डेविड अरेलानो लारा को कार चोरी और अपहरण के लिए 11 वर्ष की जेल हुई थी। अपनी मेक्सिको की जेल में, वो ड्रग्स का धंधा करता था और खुद भी नशा करता था। लेकिन जेल में नशेड़ियों के लिए तैयार किया गया एक अभिनव योग कार्यक्रम उसे नशे की लत से बाहर, जेल से बाहर और

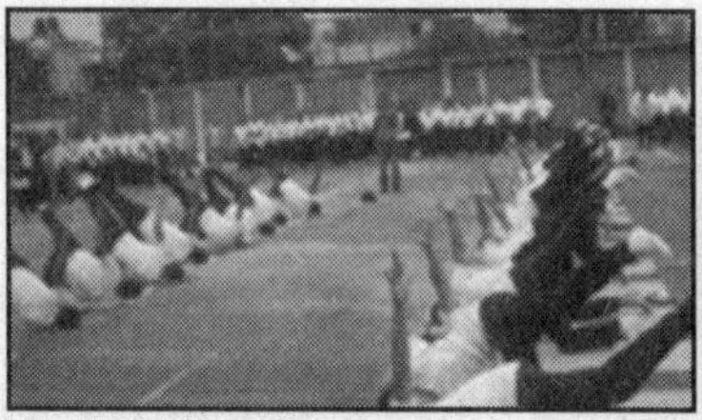 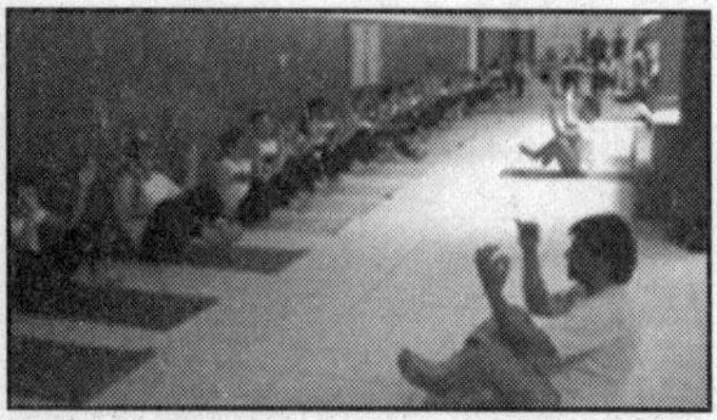

एक नए जीवन की ओर ले जाने का तरीका साबित हुआ।

1999 में तिहाड़ जेल में, जहाँ भारत के सबसे बदनाम अपराधी रखे जाते हैं, 'तनाव प्रबंधन और पुनर्वास प्रशिक्षण कार्यक्रम' (स्ट्रेस मैनेजमेंट एंड रिहैबिलिटेशन ट्रेनिंग प्रोग्राम—SMART) आरंभ किया गया। श्री श्री रविशंकर द्वारा संचालित ये कार्यक्रम सुदर्शन क्रिया नाम की एक विशेष श्वसन तकनीक और ध्यान के माध्यम से कैदियों को योग से परिचित कराता है। एक तनावग्रस्त और परेशान मन हर प्रकार की हिंसा का स्रोत होता है। योग मन को उसकी स्वाभाविक खुशी और शांति में पुनर्स्थापित करता है, जिससे हिंसक प्रवृत्तियाँ जीवन को समझने और उसकी सराहना करने की ओर उन्मुख हो जाती हैं।

चीनी जेलों में योग

योग कक्षाएँ कुछ महँगी हो सकती हैं। बशर्ते, आप उन भाग्यशाली लोगों में से एक हों, जो किओंग्लाई सिटी जेल में किसी हिंसक अपराध के लिए सजा काट रहे हों। उनके लिए प्रत्येक रविवार को निःशुल्क योग

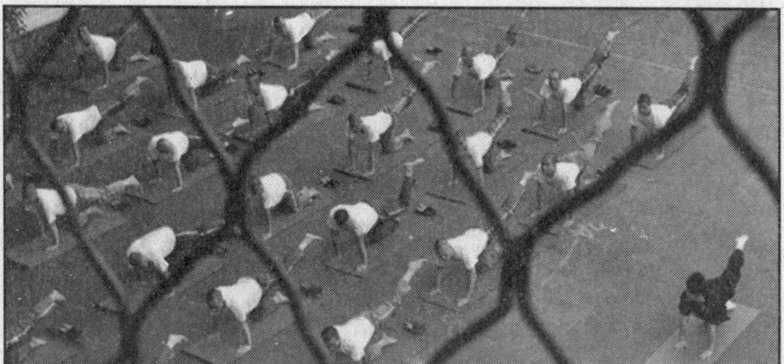

कक्षाएँ होती हैं। जेल पार्टी प्रमुख ज्होंग यिंगमिंग के अनुसार, ऐसी पेशकश के पीछे का तर्क ये है कि योग अपराधियों के अस्थिर स्वभाव को शांत कर देगा, क्योंकि वे अत्यधिक गरमी से और विकट हो जाते हैं।

चीन में लगभग 100 मिलियन लोगों को मानसिक समस्याएँ हैं, और ये संख्या बढ़ती जा रही है विशेष रूप से 20 वर्ष से कम के आयु वर्ग में। सरकार ने देश भर के 550 मानसिक स्वास्थ्य चिकित्सालयों का विस्तार करने और उनमें सुधार लाने का निर्णय लिया है। चीन के अधिकांश शहरों में योग केंद्रों की संख्या बढ़ रही है।

कीनिया की जेलों में योग

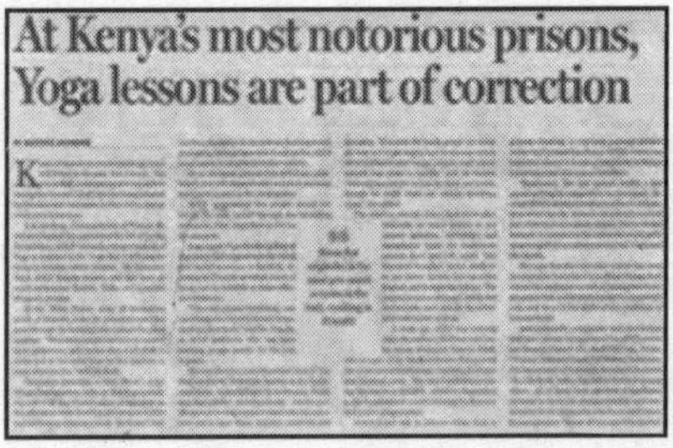
At Kenya's most notorious prisons, Yoga lessons are part of correction

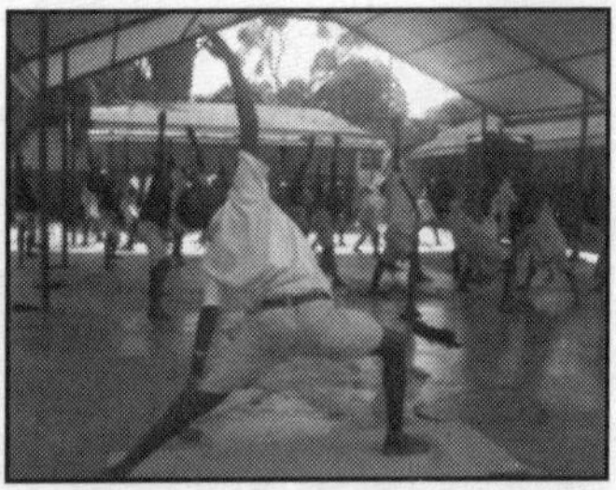

पेरू की पीद्रास गोर्दास जेल में कैदी पुनर्वास कार्यक्रम

पेरू की पीद्रास गोर्दास जेल में पुनर्वास कार्यक्रम के आरंभ में कैदियों को एक उपहार दिया गया—एक योगा मैट। कैदियों के मिश्रण (18 से 28 वर्ष तक के) को सिखाई गई ध्यान की प्रक्रिया और तरीकों ने काफी बड़ा

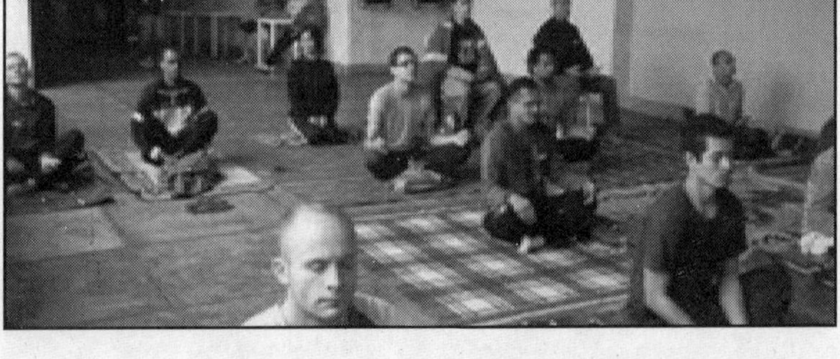

प्रभाव छोड़ा। कई कैदियों ने कहा कि उन्हें बेहतर नींद आई, और वे पहले से अधिक शांत और उत्साहित महसूस कर रहे थे। कई कैदियों के बहुत कम रिश्तेदार या मित्र मिलने आते हैं। इस कारण उनके अंदर पनप रही अफसोस, आक्रामकता और भ्रम की स्थिति आम आदमी की कल्पना से परे है। फिर भी, कार्यक्रम में सिखाई गई ध्यान की तकनीकों ने उन्हें अपनी स्थिति को स्वीकार करने, अपने अस्तित्व के साथ समझौता करने और एक बेहतर भविष्य के बारे में शांत मन से सोचने में मदद की।

संदर्भ सूची

http://sbccfilmreviews.org/?p=2547

http://devasismohanty1.blogspot.in/2011/11/yoga-program-in-mexican-prisonhelps.html

http://www.artofliving.org/in-en/yoga/yoga-news/prisoners-do-yoga

http://www.gochengdoo.com/en/blog/item/1627/sichuan_links_prison_yoga_musical_sex_and_prodigious_corruption

http://zerobyzawadi.com/2012/08/22/yoga-in-prisons-in-kenya-1/

http://www.google.co.in/imgres?q=yoga+in+prisons&start=173&num= 10&hl=en&biw=1137&bih=565&tbm=isch&tbnid=1esrf5YsKQhAsM:&imgrefurl=http://www.artofliving.org/gift-yoga-mat&docid=al9fb5Nq63ZMLM&img url=http://cdn.artofliving.org/sites/www.artofliving.org/files/imagecache/carousel_image/peru prison.jpg &w=711&h=265&ei=38yGUPPzFYS0rAfXgoCQDg&zoom=1&iact=hc&vpx=334&vpy=312&dur=464&hovh=136&hovw=355&tx=213&ty=66&sig=115994932718013693533&page=10&tbnh=132&tbnw=265&ndsp=21&ved=1t:429,r:91,s:100,i:277

□

11

व्यवसाय में योग और योग में व्यवसाय

कॉरपोरेट जगत् योग का उपयोग उत्पादकता बढ़ाने के लिए कर रहा है। अकेले अमेरिका में ये अरबों डॉलरों का व्यवसाय भी है।

उत्पादकता बढ़ाने के लिए व्यवसाय में योग

किसी व्यक्ति को व्यवसाय में तब तक सफलता नहीं मिल सकती, जब तक वो उस बुद्धि का विकास नहीं कर लेता, जो शरीर और मन को नियंत्रण में रखती है। योग व्यावसायिक घरानों और उनके कर्मचारियों को कार्यस्थल में मन की शांति का अनुभव करने का अवसर देता है। काम के रोजाना के तनावों और दबावों के बीच से थोड़ा सा समय निकाल कर, कर्मचारी फिर से सक्रिय हो जाते हैं और एक नई स्पष्टता और ऊर्जा के साथ नौकरी की जिम्मेदारियाँ सँभालने में सक्षम हो जाते हैं। शरीर की स्ट्रेचिंग और श्वसन क्रियाएँ करने से धीरे-धीरे उनके स्वास्थ्य में सुधार होता है, थकान कम होती है और सजगता बढ़ती है और इस प्रकार उनकी उत्पादकता और कुशलता की भावना बढ़ने लगती है और बीमारियों के कारण छुट्टियाँ लेना कम हो जाता है। योग कर्मचारी उत्पादकता, कार्य-जीवन संतुलन, कर्मचारी-स्वास्थ्य में सुधार लाने में मदद कर रहा है, बीमारी के कारण अनुपस्थिति में कमी ला रहा है, निर्णय लेने की क्षमता, रचनात्मकता, तनाव प्रबंधन और नैतिकता में सुधार ला रहा है। योग का व्यवसाय में विपणन

करना ही अपने आप में एक जबरदस्त व्यवसाय बनता जा रहा है।

कॉरपोरेट जगत् के अग्रणी योग अपना रहे हैं

कॉरपोरेट जगत् के अधिक से अधिक दिग्गज ध्यान के लाभों को स्वीकार कर रहे हैं। बहुत सी फार्च्यून 500 कंपनियाँ, जिनमें गूगल, एओएल, एप्पल और एट्ना शामिल हैं, अपने कर्मचारियों के लिए ध्यान और चिंतन की कक्षाएँ आयोजित करवाती हैं। कई प्रमुख निगमों के शीर्ष अधिकारी स्वीकार करते हैं कि ध्यान ने उन्हें बेहतर लीडर बनाया है।

फोर्ड मोटर कंपनी के चेयरमैन बिल फोर्ड और गूगल के भूतपूर्व निदेशक लैरी ब्रिलियंट चिंतन के अभ्यास की वकालत करने वाले अधिकारियों में शामिल हैं। यहाँ व्यापार जगत् के कुछ शीर्ष लोगों के नाम दिए हैं, जो स्वीकार करते हैं कि ध्यान ने उन्हें उच्च स्तर की सफलता प्राप्त करने, और बनाए रखने में मदद की है।

एरियाना हफिंगटन, हफिंगटन पोस्ट मीडिया ग्रुप की अध्यक्ष और मुख्य संपादक

एरियाना हफिंगटन ने 2011 में वोग पत्रिका के एक लेख में सुबह-सुबह के योग और ध्यान को अपनी खुशी के दो कारणों का नाम दिया। अब हफिंगटन ध्यान को अपनी कंपनी में ले आई हैं और एओएल और हफिंगटन पोस्ट के कर्मचारियों को साप्ताहिक योग सत्र प्रदान करती हैं। हफिंगटन ध्यान और चिंतन को सिर्फ व्यक्तिगत स्वास्थ्य के लिए नहीं, बल्कि कॉरपोरेट शुद्ध मुनाफा के लिए भी लाभकारी मानती हैं। 'तनाव में कमी और सजगता हमें सिर्फ ज्यादा खुश और स्वस्थ नहीं बनाते बल्कि वे किसी भी व्यापार के लिए एक सिद्ध प्रतिस्पर्धी लाभ भी हैं,' उन्होंने हाल में एक ब्लॉग में लिखा।

बिल फोर्ड, कार्यकारी अध्यक्ष, फोर्ड मोटर कंपनी

इंक पत्रिका के अनुसार, फोर्ड मोटर कंपनी के अध्यक्ष व्यापार की दुनिया में ध्यान के बहुत बड़े समर्थक हैं। विजडम 2.0 सम्मेलन में, प्रमुख

अमेरिकन बौद्ध शिक्षक जैक कॉर्नफील्ड ने फोर्ड का साक्षात्कार लिया। फोर्ड ने कॉर्नफील्ड को बताया कि कंपनी के मुश्किल दिनों में, वे हर सुबह अपना दिन करुणा के साथ बिताने का संकल्प करते थे। और करुणा के साथ काम करने के लिए, फोर्ड ने बताया, उन्होंने प्रेम-दया ध्यान के अभ्यास से पहले अपने लिए करुणा विकसित करना सीखा।

डोना करन, न्यू यॉर्क शहर की फैशन डिजाइनर

डोना करन (जन्म 1948), जो 'डीके' के नाम से भी जानी जाती हैं, यहूदी मूल की एक अमेरिकन फैशन डिजाइनर हैं, और डोना करन न्यूयॉर्क और डी.के.एन.वाई. क्लोथिंग लेबलों की निर्माता हैं। डिजाइनर डोना करन 18 वर्ष की आयु से योगाभ्यास कर रही हैं। उन्होंने खुद को न्यूयॉर्क की एक लाभदायक फैशन डिजाइनर और शहर में स्वास्थ्य की एक शक्ति के रूप में स्थापित कर लिया है।

करन के परोपकारी कार्यों में 'अर्बन जेन' पहल शामिल है। उन्होंने इस प्रयोजन को लाभान्वित करने के लिए अपने निजी सामान और कंपनी के पुराने नमूने बेच दिए। करन द्वारा संचालित एक फाउंडेशन ने न्यूयॉर्क के बेथ इजराइल मेडिकल सेंटर को 8,50,000 डॉलर दान किए। उन्होंने न्यूयॉर्क शहर के अस्पतालों में कैंसर रोगियों के लिए एकीकृत स्वास्थ्य और चिकित्सा कार्यक्रम बनाने और उन्हें वित्त पोषित करने में मदद की, और भूकंप के बाद हाइती का दौरा भी किया, और वहाँ के अत्यधिक तनावग्रस्त डॉक्टरों और

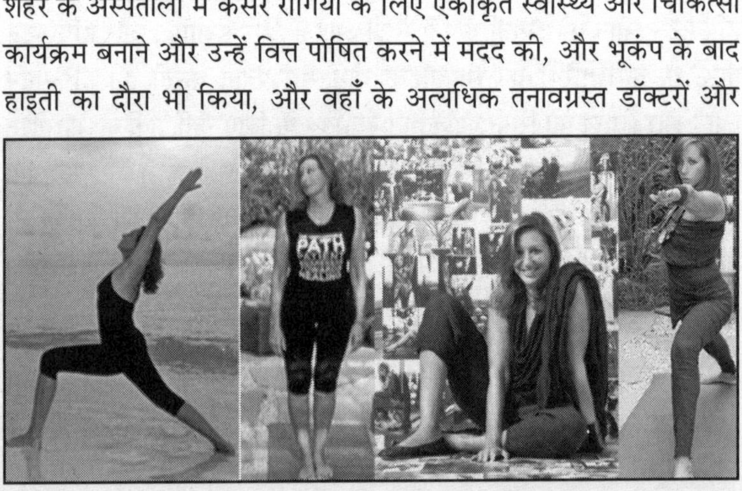

नर्सों को योग सिखाया, ताकि उनका तनाव कम हो सके।

'योग एक होने की भावना है, वर्तमान में रहने की भावना है, और साँस लेने और जाने देने में सक्षम होने की भावना है।

लैरी ब्रिलियंट, सी.ई.ओ., स्कोल ग्लोबल थ्रीट्स फंड

स्कोल ग्लोबल थ्रीट्स फंड के सी.ई.ओ. और गूगल के भूतपूर्व निदेशक Larry Brilliant ने बीस वर्ष की आयु के आसपास दो वर्ष हिमालय के आश्रम में रहकर ध्यान करते हुए बिताए, और फिर उनके गुरु ने उन्हें नई दिल्ली में स्मॉलपॉक्स (छोटी माता) से लड़ रही विश्व स्वास्थ्य संगठन की एक टीम में शामिल होने के निर्देश दिए। 2013 में हार्वर्ड स्कूल ऑफ पब्लिक हेल्थ के अपने आरंभिक संबोधन में, ब्रिलियंट ने मानसिक शांति के महत्त्व पर जोर देते हुए स्नातकों को संतुलन से भरे जीवन—मानसिक शांति और धैर्य की मानसिक अवस्था—के लिए शुभकामनाएँ दीं।

टोनी श्वार्ट्ज, दि एनर्जी प्रोजेक्ट के संस्थापक और सी.ई.ओ.

एनर्जी प्रोजेक्ट के सी.ई.ओ. टोनी श्वार्ट्ज 20 वर्षों से अधिक समय से ध्यान कर रहे हैं। उनकी पुस्तक, 'व्हाट रियली मैटर्स : सर्चिंग फॉर विजडम इन अमेरिका' के अनुसार उन्होंने मूल रूप से ध्यान का अभ्यास अपने व्यस्त मन को शांत करने के लिए किया था। श्वार्ट्ज कहते हैं कि ध्यान ने उन्हें सिरदर्द से मुक्ति दिला दी है और सहनशक्ति बढ़ाने में उनकी मदद की है; वे ध्यान की वकालत काम का प्रदर्शन सुधारने के तरीके के रूप में भी करते हैं। 'ऊर्जा का एक सतत जलाशय बनाए रखने के लिए शारीरिक, मानसिक, भावनात्मक और आध्यात्मिक रूप से भी उसमें ईंधन डालते रहने की आवश्यकता होती है,' श्वार्ट्ज ने एक हार्वर्ड बिजनेस रिव्यू (समीक्षा) ब्लॉग में लिखा है।

ओप्राह विनफ्रे, हार्पो प्रोडक्शंस, इंक. की अध्यक्षा और सी.ई.ओ.

भावातीत ध्यान की एक मुखर समर्थक, ओप्राह-फोर्ब्स द्वारा 2013 की

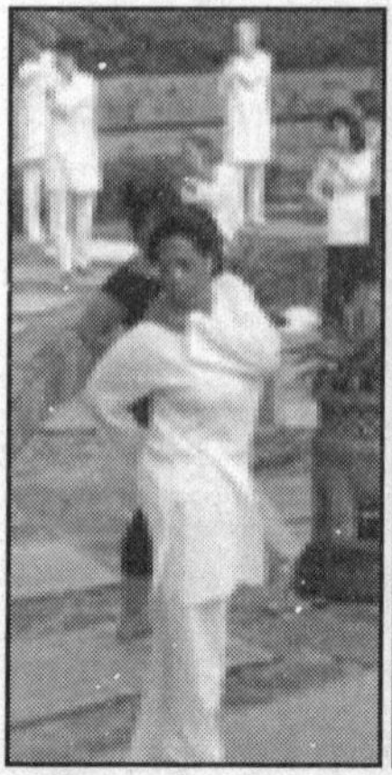

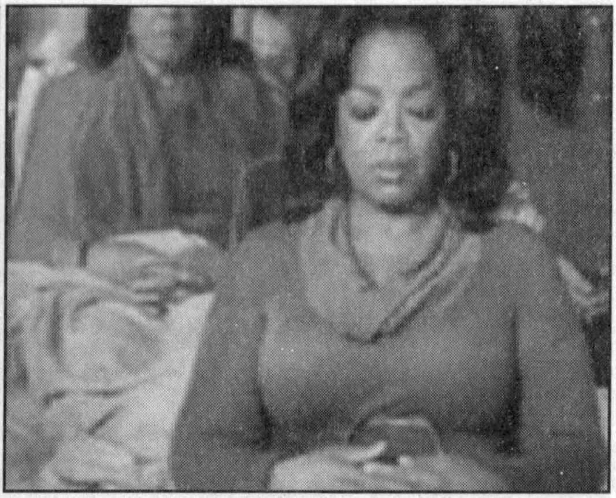

सबसे शक्तिशाली सेलेब्रिटी घोषित—कहती हैं कि वे दिन में दो बार 20-20 मिनट के लिए शांति में बैठती हैं। वे ध्यान सीखने के इच्छुक कर्मचारियों के लिए हार्पो प्रोडक्शंस में भावातीत ध्यान के प्रशिक्षक भी लाई हैं। पिछले वर्ष आयोवा में ध्यान के एक सत्र के बाद ओप्राह ने कहा, 'मैं जैसी आई थी, उससे अधिक परिपूर्ण होकर जा रही हूँ—उम्मीद, संतुष्टि की भावना और गहरी खुशी से भर कर। निश्चित तौर पर ये जानते हुए कि उस रोजाना के पागलपन के बावजूद, जो हमारे ऊपर चारों ओर से हमला करता है, शांति की निरंतरता अभी भी मौजूद है। उसी से आप अपना सर्वश्रेष्ठ काम और सर्वश्रेष्ठ जीवन प्राप्त कर सकते हैं।'

पद्मश्री वॉरियर, सी.टी.ओ., सिस्को सिस्टम्स

वॉरियर, सिस्को सिस्टम्स के मुख्य तकनीकी और रणनीति अधिकारी, रोज रात को ध्यान करती हैं। सिस्को की इंजीनियरिंग प्रमुख की अपनी पिछली भूमिका में वॉरियर ने 22,000 कर्मचारियों का निरीक्षण किया। उन्होंने 2012 में न्यूयॉर्क टाइम्स को बताया कि समय निकाल कर ध्यान करने से ही उन्हें सबकुछ कुशलतापूर्वक सँभालने में मदद मिलती है। 'ये एक प्रकार से आपके मस्तिष्क और आत्मा को रीबूट करने जैसा है,' उन्होंने कहा। 'ध्यान के बाद जब मैं इ-मेल्स का जवाब देती हूँ, तो मुझे बहुत शांति महसूस होती है।'

रॉबर्ट स्टिलर, सी.ई.ओ., ग्रीन माउंटेन कॉफी रोस्टर्स इंक.

ग्रीन माउंटेन कॉफी रोस्टर्स इंक. के वेरमोंट हेडक्वार्टर में ध्यान को समर्पित एक कक्ष है, और सी.ई.ओ. रॉबर्ट स्टिलर स्वयं एक समर्पित अभ्यासी हैं। 'यदि आप ध्यान का अभ्यास करते हैं, तो आप मीटिंग में कहीं अधिक प्रभावी हो सकते हैं,' उन्होंने 2008 में ब्लूमबर्ग को बताया। 'ध्यान आपकी एकाग्र होने की क्षमता को विकसित करने में और आपका कार्य पूरा करने में मदद करता है।'

रुपर्ट मर्डोक, अध्यक्ष और सी.ई.ओ., न्यूज कॉर्प

न्यूज कॉर्प के सी.ई.ओ. रुपर्ट मर्डोक ने 2013 में ट्वीट किया कि वे भावातीत ध्यान का अभ्यास करने की कोशिश कर रहे थे, एक लोकप्रिय तकनीक जो 1960 में विकसित हुई थी और वर्तमान में ओप्राह, डेविड लिंच और कैंडी क्राउली जैसे प्रसिद्ध अभ्यासियों द्वारा अपनाई गई है। मीडिया टाइकून ने अप्रैल 2013 में ट्विटर पर कहा, 'सब इसकी सिफारिश करते हैं, शुरू करना आसान नहीं है, लेकिन कहा जाता है, ये हर चीज सुधार देता है!'

रे डालियो, अमेरिकी व्यवसायी, यू.एस.ए. के 30वें और विश्व के 69 वें सबसे अमीर व्यक्ति

'जो भी सफलता मुझे मिली है, उसके पीछे मेरे जीवन की किसी भी अन्य चीज से अधिक ध्यान का हाथ है।' यही वो शब्द हैं, जो ब्रिजवॉटर एसोसिएट्स—विश्व की सबसे बड़ी हेज फंड फर्म—के अरबपति संस्थापक

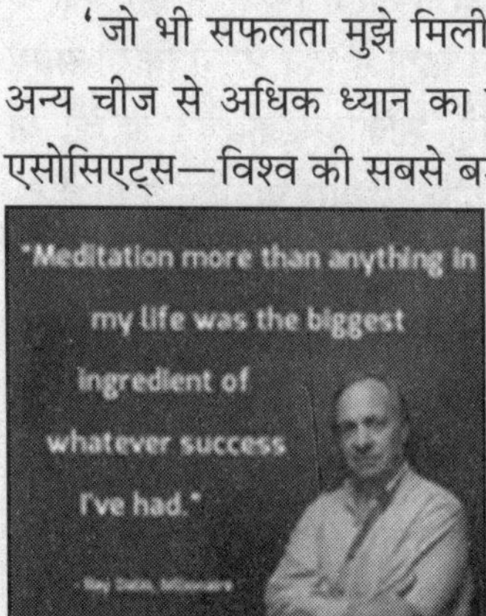

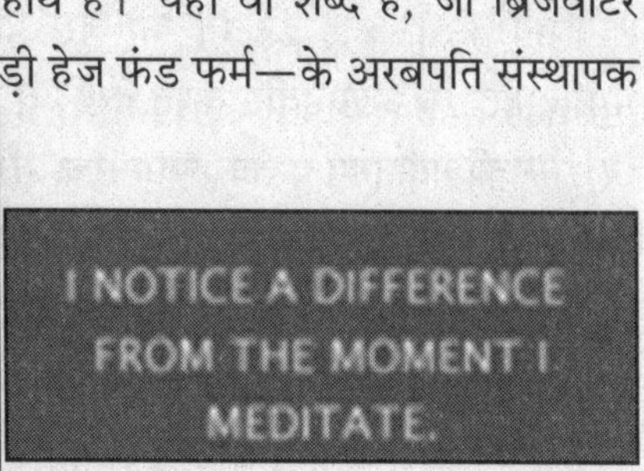

रे डालियो ने 2012 में कहे थे। डालियो ने कहा कि ध्यान ने उनके मन की परतें खोल दीं और उनकी मानसिक स्पष्टता को बढ़ावा दिया। 'ध्यान ने मुझे केंद्रीयता और रचनात्मकता दी है,' डालियो ने कहा। 'इसने मुझे शांति और अच्छा स्वास्थ्य भी दिया है।'

रे डालियो (जन्म 1949) एक अमेरिकी व्यवसायी हैं। 2012 में डालियो वार्षिक 'टाइम' की विश्व के सौ सबसे प्रभावशाली लोगों की सूची में थे। फोर्ब्स के अनुसार, वे अमेरिका के 30वें और विश्व के 69वें सबसे अमीर व्यक्ति हैं, जिनका निवल (Net) मूल्य अक्तूबर 2014 में 15.2 अरब डॉलर था। ब्रिजवॉटर एसोसिएट्स—जो 2012 में विश्व की सबसे बड़ी हेज फंड फर्म बन गई—के पास अक्तूबर 2014 में प्रबंधन के तहत 160 अरब डॉलर से अधिक की अचल संपत्ति थी। डालियो ने अपने 'निवेश के राज' और आर्थिक सिद्धांत यू ट्यूब पर 30 मिनट के एनिमेटेड वीडियो, 'हाउ द इकॉनोमिक मशीन वर्क्स' के माध्यम से खुद सुनाकर साझा किए हैं। वीडियो अब तक एक मिलियन से अधिक बार देखा जा चुका है।

रसेल सिमोंस (जन्म 1957) एक कारोबारी दिग्गज हैं।

आप सोच सकते हैं कि रसेल के इतने व्यापार उद्यम—संगीत, फैशन, रिएलिटी टेलीविजन और लोकोपकार में—उन्हें और कुछ करने का समय ही नहीं देते होंगे। लेकिन इस बात की प्रबल संभावना है कि आप इस सदा के न्यू यॉर्कर को यूनियन स्क्वायर में जीवमुक्ति योगा में दिन भर में किसी समय शीर्षासन करते, कोई हरे रंग का जूस पीते, शाकाहार को बढ़ावा देते या भगवद्गीता के अंश ट्वीट करते देखें। वे योग अभ्यास प्रतिदिन करते हैं।

उनकी नवीनतम पुस्तक, सुपर रिच, समृद्धि के बीच आत्म-स्वीकृति, शांति और आत्म-ज्ञान प्राप्त करने के योगिक तरीके के बारे में है, और देने का एक जीवनशैली की पसंद के रूप में समर्थन करती है। जनवरी 2011 में उन्होंने एक साक्षात्कार में कहा कि वे योग के एक गैर-धार्मिक अभ्यासी हैं, और वे आत्मा से या अपने 'स्व' से प्रार्थना करते हैं। सिमोंस भावातीत ध्यान के अभ्यासी हैं।

ओप्राह विनफ्रे शो टी.वी. कार्यक्रम में अपनी एक उपस्थिति के दौरान उन्होंने कहा—'उन आसनों में प्रवेश करने के लिए, सबसे महत्त्वपूर्ण चीज है

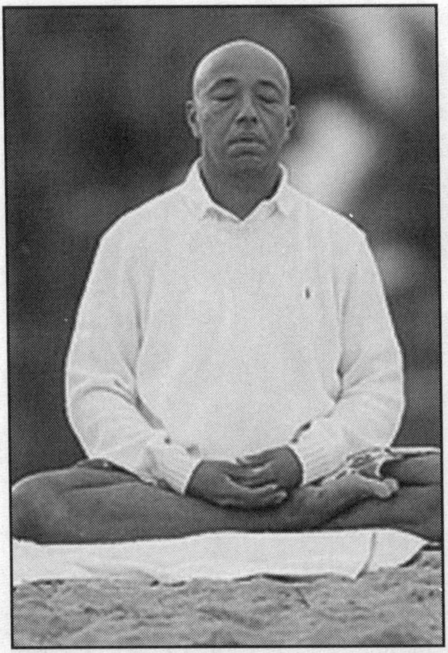

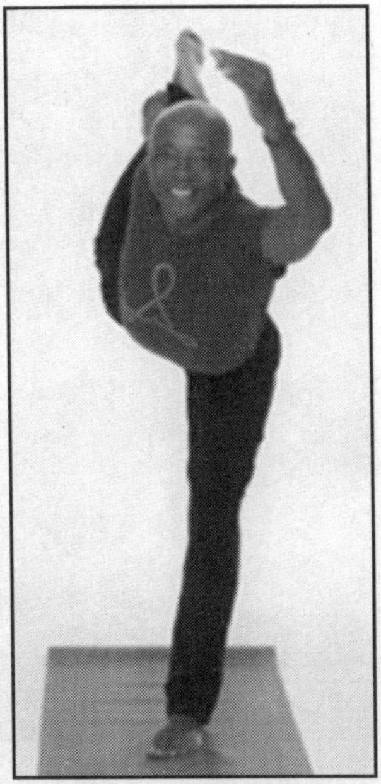

मुसकराना और साँस लेने पर ध्यान रखना। जो कृपा आपको हर मुद्रा में मुसकराने और साँस लेने से प्राप्त होती है, उसे यदि आप योग मैट या चटाई से बाहर ले जाते हैं और यदि आप अपनी साँस से जुड़े रहना याद रख पाते हैं, और जीवन में गरिमा के साथ आगे बढ़ पाते हैं, तो यही एक प्रक्रिया है, जो आपको आत्मज्ञान तक ले जाएगी।'

2014 में उन्होंने 'सक्सेस थ्रू स्टिलनेस : मैडिटेशन मेड ईजी' प्रकाशित की, जो उनकी धारणा कि ध्यान करने से सफलता प्राप्त हो सकती है, प्रस्तुत करती है। उसी वर्ष, क्लारेमोंट लिंकन यूनिवर्सिटी ने रसेल सिमोंस को 'फाउंडेशन फॉर एथनिक अंडरस्टैंडिंग' (जातीय समझ) के अध्यक्ष के रूप में उनके कार्य के लिए, और सार्वजनिक क्षेत्र में सावधानी, करुणा और अंतर धार्मिक सहयोग को बढ़ावा देने के लिए ह्यूमेन लेटर्स में डॉक्टरेट की मानद उपाधि से सम्मानित किया।

सिमोंस को हिप-हॉप में तीसरे सबसे अमीर व्यक्ति के रूप में वर्णित किया गया है, जिनकी संपत्ति का अनुमानित निवल मूल्य 2011 में 340 मिलियन

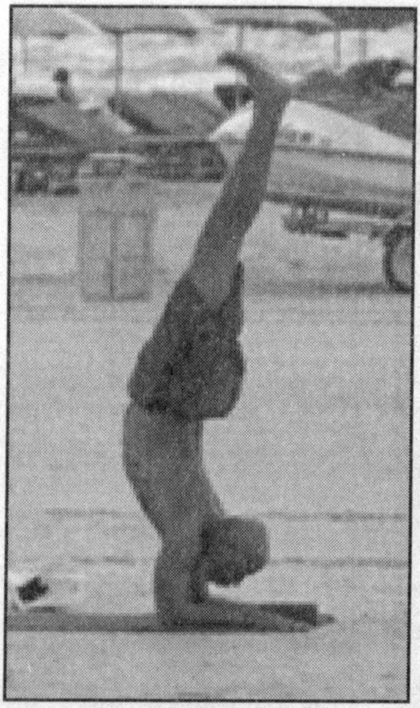
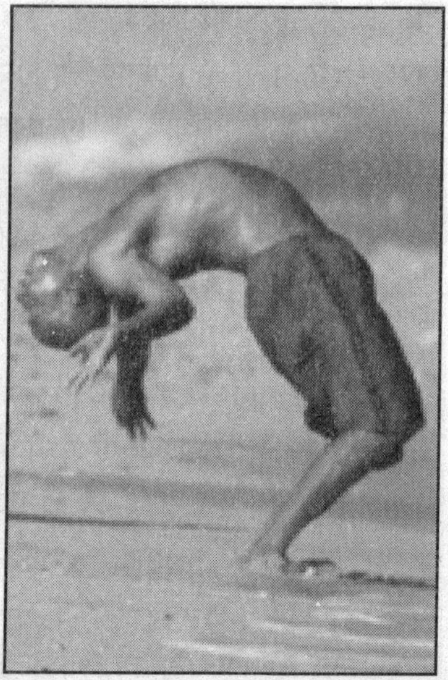

डॉलर था। रसेल सिमोंस 1999 से शाकाहारी हैं और अहिंसा और शाकाहार की वकालत करते हैं। 'पीपल फॉर द एथिकल ट्रीटमेंट ऑफ एनिमल्स' ने उन्हें 2001 के पेटा ह्यूमेनिटेरियन अवॉर्ड और 2011 के 'पर्सन ऑफ द इयर अवॉर्ड' से सम्मानित किया। मई 2009 में, वे संयुक्त राष्ट्र में संयुक्त राष्ट्र महासचिव बान की मून द्वारा, गुलामी और ट्रांस अटलांटिक दासता व्यापार के पीड़ितों के सम्मान में यूनाइटेड नेशंस स्लेवरी मेमोरियल के सद्भावना राजदूत नियुक्त किए गए।

हिप हॉप मास्टर रसेल सिमोंस काफी समय से भावातीत ध्यान का अभ्यास कर रहे हैं, उसके अभ्यास के लाभों के बारे में बताते आ रहे हैं, और साथ ही वे 'चेतना आधारित शिक्षा और विश्व शांति' के डेविड लिंच फाउंडेशन के सलाहकार बोर्ड में भी हैं। 'ध्यान के लाभ प्राप्त करने के लिए आपको उसमें विश्वास करना जरूरी नहीं है,' सिमोंस ने हफिंगटन पोस्ट के एक ब्लॉग में लिखा। "आपको बस उसके अभ्यास के लिए समय निकालना है। वो पुराना सच आज भी सच है, 'ईश्वर उनकी मदद करता है, जो खुद अपनी मदद करते हैं।' मेरी सलाह? ध्यान करें।"

भारतीय सी.ई.ओ. तनाव दूर करने के लिए योग अपना रहे हैं

इकॉनोमिक टाइम्स ने अपने 12 अक्तूबर, 2008 के अंक में कहा है कि एक सर्वेक्षण के अनुसार भारतीय सी.ई.ओ. (मुख्य कार्यकारी अधिकारी) तनाव और बेचैनी दूर करने के लिए योग का सहारा ले रहे हैं। ये सर्वेक्षण, जिसमें 400 सी.ई.ओ. शामिल थे, कहता है कि 400 में से 128 ने योग, जिम, साइकिलिंग, संगीत और सुबह टहलने के माध्यम से अपने तनाव दूर किए। सी.ई.ओ. वांछित परिणाम देने और कुल बिक्री या आय या शुद्ध लाभ की मार्जिन पर समायोजन करने की जिम्मेदारी के कारण जबरदस्त तनाव और थकान से ग्रस्त रहते हैं। संगठनात्मक उम्मीदों के अनुसार व्यापार करने से उनके स्वास्थ्य और दिनचर्या पर गंभीर प्रतिकूल प्रभाव पड़ा है। उनमें से पच्चीस प्रतिशत अधिकारियों ने कहा कि वे तनाव को कठिन परिश्रम करने के एक सकारात्मक साधन के रूप में देखते हैं। कॉरपोरेट प्रमुखों की एक महत्त्वपूर्ण संख्या नेचुरोपैथी, मसाज, एक्यूपंक्चर और एक्यूप्रेशर जैसी आयुर्वेदिक चिकित्साओं की ओर जा रही है।

अमेरिका में योग बड़ा व्यवसाय है

योग जर्नल पत्रिका के 2004 के 4,700 अमेरिकियों के सर्वेक्षण का अनुमान है कि 1 करोड़ 65 लाख लोग योगाभ्यास करते हैं। एक अतिरिक्त 2.5 करोड़ ने कहा कि वे योग करने का इरादा रखते हैं। योग जर्नल पत्रिका के अनुसार अमेरिकी लगभग 14,000 करोड़ रुपए (3 अरब डॉलर) प्रतिवर्ष योग कक्षाओं और उत्पादों पर खर्च करते हैं, जिनमें कपड़े, योग छुट्टियाँ, डीवीडी और पुस्तकें शामिल हैं।

विभिन्न योग प्रेरित ब्रांड, जैसे प्राण, बी प्रेजेंट, इनर वेव्स, लुलुलेमोन एथलेटिका, यहाँ तक कि नाइक और फिला भी लाइक्रा, कॉटन और माइक्रो फाइबर में योग के लिए परिधान बना रहे हैं। प्राण, जिसकी स्थापना 1993 में कैलिफोर्निया के एक गैराज में हुई थी, 13 सालों में अब तक 140 करोड़ रुपए (30 मिलियन डॉलर) के योग परिधान बेच चुका है। लुलुलेमोन एथलेटिका, वैंकोवर, ब्रिटिश कोलंबिया की एक 'योग-प्रेरित एथलेटिक परिधान

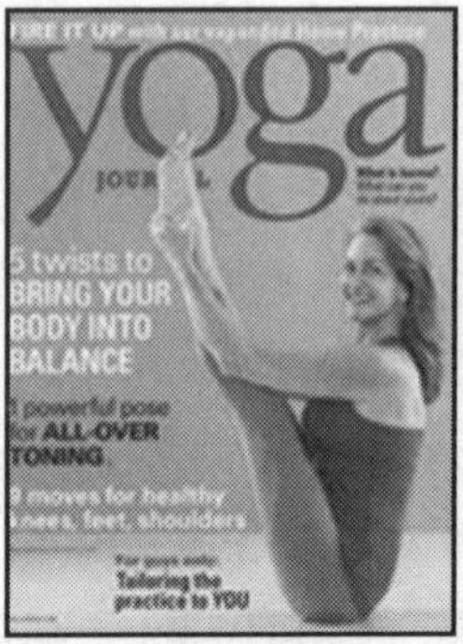

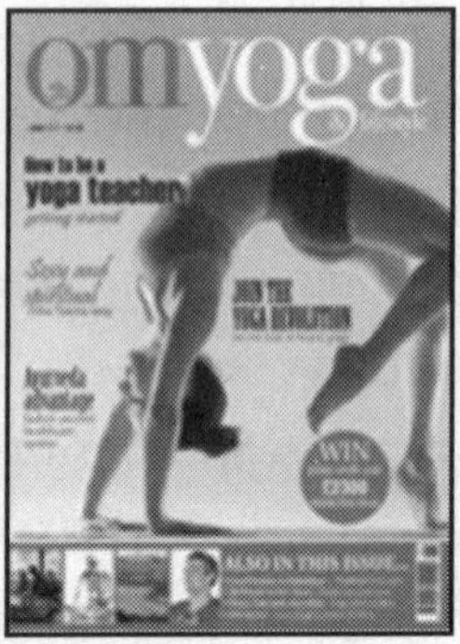

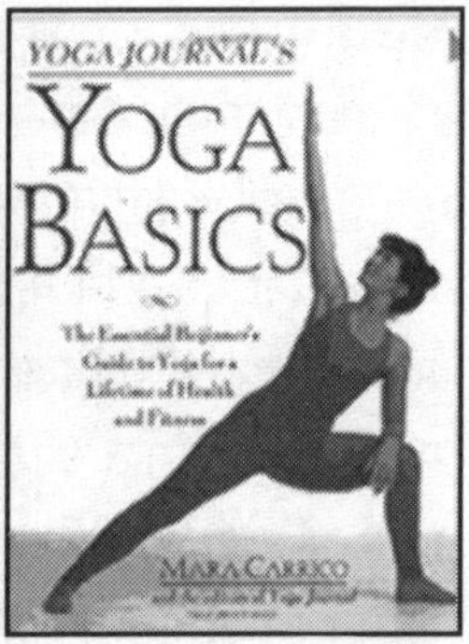

कंपनी' के 2006 के दस स्टोर्स बढ़कर अगले वर्ष 30 हो गए और 2015 में उसके दुनिया भर में 302 स्टोर्स हो गए। योग जर्नल पत्रिका अब रूस, स्पेन, इटली, थाईलैंड, हाँगकाँग और ब्राजील में प्रकाशित होती है। फोर्ड मोटर ने अपनी 18,000 डॉलर कीमत की फ्यूजन कार के 'लिव एंड ड्राइव' (जिएँ और ड्राइव करें) विज्ञापन अभियान में लगभग 20 वर्ष की एक युवती को योग कक्षा लेते दिखाया है। योग सबसे अधिक तेजी से 18 से 24 वर्ष के आयु वर्ग के लोगों के बीच बढ़ रहा है।

शरीर के खिंचाव से परे योग

कर्म योग, भक्ति योग और ज्ञान योग भारतीय संस्कृति और विरासत के अभिन्न अंग हैं। इस प्रकार, एक व्यक्ति के विभिन्न पहलुओं को भी महत्त्व दिया जाता है।

एक व्यक्ति हार्वर्ड बिजनेस स्कूल जाकर एक बेहतरीन व्यवसायी बनना सीख सकता है, लेकिन ये कोई नहीं सिखा सकता कि एक पूरे कार्यदिवस में वो खुद को बेहतर ढंग से कैसे प्रबंधित कर सकता है। ये सब उन तकनीकों को सीखने के बारे में है, कि यदि किसी के रास्ते में अचानक एक हानिकारक घटना आ जाए, तो उसे पता होता है कि रोज की अव्यवस्था के बीच वो खुद को कैसे शांत रख सकता है। भगवद्गीता समग्र व्यक्तिगत विकास के लिए एक ब्लूप्रिंट (खाके) का काम करती है।

संदर्भ सूची

http://www.huffingtonpost.com/2013/07/05/business-meditation-executivesmeditate_n_3528731.html?ir=India

http://wellandgood.com/2011/02/15/new-york-citys-10-healthiest-celebrities/

http://www.theultimateyogi.com/13-celebrities-who-practice-yoga-and-why/

http://articles.economictimes.indiatimes.com/2008-10-12/news/27706328_1_indianceos-ayurvedic-treatments-stress

□

12

योग पर विश्व के नेता और अंतरराष्ट्रीय आइकॉन

हम सब जानते है कि किस प्रकार सेलिब्रिटीज (मशहूर हस्तियाँ) किसी भी चीज की लोकप्रियता बढ़ा सकते हैं और एक पल में नए रूझानों की शुरुआत कर सकते हैं। योग भी कोई अपवाद नहीं है। भूतपूर्व प्रधानमंत्री पंडित नेहरू और अटल बिहारी वाजपेयी नियमित रूप से योगाभ्यास करते थे। वर्तमान प्रधानमंत्री नरेंद्र मोदी नियमित रूप से योगाभ्यास करते हैं। भूतपूर्व रूसी प्रधानमंत्री दिमित्री मेद्वेदेव, भूतपूर्व प्रथम महिला नैना येल्त्सिन, उनकी बेटी तात्याना, अमेरिकी प्रथम महिला मिशेल ओबामा उन कुछ मशहूर हस्तियों में से हैं, जो योग के प्रति समर्पित हैं।

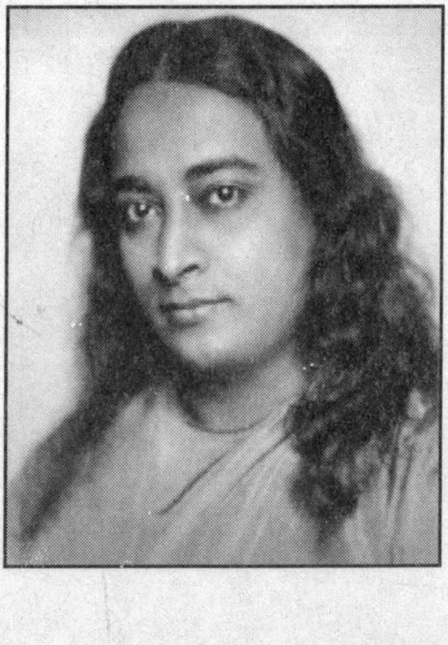

1920 के दशक में, परमहंस योगानंद ने, जो 1946 में अपनी पुस्तक 'ऑटोबायोग्राफी ऑफ अ योगी' के प्रकाशन के बाद खुद भी एक सेलेब्रिटी बन गए थे, कंपोजर लियोपोल्ड स्टोकोव्सकी, वैज्ञानिक लुथेर बुर्बांक और

योग की मुद्राओं में विश्व के नेता

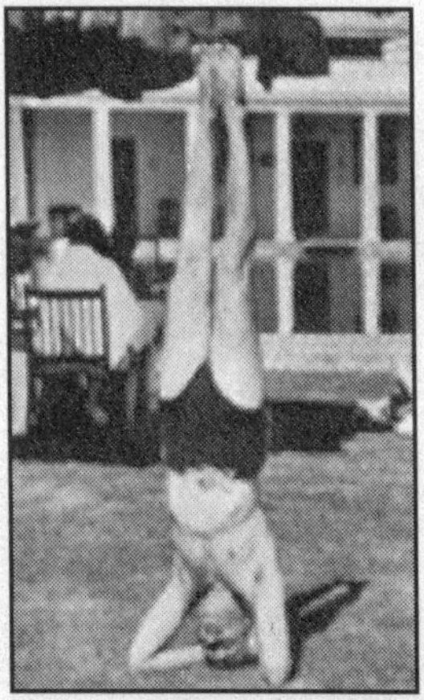

भारत के प्रथम प्रधानमंत्री
पं. जवाहरलाल नेहरू

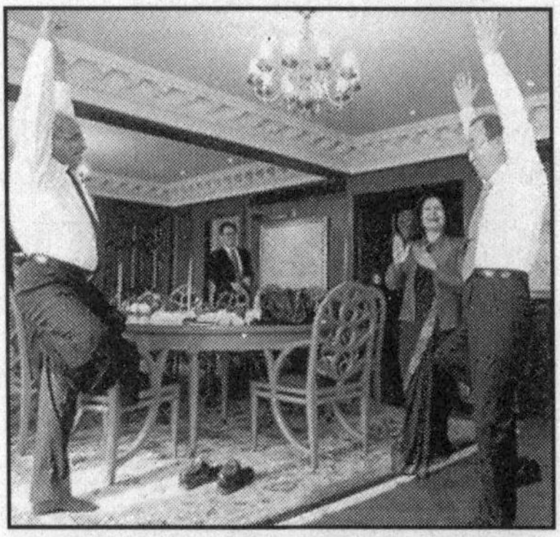

15 जनवरी, 2015 को नई दिल्ली में संयुक्त राष्ट्र के महासचिव श्री बान की-मून पहली बार योग का अभ्यास करते हुए। वरिष्ठ राजनयिक श्री विजय नांबियार एक आसन करके दिखाते हुए।

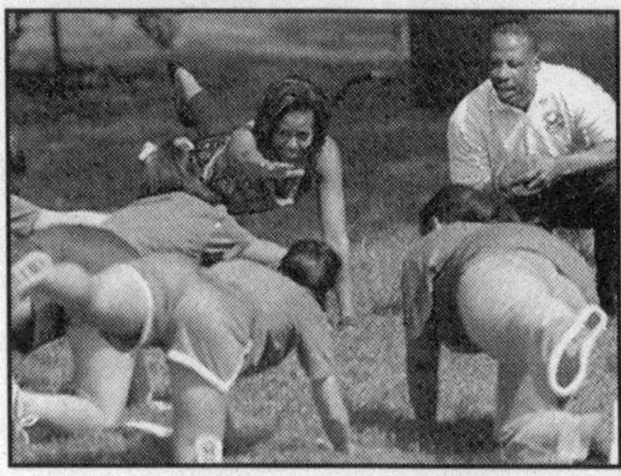

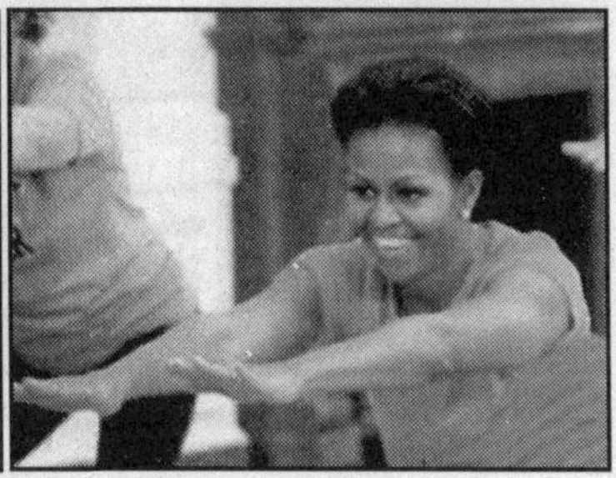

व्हाइट हाउस में अमेरिकी राष्ट्रपति
श्री बराक ओबामा की पत्नी मिशेल ओबामा योगाभ्यास करते हुए

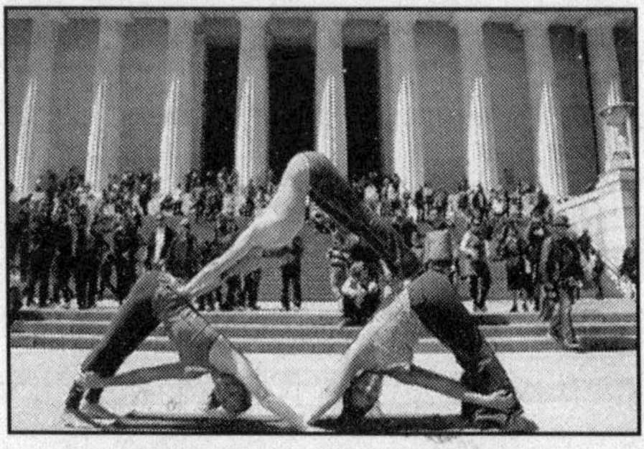

व्हाइट हाउस में योग करते लोग

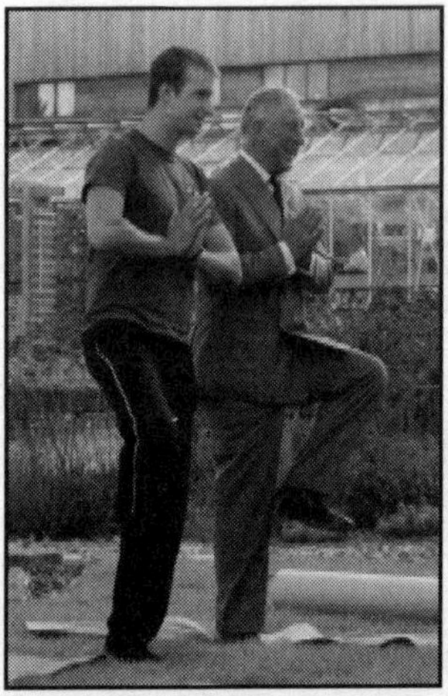

हैडले कोर्ट में प्रिंस चार्ल्स 'वृक्षासन' नामक योग मुद्रा करने का अभ्यास करते हुए।

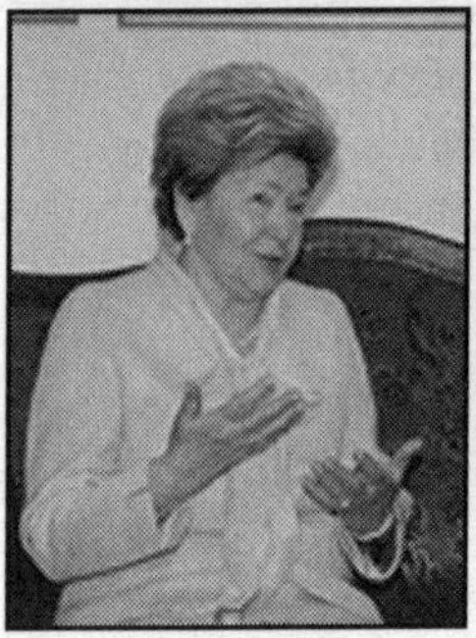

नैना येल्त्सिन

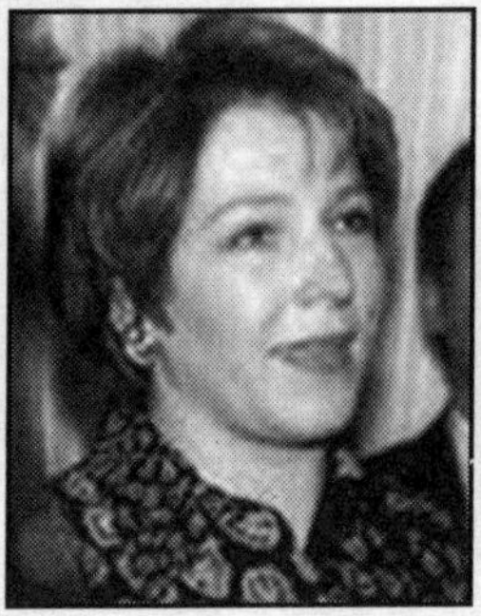

तातियाना येल्त्सिन

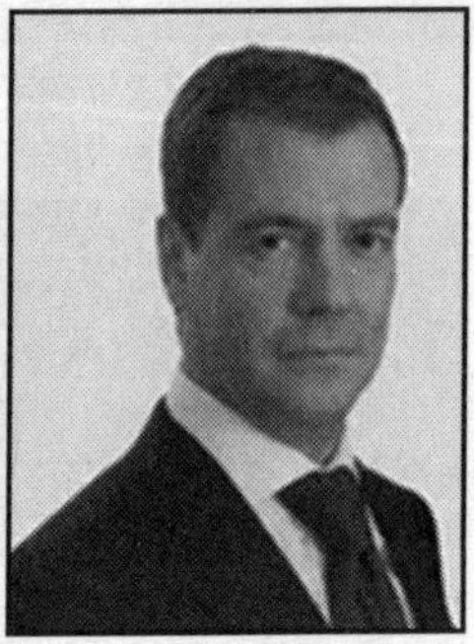

दिमित्री मेद्वेदेव

एकांतप्रिय अभिनेत्री ग्रेटा गार्बो की तरह छात्रों को आकर्षित करना शुरू कर दिया था।

महर्षि महेश योगी ने पश्चिमी दुनिया में योग और उससे संबंधित तकनीकों, जैसे भावातीत ध्यान को लोकप्रिय बनाया। उनके प्रसिद्ध शिष्यों में 'द बीटल्स', डेविड लिंच, जॉन हेज्लिन, मिया फैरो और डो हेनिंग शामिल थे। उनके शिष्य जो आगे जाकर आध्यात्मिक गुरु या सेल्फ-हेल्प लेखक बन गए, उनमें शामिल हैं दीपक चोपड़ा, श्री श्री रवि शंकर, जॉन ग्रे और बारबरा डी एंजेलिस. उन्होंने 40,000 से अधिक भावातीत ध्यान के शिक्षकों को प्रशिक्षित किया है, 5 मिलियन से अधिक लोगों को भावातीत ध्यान की

तकनीकें सिखाई हैं और हजारों शिक्षण केंद्रों और सैकड़ों कॉलेजों, यूनिवर्सिटीज और स्कूलों की स्थापना की है। उनकी पहल में ऐसे स्कूल और यूनिवर्सिटीज हैं, जिनके परिसर कई देशों में हैं, जैसे—भारत, कनाडा, यूएसए, यूके और स्विट्जरलैंड।

योगाचार्य रामदेव बाबा भी अपने समय की किंवदंती बन गए हैं।

रूस की भूतपूर्व प्रथम महिला (पूर्व अध्यक्ष बोरिस येल्तसिन की पत्नी) नैना येल्त्सिन और उनकी बेटी तातियाना नियमित रूप से अय्यंगार योग का अभ्यास करती हैं। श्रीमती येल्त्सिन योग से इतनी प्रेरित हैं कि अब वे चाहती हैं कि स्वस्थ जीवनशैली के लिए देश के हर घर में योगाभ्यास हो।

भूतपूर्व रूसी राष्ट्रपति दिमित्री मेद्वेदेव ने एक साक्षात्कार में कहा कि वे नियमित रूप से योगाभ्यास करते हैं। वे उन हजारों रूसियों में शामिल हो गए हैं, जो भारत की इस प्राचीन विधा योग को सीखना चाहते हैं। 'धीरे-धीरे, मैं योग में महारत प्राप्त कर रहा हूँ', मेद्वेदेव ने साप्ताहिक पत्रिका इतोगी के अप्रैल 2007 के एक साक्षात्कार में कहा। उन्होंने कहा कि योग उन्हें काम के तनाव से राहत पाने में मदद करता है। ऐसा लगता है कि मेद्वेदेव ने एक वर्ष में अपने योग के कौशल को काफी विकसित कर लिया है, क्योंकि अब उन्होंने शीर्षासन में महारत हासिल कर ली है। मैं अपने सिर के बल भी खड़ा रह सकता हूँ, उन्होंने 2008 में पत्रिका टेनी ज्य्योज्द को बताया। मेद्वेदेव के योग के प्रति उत्साह को देखकर लगता है, रूस में भारत से अधिक योग स्कूल बन जाएँगे।

योग पर पश्चिमी आइकॉन आल्डस हक्सली

आल्डस हक्सली (1894-1963) एक अंग्रेज लेखक, दार्शनिक और हक्सले परिवार के गणमान्य सदस्य थे। हिटलर के उदय के काले दिनों में, हक्सले की सामाजिक टिप्पणी लगभग भविष्यवाणी जैसी प्रतीत होती थी। हक्सले शुरू में ध्यान, योग और शाकाहार की ओर अपनी खराब स्वास्थ्य और अनिद्रा में सुधार लाने के लिए आकर्षित हुए थे। इस आंतरिक अनुशासन

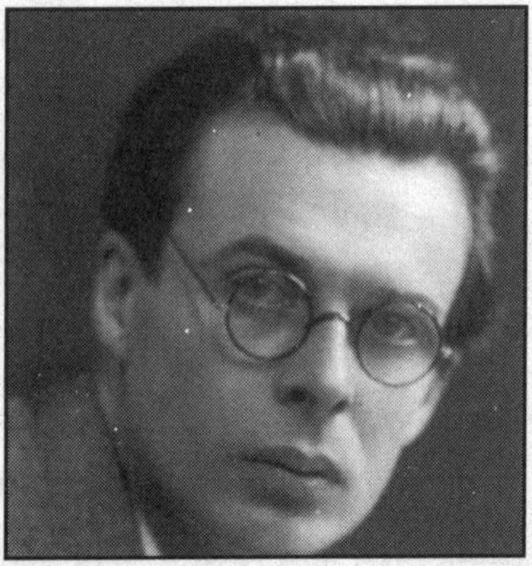

के माध्यम से, हक्सले की आध्यात्मिकता ने खिलना शुरू कर दिया और उनके दार्शनिक ढाँचे का काफी हिस्सा संस्थाओं और राज्य के कार्यों, दुर्बलताओं और गलतियों पर टिप्पणियों से हटकर व्यक्तिगत अन्वेषणों पर ध्यान केंद्रित करने लगा।

1944 में, हक्सले ने 'द वेदांत सोसाइटी ऑफ सदर्न कैलिफोर्निया' द्वारा प्रकाशित भगवद्गीता : द सॉग ऑफ गॉड का परिचय लिखा, जिसका अनुवाद स्वामी प्रभावानंद और क्रिस्टोफर इशेरवुड ने किया था। 1939 से आरंभ होकर 1963 में उनकी मृत्यु तक, हक्सले का स्वामी प्रभावानंद द्वारा स्थापित और संचालित वेदांत सोसाइटी ऑफ सदर्न कैलिफोर्निया के साथ व्यापक संपर्क रहा था। उन्होंने हॉलीवुड में और सांता बारबरा वेदांत मंदिरों में व्याख्यान भी दिए थे। वे साहित्य के नोबेल पुरस्कार के लिए सात अलग अलग वर्षों में नामित हुए थे।

मैं दुनिया को बदलना चाहता था। लेकिन मैंने जान लिया है कि आप सिर्फ एक चीज को यकीन के साथ बदल सकते हैं, और वो आप खुद हैं।

वायलिन के जादूगर येहुदी मेनुहिन और योग

येहुदी मेनुहिन (1916-1999) अमेरिका में जनमे यहूदी वायलिन वादक और कंडक्टर थे, जिन्होंने अपने प्रदर्शन कॅरियर का अधिकांश समय यूके में बिताया था। वे व्यापक रूप से 20 वीं सदी के महानतम वायलिन वादकों में से एक माने जाते हैं। यहूदी अनेक प्रकार के माँसपेशियों और हड्डियों के दर्द से पीड़ित थे, जिसने कई नवोदित स्ट्रिंग वादकों के कॅरियर बरबाद कर दिए हैं।

1952 में, वे भारतीय प्रधानमंत्री जवाहरलाल नेहरू के निमंत्रण पर भारत की यात्रा पर आए। मुंबई में, उनकी मुलाकात योग शिक्षक बी.के.एस

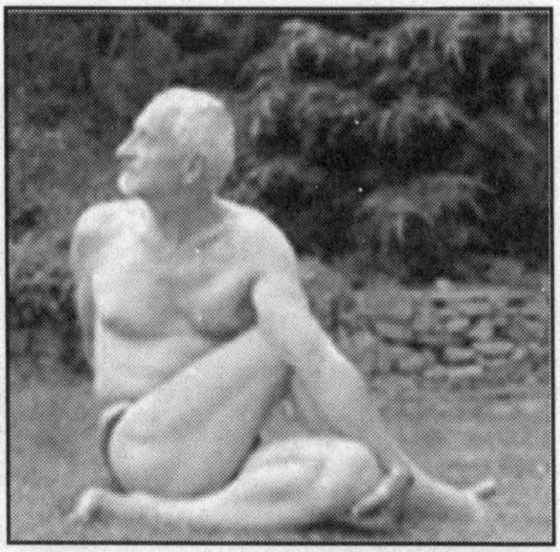

अय्यंगार से हुई। चूँकि अय्यंगार ने मशहूर दार्शनिक जिद्दू कृष्णमूर्ति को योग सिखाया था, इसलिए उन्हें मुंबई जाकर मेनुहिन से मिलने के लिए कहा गया। मेनुहिन ने बताया कि वे लगभग हर समय थकान महसूस करते थे, कभी भी पूरी तरह आराम नहीं महसूस करते थे और सो भी नहीं पाते थे। अय्यंगार ने उन्हें एक तनाव मुक्त करने वाला आसन बताया और एक मिनट से भी कम समय में मेनुहिन स्पष्ट रूप से ऊँघने लगे, और पिछले कई दिनों में पहली बार हल्के-हल्के खर्राटे भी लेने लगे! उसके बाद, मेनुहिन अय्यंगार के गंभीर और मेहनती शिष्य बन गए, और उन्होंने योग को अपने जीवन का नियमित हिस्सा बना लिया। उदाहरण के तौर पर, 1982 में, उन्हें बर्लिन फिलहारमोनिक ऑर्केस्ट्रा के 100 वें जयंती समारोह में संचालन करने के लिए आमंत्रित किया गया। उन्होंने बीथोवेन की पाँचवीं सिंफनी के उद्घाटन का संचालन सिर के बल खड़े होकर, पैरों से ऑर्केस्ट्रा को निर्देशन देते हुए किया।

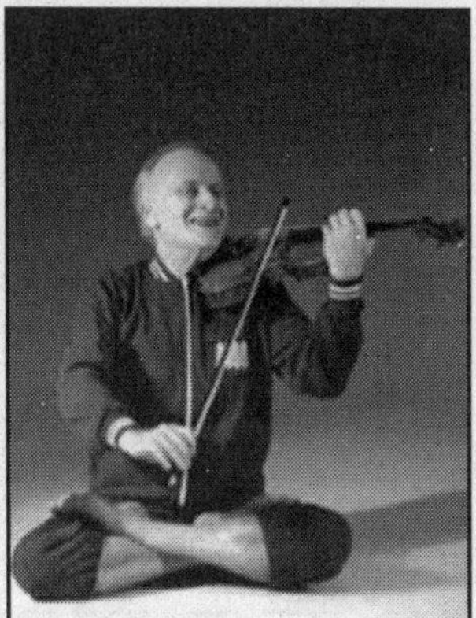

अय्यंगार ने उनके लिए जो आसनों का कार्यक्रम निर्धारित किया था, उसका पालन करने से येहुदी मेनुहिन की माँसपेशियों का दर्द पूरी तरह से गायब हो गया। मेनुहिन ने लिखा, योग ने वायलिन बजाने की यांत्रिकी को पूरी चेतना में समझने की मेरी खोज में अपना योगदान दिया, और उन्होंने अय्यंगार को मेरे सर्वश्रेष्ठ वायलिन शिक्षक भी कहा। उन दोनों के बीच एक बहुत ही घनिष्ठ मित्रता का संबंध बन गया था, जो 47 वर्ष बाद, 1999 में मेनुहिन की मृत्यु तक जारी रहा।

परम पावन दलाई लामा तिब्बती बौद्ध धर्म और योग पर

20 नवंबर, 2010 को नई दिल्ली के इंडियन हैबिटैट सेंटर में मन और शरीर के संबंध पर बोलते हुए, परम पावन दलाई लामा ने कहा कि योगिक अभ्यासों की तरह, तिब्बती बौद्ध अभ्यास भी मन और शरीर के संबंध के महत्त्व पर जोर देते हैं, जहाँ एक अभ्यासी को ध्यान करते समय शरीर की

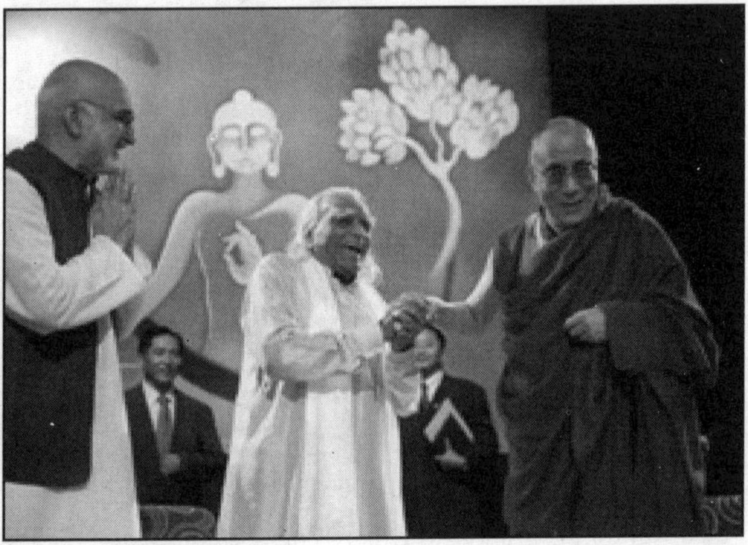

सही मुद्रा पर ध्यान केंद्रित करना होता है, जैसे कि रीढ़ की हड्डी सीधी रखना, ताकि ध्यान करने के दौरान आराम प्रदान करने के लिए ऊर्जा का प्रवाह सही रहे। इसके बाद उन्होंने तिब्बती बौद्ध धर्म के वज्रायन स्कूल का उल्लेख किया, जहाँ शरीर की सही मुद्रा और मानसिक स्थिति के बीच के संबंध का विस्तार से वर्णन किया गया है, जैसे स्वप्न अवस्था या गहरी निद्रा की अवस्था।

डॉ. अय्यंगार ने कहा कि भारतीय योगिक परंपरा और तिब्बती बौद्ध दृष्टिकोण के बीच कुछ समानताएँ या निकटता है, और सुझाव दिया कि दोनों परंपराओं को साथ मिलकर काम करना चाहिए, ताकि मानवता के लाभ के लिए एक आम मार्ग मिल सके।

बी.के.एस. अय्यंगार और बेल्जियम की राजमाता

बी.के.एस. अय्यंगार वायलिन वादक येहुदी मेनुहिन के साथ ब्रिटेन, फ्रांस और स्विट्ज़रलैंड की यात्राओं पर गए, और इन सब स्थानों पर अपने पहले प्रदर्शन दिए। अय्यंगार दुनिया के कुछ सबसे मशहूर कलाकारों और संगीतज्ञों से मिले और उन्हें योग की शिक्षा दी, जैसे पियानो वादक सर क्लिफोर्ड कर्जन और लिली क्रॉस और सेल वादक जैकलिन डू प्रे।

इस अवधि के दौरान जिस विशेष रूप से महत्त्वपूर्ण व्यक्ति से अय्यंगार मिले, वो थीं लेडी क्वीन एलिजाबेथ, बेल्जियम की राजमाता। बी.के.एस. अय्यंगार का उनसे परिचय 1958 में हुआ, जब वे 85 वर्ष की हो चुकी थीं। वे शीर्षासन सीखना चाहती थीं, और जवाब में नहीं सुनने को तैयार नहीं थीं। उन्होंने कहा, "यदि आप मुझे सिर के बल खड़े होना नहीं सिखा सकते, तो आप यहाँ से जा सकते हैं।" कुछ घबराहट के साथ, और इस बात को अच्छी तरह जानते हुए कि यदि बुजुर्ग रानीमाँ इस अनुभव को नहीं झेल पाईं तो सुर्खियाँ क्या होंगी, अय्यंगार ने बहुत सावधानी से उन्हें शीर्षासन की मुद्रा में खड़ा किया। हालाँकि ये अपने आप में एक विलक्षण बात थी, लेकिन आसपास खड़े लोगों को इस बात की अधिक चिंता थी कि वे उनको सुरक्षित रूप से नीचे ला पाएँगे या नहीं। रानी एलिजाबेथ उनसे इतनी प्रभावित हो गईं कि उन्होंने उपहार के तौर पर उनकी एक प्रतिमा दी, जो उन्होंने अपने हाथों से गढ़ी थी। अय्यंगार ने हमेशा उसे सँजोकर रखा। आगे जाकर वे जिस संस्थान का निर्माण करने वाले थे, उसमें उस प्रतिमा को विशेष स्थान मिलनेवाला था।

1965 में, अय्यंगार गस्ताद, स्विट्ज़रलैंड में पढ़ा रहे थे, जब उनके पास रानी एलिजाबेथ का फोन आया। वे तब 92 वर्ष की हो चुकी थीं। उन्हें दौरा पड़ा था और वे अय्यंगार से मिलना चाहती थीं। वे तुरंत विमान से उनके पास पहुँचे। उनके निर्देशों का पालन करके राजमाता अपने अंगों को पर्याप्त रूप से हिलाने में सक्षम हो गईं। वे एक बार फिर फोर्क (काँटे) को पकड़कर इस्तेमाल कर पा रही थीं। आँसुओं से भरे चेहरे से रानी माँ ने अपने भारतीय गुरु को अंतिम बार अलविदा कहा। कुछ ही समय बाद 23 नवंबर, 1965 को उस महान् महिला का निधन हो गया।

योग पर भारतीय क्रिकेट किंवदंती राहुल द्रविड़

राहुल द्रविड़ (जन्म 1973) भारत के भूतपूर्व क्रिकेट खिलाड़ी और कप्तान हैं, जिन्हें क्रिकेट के इतिहास के महानतम खिलाड़ियों में गिना जाता है। दिसंबर 2011 में, वे कैनबरा में ब्रैडमैन व्याख्यान देनेवाले पहले गैर-ऑस्ट्रेलियाई खिलाड़ी बन गए।

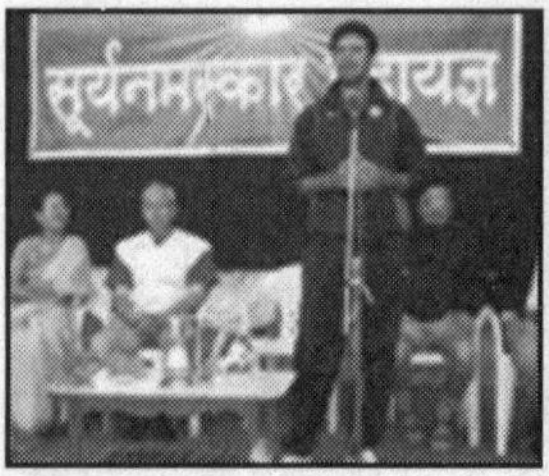

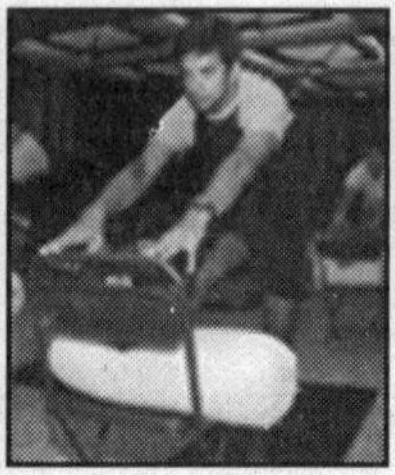

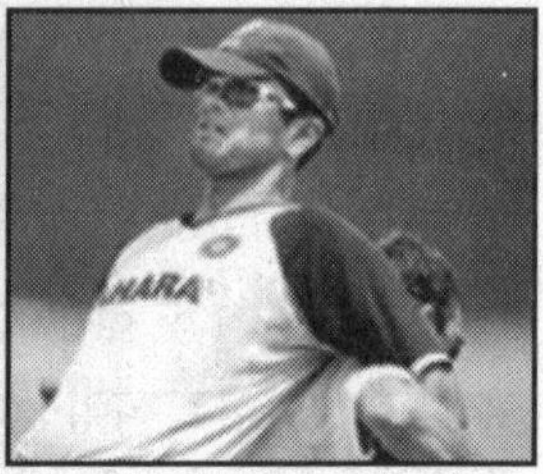

2014 तक, वे पहले और एकमात्र खिलाड़ी थे, जिन्होंने टेस्ट क्रिकेट खेलनेवाले सभी देशों के विरुद्ध शतक बनाए थे। अक्तूबर 2012 तक, वे टेस्ट क्रिकेट में सबसे अधिक कैच लेनेवाले खिलाड़ी थे (नॉन-विकेटकीपर), और उन्होंने 210 कैच पकड़े थे। वे राहुल द्रविड़ एथलीट संरक्षण कार्यक्रम के हिस्से के रूप में भारत के भावी ओलंपियनों और पैरा-ओलंपियनों के संरक्षक भी हैं।

द्रविड़ का फिटनेस मंत्र : मेरा सौभाग्य है कि मैंने स्वयं बी.के.एस. अय्यंगार से प्रशिक्षण प्राप्त किया है। मैंने कम समय में बहुत कुछ सीखा और मैं आज भी अपने उपचार अभ्यास में उनकी कई तकनीकों का इस्तेमाल करता हूँ।

ध्यान : मैं ध्यान करता हूँ। उससे मुझे शांत और संतुलित रहने में मदद मिलती है। ये हमारे आसपास मौजूद कई तरह के तनावों और दबावों का सामना करने का अच्छा तरीका है।

दौड़ना और पढ़ना : मैंने इस समय जिम जाने से अवकाश लिया हुआ है। लेकिन मैं फिट रहने के लिए घर पर व्यायाम करता हूँ। मैं घर के आसपास थोड़ा-बहुत दौड़ता हूँ, थोड़ा बहुत खाने-पीने का ध्यान रखता हूँ और पढ़ता हूँ।

राहुल द्रविड़ फुटबॉल को 'ना' और योग को 'हाँ' कहते हैं : क्या आप एक क्रिकेटर के प्रशिक्षण कार्यक्रम के हिस्से के रूप में योग की सिफारिश करेंगे? एल.बी. मंडल ने उनसे पूछा।

"मैं किसी भी खिलाड़ी के लिए पार-प्रशिक्षण का बहुत बड़ा प्रशंसक हूँ, और योग तो शरीर की स्ट्रेचिंग के अलावा भी बहुत कुछ देता है। एक योग सत्र के दौरान आवश्यक एकाग्रता शरीर को विश्राम और ध्यान का अतिरिक्त लाभ प्रदान करती है। नियंत्रित साँस लेने की तकनीक, या प्राणायाम, यदि सही तरीके से किया जाए, तो छाती की अंदरूनी माँसपेशियों को भी मजबूत कर सकता है। मुझे लगता है हम योग के इस पहलू को भविष्य में काफी समकालीन बनते देखेंगे, क्योंकि इसके लाभ को सामने लाने के लिए और अधिक शोध किए जा रहे हैं। लेकिन अन्य व्यायामों की तरह, इसे भी निर्धारित करने से पहले सावधानी बरती जाती है। लंबर हाइपरएक्सटेंशन एक ऐसी क्रिया है, जो यदि सही मार्गदर्शन के साथ न की जाए, तो तेज गेंदबाज के पीठ दर्द को बढ़ा सकती है, लेकिन कुल मिलाकर एक क्रिकेटर आम तौर पर योग से लाभान्वित ही होता है। योग को निरंतर अभ्यास की आवश्यकता होती है, और कभी-कभार किए गए योग के सत्रों से उतना लाभ नहीं मिल सकता, जितना योग को जीवनशैली के रूप में अपनाने से मिल सकता है।

क्रिकेट की किंवदंती सचिन तेंदुलकर

भारतरत्न सचिन तेंदुलकर (जन्म 1973) भूतपूर्व भारतीय क्रिकेटर हैं, और व्यापक रूप से सर्वकालिक महानतम क्रिकेटरों में से एक माने जाते हैं। वे अंतरराष्ट्रीय क्रिकेट में 100 शतक बनानेवाले एकमात्र बल्लेबाज, एक

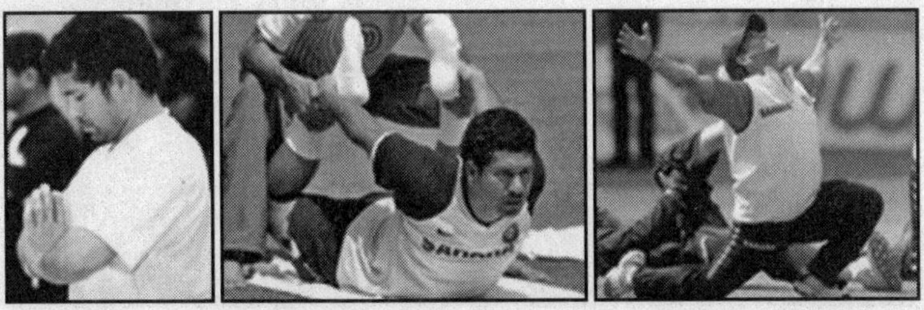

दिवसीय अंतरराष्ट्रीय मैच में दोहरा शतक बनानेवाले पहले बल्लेबाज, और अंतरराष्ट्रीय क्रिकेट में 30,000 रन बनानेवाले एकमात्र बल्लेबाज हैं। तेंदुलकर एक मुंबई-आधारित एनजीओ, 'अपनालय' के माध्यम से प्रति वर्ष 200 वंचित बच्चों को प्रायोजित करते हैं। उन्होंने 'क्रूसेड अगेंस्ट कैंसर फाउंडेशन' के लिए 1.02 करोड़ रुपए (160,000 यूएस डॉलर) जुटाए। उन्होंने देश भर के सरकारी स्कूलों में छात्राओं के लिए शौचालयों के निर्माण के लिए धन जुटाने में भी मदद की।

सचिन तेंदुलकर, जिन्होंने योग गुरु बी.के.एस. अय्यंगार से योग सीखा है, कहते हैं कि उनके आसनों के अभ्यास ने उनके शानदार कॅरियर के दौरान उनकी बहुत मदद की है।

"एक बार मेरे पैर में एक अजीब सी समस्या हो गई थी, जिसके कारण मुझे बहुत तकलीफ और दर्द का सामना करना पड़ा था। मुझे सर्जरी की सलाह दी गई, जिसे लेकर मैं बहुत आश्वस्त नहीं था। उस समय, ज़ैक (जहीर खान) ने मुझे गुरुजी की सलाह लेने का सुझाव दिया। उनकी सकारात्मक भावना और मार्गदर्शन ने मुझे इस हद तक ठीक होने में मदद की कि मुझे सर्जरी करवाने की आवश्यकता नहीं रह गई।

राकेश शर्मा, भारत के पहले अंतरिक्ष यात्री

विंग कमांडर राकेश शर्मा, एसी (जन्म 1949) भारतीय वायु सेना के भूतपूर्व टेस्ट पायलट हैं, जिन्होंने इंटरकॉसमॉस कार्यक्रम के तहत सोयूज टी-11 में उड़ान भरी। शर्मा अंतरिक्ष की यात्रा करने वाले पहले भारतीय थे। वो एक चीज, जिसके लिए अंतरिक्ष यात्रियों को सबसे ज्यादा प्रशिक्षित

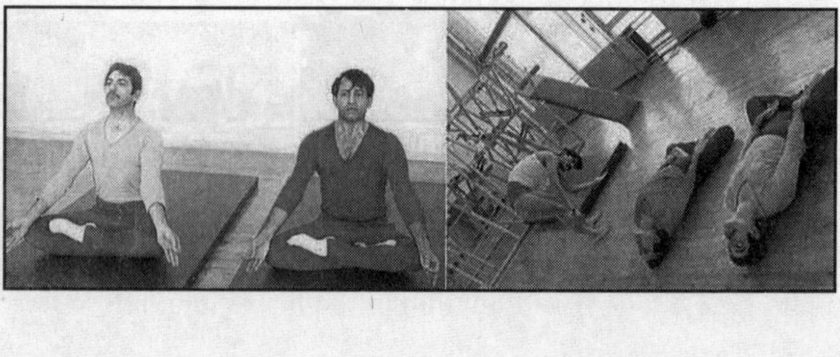

किया जाता है, वो है शून्य गुरुत्वाकर्षण का सामना करना। उदाहरण के लिए, अंतरिक्ष यात्रियों को उनके सिर पैरों से नीचे करके सोने के लिए कहा जाता है। शर्मा कहते हैं कि यात्रा आरंभ होने के छह महीने पहले, उन्होंने वो फिटनेस कार्यक्रम छोड़ दिया, जो अन्य अंतरिक्ष यात्री कर रहे थे, और गहन योग करना शुरू कर दिया। ये इस बात की जाँच करने के लिए था कि क्या योग गुरुत्वाकर्षण की कमी से जूझने में लोगों की अधिक मदद कर सकता है? उन्होंने अप्रैल 1984 में 7 दिन, 21 घंटे और 40 मिनट (लगभग 8 दिन) अंतरिक्ष में सल्युत 7 स्पेस स्टेशन में बिताए थे। कहा गया है कि उन्होंने लंबे समय तक अंतरिक्ष कक्ष में रहने के प्रभावों से निपटने के लिए भी योगाभ्यास के साथ प्रयोग किए थे।

राकेश शर्मा ने खुद को भारतीय इतिहास में अमर कर लिया और उस समय की भारतीय प्रधानमंत्री श्रीमती इंदिरा गांधी के इस प्रश्न का उत्तर देकर, कि अंतरिक्ष से भारत कैसा दिखाई देता था, कई भारतीयों के दिलों में जगह बना ली। उन्होंने जवाब दिया, सारे जहाँ से अच्छा हिंदुस्तान हमारा। वो भारत के उन लाखों टी.वी. दर्शकों के लिए बहुत गौरव का पल था, जो भारत को अंतरिक्ष में अपना आदमी भेजनेवाला 14वाँ देश बनते देख रहे थे।

संदर्भ सूची

http://www.dailymail.co.uk/news/article-2205637/Prince-Charles-Green-fingered-Charles-chooses-appropriate-yoga-pose-called-Tree-visits-rehab-centre-woundedsoldiers-saying-number-injured-daily-Afghanistan-astonishing.html

http://www.thehindu.com/news/national/ban-kimoon-tries-his-hand-at-yoga/article6791775.ece

http://www.nytimes.com/2008/04/14/world/europe/14iht-russia.4.11975547.html?_r=0

http://www.sofia.edu/about/history/transpersonal-pioneers-aldous-huxley/

http://www.mid-day.com/articles/the-art-of-staying-calm-with-rahuldravid/15230091#sthash.BO5w1A97.dpuf

http://www.espncricinfo.com/gillettezone/content/story/565430.html

http://www.aerospaceguide.net/astronaut/rakesh_sharma.html

□

13

बॉलीवुड, हॉलीवुड और संगीत जगत् के सितारों द्वारा योग

बॉलीवुड सितारे

अभिनेत्री शिल्पा शेट्टी, जो बॉलीवुड में अपनी फिटनेस के लिए जानी जाती हैं, पावर योग के लाभों की कसमें खाती हैं। उन्होंने 2008 में शिल्पा का योग के नाम से एक सीडी भी निकाली थी। योग मेरे मन, शरीर और आत्मा को स्वस्थ रखता है। मेरी गरदन में तकलीफ रहती थी और मुझे पुराना स्पॉन्डिलाइटिस था। इसलिए मैंने योग करना शुरू किया। मैंने पेशेवर प्रशिक्षण लिया और मुझे वास्तव में फायदा हुआ, वे कहती हैं। 2006 में, शिल्पा ने बीबीसी वर्ल्ड सर्विस ट्रस्ट टेलीविजन द्वारा भारत में एचआईवी-एड्स की समस्या से निपटने के लिए बनाए गए कार्यक्रम को समर्थन दिया। शिल्पा सर्कसों में जंगली जानवरों के इस्तेमाल के खिलाफ पेटा के अभियान में भी शामिल थीं।

करीना कपूर कहती हैं, मैं पूरी तरह योग की भक्त हूँ। मुझे लगता है योग ने मेरा जीवन बदल दिया है। मेरा सुबह का योगाभ्यास, जो मैं रोज डेढ़ घंटे करती हूँ, मुझे दिन भर चुस्त रखता है। जिस दिन मैं योग नहीं करती, मुझे लगता है मेरा दिन अच्छा नहीं जा रहा है और मैंने कोई जरूरी काम पूरा नहीं किया है, करीना ने इंडिया फोरम्स के साथ एक साक्षात्कार में कहा।

अभिनेत्री कोंकणा सेन अपने सुगठित शरीर का श्रेय योग को देती हैं। ''मैं योग करती हूँ; काफी समय से कर रही हूँ। मुझे लगता है इससे फायदा होता है, उन्होंने एक कार्यक्रम में कहा। कंगना रनाउत एक और पावर योग की भक्त हैं। वे कहती हैं, ''मैं नियम से योग करती हूँ और संतुलित आहार लेती हूँ।''

अभिनेत्री और माँ लारा दत्ता ने गर्भावस्था के बाद महिलाओं को पुराने आकार में वापस आने में मदद करने के लिए एक योग डीवीडी निकाला है। लारा कहती हैं कि व्यायाम और नियमित कसरत ने उन्हें सी-सेक्शन द्वारा

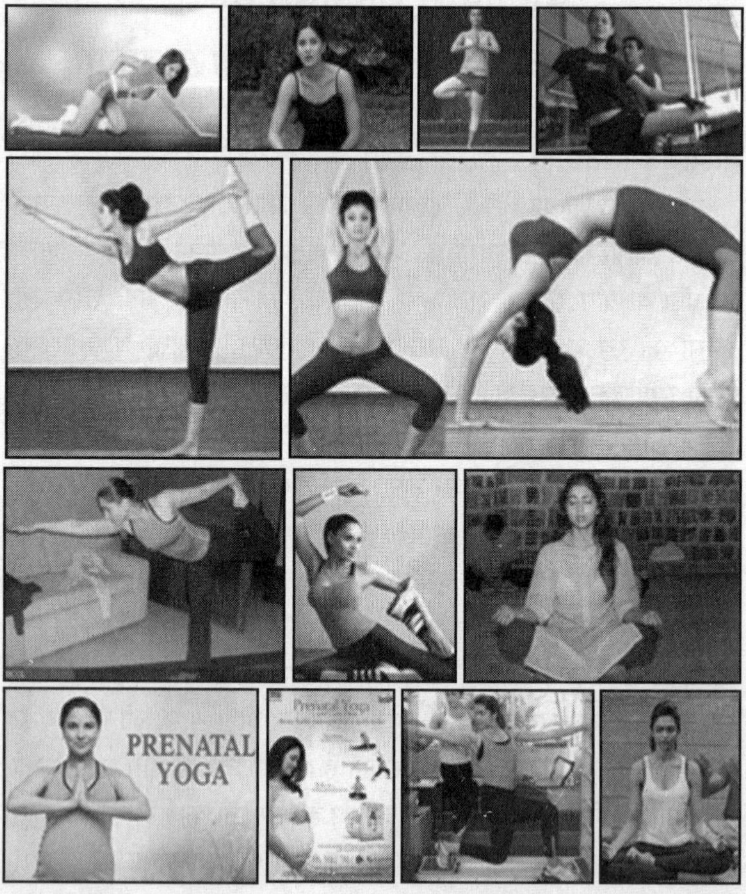

बेटी का जन्म होने पर भी अपने शरीर का आकार बनाए रखने में मदद की है। उन्होंने गर्भावस्था के दौरान किए जानेवाले योग का भी डीवीडी निकाला है।

अभिनेत्री रानी मुखर्जी ने भी प्रतिदिन 2 घंटे योग करके अपने अतिरिक्त किलो घटाए और एक फिल्म के लिए अपने शरीर को टोन किया। मैंने योग और वजन प्रशिक्षण का मिला जुला अभ्यास किया, जिसने मेरे शरीर पर वास्तव में काम किया, उन्होंने कहा।

सोनम कपूर, सुपरस्टार अनिल कपूर की बेटी, फिटनेस की दीवानी हैं और नियमित रूप से बिक्रम योग का अभ्यास करती हैं। ये मेरे डैड का इतने आकर्षक लगने का राज है, उन्होंने कुछ समय पहले ट्वीट किया।

बॉलीवुड में, शिल्पा शेट्टी, बिपाशा बसु, दीपिका पादुकोण, कंगना रनाउत, करीना कपूर, कटरीना कैफ और समीरा रेड्डी जैसी अभिनेत्रियाँ इस प्राचीन पूर्वी अभ्यास की पूरी तरह दीवानी हैं।

हॉलीवुड सितारे और योग

yogadelights.com के अनुसार, पिछले कुछ वर्षों में सेलेब्रिटी मान्यता के कारण पश्चिमी देशों में योग की लोकप्रियता अभूतपूर्व तरीके से बढ़ गई है। ये सभी हॉलीवुड योगी विभिन्न कारणों से योग करते हैं, लेकिन ये सब अपने योगा मैट्स खोलते हैं और योग की जीवनशैली अपनाते हैं। एक स्वस्थ शरीर बनाए रखने के लिए घंटों का समर्पित टीम प्रयास और सख्त फिटनेस दिनचर्या की आवश्यकता होती है। पहले अपने आध्यात्मिक और अनुशासनात्मक लाभों के लिए जाना जानेवाला योग, अब अपने शारीरिक लाभों के लिए भी जाना जाता है। हॉलीवुड के सितारे योग से प्यार करते हैं और अपने शरीर को आकर्षक बनाए रखने के लिए नियमित रूप से इसका अभ्यास करते हैं। योग शरीर को मजबूत और आकर्षक बनाता है, जिससे माँसपेशियाँ पतली और लंबी होती हैं। एक और प्रमुख कारण जिसकी वजह से ये सितारे नियमित योगायास करते हैं, ये है कि इससे इनकी उम्र पीछे जाती प्रतीत होती है। इसका अर्थ है युवा दिखना, युवा महसूस करना और

मानसिक शांति का अनुभव करना। सितारे हमेशा सुर्खियों में रहते हैं और उनके ऊपर हमेशा आकर्षक दिखने का दबाव रहता है।

सेलेब्रिटी माताओं के लिए, योग गर्भावस्था के बाद वजन घटाने और फिटनेस वापस पाने का तरीका रहा है। कभी-कभी जब किसी अभिनेता या अभिनेत्री को किसी भूमिका के लिए वजन घटाने की आवश्यकता होती है, तो वे योग का सहारा लेते हैं।

योग इन सितारों के कारण एक फैशन स्टेटमेंट भी बन गया है। लोग अब इसलिए भी योगाभ्यास करने का प्रयास करना चाहते हैं, क्योंकि उनके प्रिय सितारे योग करते हैं। भला हो इन सितारों का, जिन्होंने एक स्वस्थ योग जीवनशैली अपनाई है, क्योंकि इनकी वजह से पहले से कहीं अधिक लोग योग की ओर आकर्षित हो रहे हैं। वे योग का तोहफा उन लोगों तक पहुँचा रहे हैं, जिन्होंने शायद पहले कभी योग करने के बारे में सोचा भी नहीं होगा। योगाभ्यास करने वाले सितारे सिर्फ जनता को योग की ओर आकर्षित करके लाभान्वित नहीं कर रहे हैं, बल्कि योग और योग उत्पादों की ओर लोगों का आकर्षण बढ़ाकर योग उद्योग को भी लाभ पहुँचा रहे हैं।

कई सितारे सिर्फ इसलिए योगाभ्यास करते हैं, क्योंकि ये उन्हें शांत और तनावमुक्त करता है। ये इन सितारों के लिए विशेष रूप से महत्त्वपूर्ण है क्योंकि ये उन्हें सुर्खियों में रहने से संबंधित तनावों का सामना करने में मदद करता है। ये सितारों को आकर्षक दिखते हुए भी तनावमुक्त रहने में मदद करता है। योग संतुलित, सजग और शांत रहना सिखाता है। ये मन, शरीर और आत्मा का समग्र व्यायाम है।

योग ने इन सेलिब्रिटीज को एक वैश्विक नजरिया दिया है। योग करनेवाली कई हस्तियों को दुनिया भर में जरूरतमंद, वंचित और आपदा प्रभावित लोगों की सक्रियता से मदद करते देखा जा सकता है। योग ने कई मशहूर हस्तियों को धूम्रपान, शराब और नशे की लत से छुटकारा पाने में, और गुस्से और तनाव पर काबू पाने में मदद की है। वे स्वीकार करते हैं कि योग के कारण उनकी जीवनशैली में सकारात्मक बदलाव आया है।

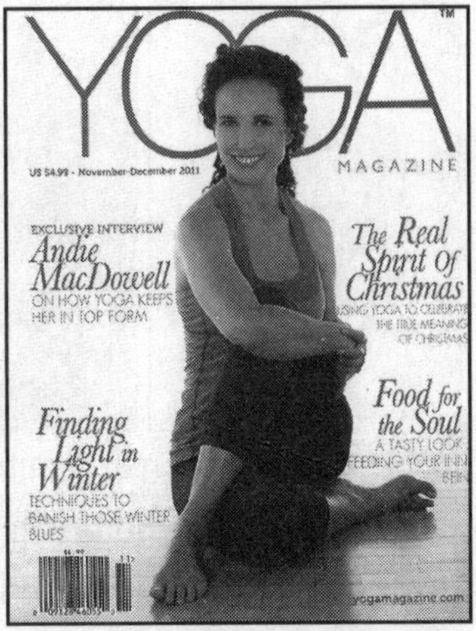

ऐंडी मैकडौवेल (जन्म 1958) एक अमेरिकी अभिनेत्री हैं। वे कहती हैं, "योग ने मेरी हर तरह से मदद की है। इसने मेरा दृष्टिकोण सही करने में, लोगों से बातचीत करने के तरीके में मदद की है, इसने मुझे अधिक जागरूक बनाया है, ध्यान केंद्रित करने में मदद की है, बेहतर निर्णय लेने में, जमीन पर पाँव रखते हुए सोचने में मदद की है। मैं नहीं जानती मैं इसके बिना क्या करती। ये मेरी शरण स्थली है।

ऐश्टन कुत्चेर (जन्म 1978) एक अमेरिकी अभिनेता, निर्माता, निवेशक और भूतपूर्व मॉडल हैं।

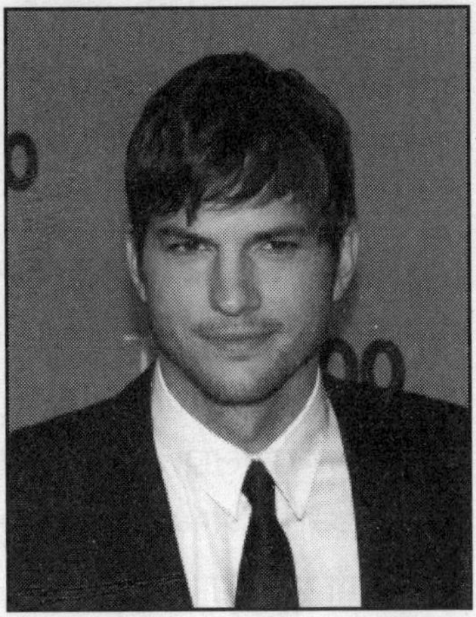

ऐश्टन कुत्चेर की पसंदीदा शैली बिक्रम योग है। उन्होंने अपनी भूतपूर्व पत्नी डेमी मूर के साथ योग कक्षाओं में जाना शुरू किया। 16 अप्रैल, 2009 को, कुत्चेर ट्विटर की 'मिलियन फॉलोवर्स प्रतियोगिता' में सीएनएन को हराकर 10,00,000 से अधिक फॉलोवर्स वाले साइट के पहले यूजर बन गए। 2009 में, कुत्चेर ने एक अंतरराष्ट्रीय मानव अधिकार संगठन की स्थापना की। डीएनए फाउंडेशन, जो बाद में 'थोर्न' के नाम से जाना जाने लगा, वैश्विक स्तर पर बच्चों के यौन शोषण और बच्चों के अश्लील साहित्य के प्रसार के समाधान के लिए काम करता है। कुत्चेर कई वर्ष कब्बालाह के छात्र रहे हैं, जो यहूदी रहस्यवाद का एक रूप है।

क्रिस्टी टर्लिंगटन (जन्म 1969) 2014 में टाइम पत्रिका के सौ सबसे

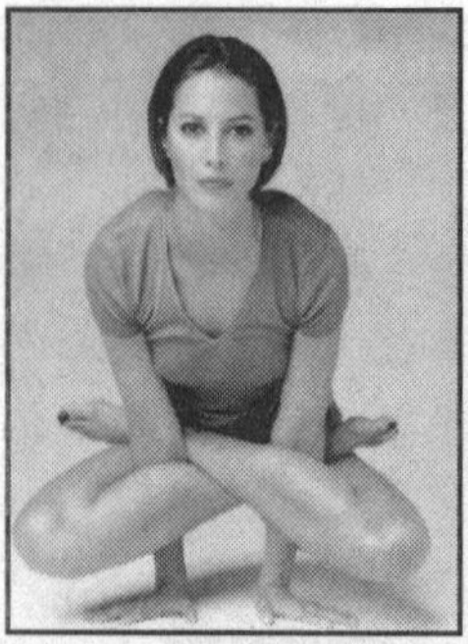
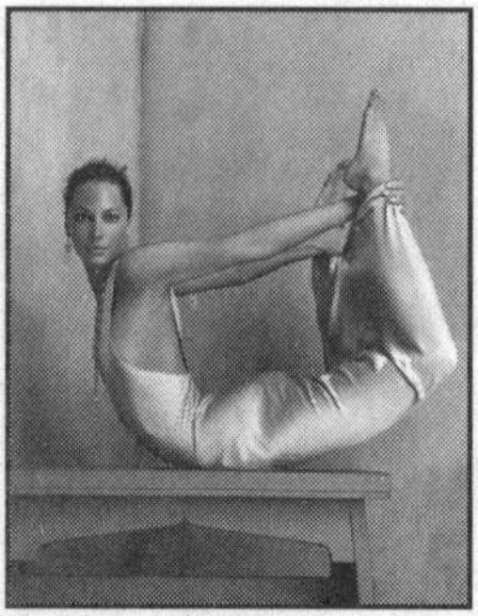
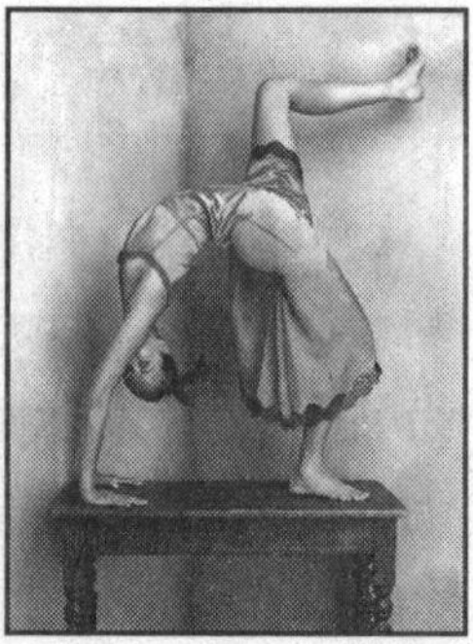

प्रभावशाली लोगों की सूची में शामिल थीं।

वे अमेरिका की शीर्ष मॉडलों में से एक हैं, और योग की बहुत समर्पित प्रशंसक हैं। पारंपरिक भारतीय अभ्यासों में दृढ विश्वास रखनेवाली क्रिस्टी अपने जीवन में आयुर्वेद और वास्तु को भी सम्मिलित करना चाहती हैं। वे योग के आध्यात्मिक, शारीरिक और बौद्धिक पहलुओं में गहरा विश्वास रखती हैं। वे 18 वर्ष की आयु से पेशेवर योग कक्षाएँ ले रही हैं। 2010 में, टर्लिंगटन ने 'ऐवरी मदर काउंट्स' की स्थापना की, जो प्रत्येक माँ के लिए गर्भावस्था और बच्चे का जन्म सुरक्षित बनाने की ओर समर्पित एक एनजीओ है।

क्रिस्टी टर्लिंगटन एक सुपर मॉडल हैं, जो आंतरिक मन से भी बहुत खूबसूरत हैं। वे एक योग जर्नल की आंशिक संपादक हैं और उन्होंने अपने योगिक अनुभवों को साझा करने के लिए 'योग : क्रिएटिंग अ लाइफ प्रैक्टिस' नाम की पुस्तक लिखी। वे एक शाकाहारी हैं। 1999 में, उन्होंने एक आयुर्वेद-प्रेरित लक्जरी स्किनकेयर लाइन 'सुंदरी' का निर्माण किया।

डेमी मूर एक अमेरिकी अभिनेत्री, फिल्म निर्माता, गीतकार और मॉडल हैं। मूर 2013 से कुंडलिनी योग शिक्षिका तेज कौर के साथ मूल रूप से योगी भजन द्वारा मालिबू में सिखाए गए कुंडलिनी योग का अभ्यास कर रही हैं। मूर की योजना इस योग शैली की शिक्षिका बनने की है। वे फिलिप बर्ग के कब्बालाह सेंटर धर्म की अनुयायी हैं। 2009 में, मूर और कुत्चेर ने बच्चों के यौन शोषण, बाल मजदूरी, बाल तस्करी, बच्चों के अश्लील साहित्य से

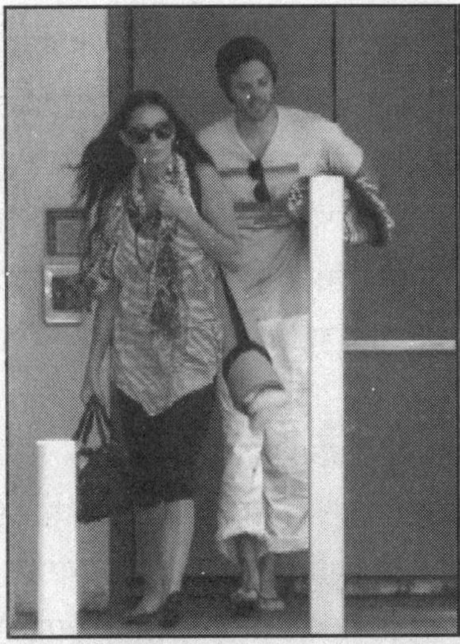

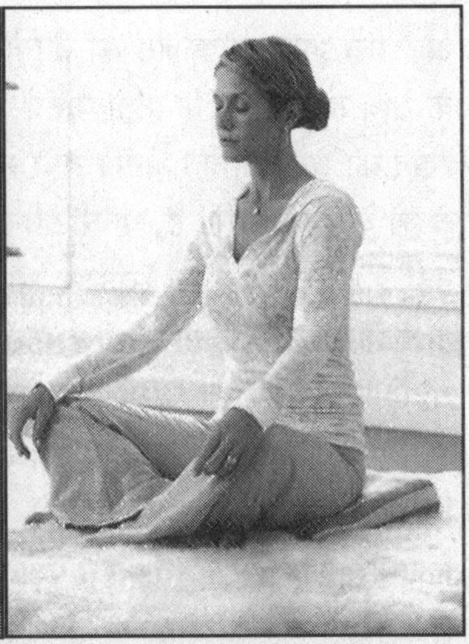

लड़ने के लिए कटिबद्ध एक गैर लाभ, गैर सरकारी संगठन की स्थापना की। इस संगठन का पहला अभियान था 'रियल मेन डोंट बाय गर्ल्स'।

जिसेली बुंचेन (जन्म 1980) एक ब्राजीलियाई फैशन मॉडल, अभिनेत्री और निर्मात्री हैं। योग ने जिसेली को उनके दूसरे बच्चे के जन्म के समय बढ़े हुए वजन को काफी हद तक घटाने में मदद की। वे संयुक्त राष्ट्र पर्यावरण कार्यक्रम की सद्भावना राजदूत हैं।

जिसेली, उल्लेखनीय रूप से, हाल के दिनों की सबसे मशहूर मॉडलों में से एक हैं, और ऐसा प्रतीत होता हैं, सबसे मशहूर योगियों में से एक हैं। कई वर्षों की मॉडलिंग के बाद, उन्हें सभी प्राकृतिक और आध्यात्मिक चीजों के प्रति अपने आकर्षण का पता चला, जिसमें 'सेजा' भी शामिल थी— सौंदर्य और स्किनकेयर उत्पादों की उनकी अपनी श्रृंखला, जो जैविक उत्पाद

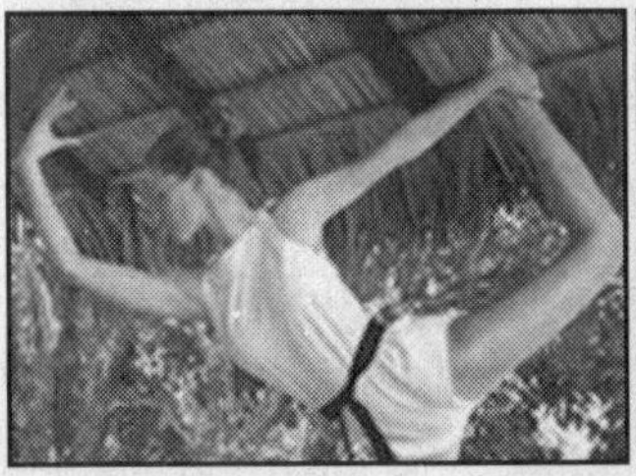

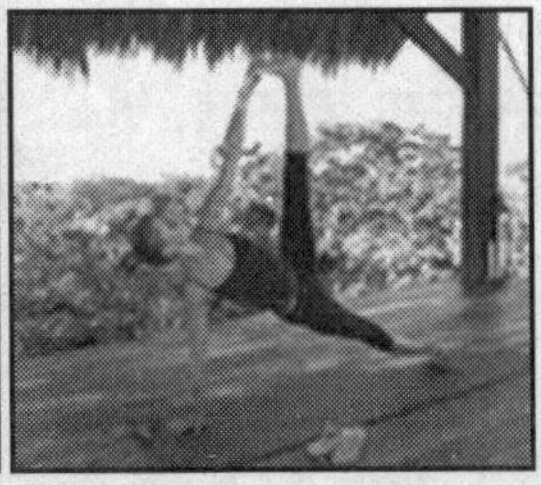

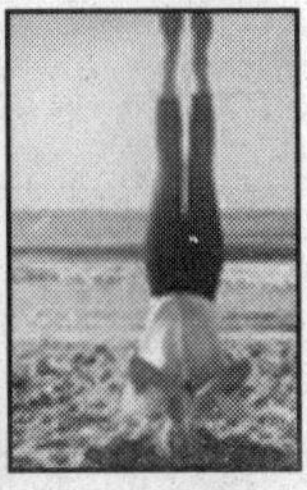

और रीसाइकल्ड पैकेजिंग का उपयोग करती है। उनके आध्यात्मिक उद्यम के साथ उनका योग के प्रति प्यार है, जिसे वे गर्भावस्था के दौरान उन्हें फिट रखने का श्रेय देती हैं। अपनी सुपर मॉडल जड़ों को सही साबित करते हुए, वे जो कुछ भी करती हैं, वो त्रुटिहीन होता है, और योग भी इसका अपवाद नहीं है। योग फिटनेस, स्वास्थ्य और आध्यात्मिक कल्याण के बारे में है, आपकी योगा पैंट कितनी तंग है, इस बारे में नहीं। आप खुश रहिए, स्वस्थ रहिए, संतुष्ट रहिए!

2010 में, बुंचेन ने 'हार्पर्स बाजार' को बताया कि स्तनपान उनके लिए कितना महत्त्वपूर्ण है। मई 2011 में, बुंचेन को उनके पर्यावरणीय प्रयासों के लिए हार्वर्ड का 2011 वैश्विक पर्यावरणीय नागरिक घोषित किया गया था।

बुंचेन कई चैरिटीज का समर्थन करती हैं और सबसे उदार हस्तियों में से एक है। उन्होंने ब्राजील के जीरो हंगर प्रोग्राम, जापान के भूकंप और सुनामी पीड़ितों को, हाइती में भूकंप के बाद के राहत कार्यों को, युवा लड़कियों के सशक्तिकरण के लिए, बच्चों के अनुसंधान अस्पतालों को और एचआईवी/एड्स पीड़ितों को लाखों डॉलर के दान दिए।

2004 से, वे विश्व की उच्चतम भुगतान लेनेवाली मॉडल रही हैं, और 2007 में, वे मनोरंजन जगत् की 16वीं सबसे अमीर महिला थीं।

गोल्डी हॉन, हॉलीवुड की 'हैप्पीनेस गुरु'

गोल्डी हॉन (जन्म 1945), एक अमेरिकी अभिनेत्री, फिल्म निर्देशिका, निर्मात्री और गायिका हैं।

क्या होता है हॉलीवुड के सुपरस्टारों के साथ जब वे आंशिक रूप से रिटायर हो जाते हैं? बेशक, वे ध्यान करते हैं। और यदि कोई चेहरे पर मुसकान के साथ ऐसा करता है, तो वो गोल्डी हॉन हैं। सिवाय इसके कि उनके लिए आंतरिक शांति एक अंतरराष्ट्रीय मिशन बन गई है। हॉन ने ध्यान का प्रशिक्षण लिया है और वे ध्यान सिखाने की कक्षाएँ आयोजित करती हैं, विशेष रूप से बच्चों के लिए. उन्होंने 'हॉन फाउंडेशन' की स्थापना की, जो 'कल्याण के लिए जीवन को बढ़ाने की रणनीतियों' के माध्यम से शैक्षणिक

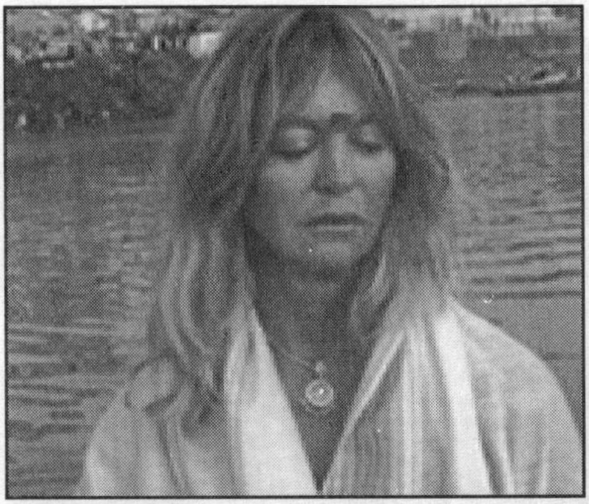
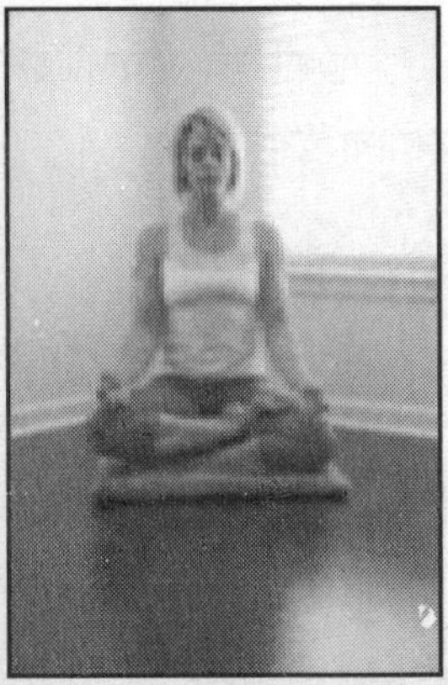

प्रदर्शन में सुधार करने का उद्देश्य लेकर युवा शिक्षा कार्यक्रम, और बच्चों के लिए 'माइंड अप' (Mind Up) नाम का शैक्षणिक कार्यक्रम चलाता है। ये कार्यक्रम योग और ध्यान पर आधारित हैं। गोल्डी ने अपना कार्यक्रम 'माइंड अप' कथित तौर पर सितंबर 11 के हमलों के बाद कई अवसादग्रस्त बच्चों को देखने के बाद विकसित किया। ध्यान की कक्षाएँ डराने धमकाने पर सकारात्मक सोच, संवेदी जागरूकता, नियंत्रित श्वास और भूमिका निर्वाह के माध्यम से अंकुश लगाने की उम्मीद करती हैं। और गोल्डी का कार्यक्रम स्पष्ट रूप से बच्चों के साथ चमत्कार कर रहा है। कक्षा परीक्षणों से पता चला है कि माइंड अप से संबंधित बच्चों में कोर्टिसोल (तनाव से संबंधित एक हार्मोन) का स्तर बेहतर विनियमित है और उनकी कार्यकारी गतिविधियों संगठित करने और समझने की क्षमता में सुधार है। सैन फ्रांसिस्को की एक शिक्षिका ने कहा कि माइंड अप ने उनकी सातवीं कक्षा के बच्चों को विज्ञान की मुश्किल अवधारणाओं को समझने में मदद की। गोल्डी हॉन ने 2009 में अपनी वाराणसी यात्रा के दौरान दशाश्वमेध घाट पर गंगा आरती भी की।

उनकी माँ हंगरी से आई एक यहूदी थीं और उनकी परवरिश यहूदी तरीके से हुई। हॉन ने 1969 में सर्वश्रेष्ठ सहनायिका का अकादमी अवॉर्ड जीता। वे अभिनेता ऑलिवर हडसन, केट हडसन और व्याट रसेल की माँ हैं।

खुशी की अगली अवस्था तक पहुँचने के लिए हमें बाधाओं को गले लगाना पड़ता है।

हीथर ग्रैहम

हीथर ग्रैहम (जन्म 1970) एक अमेरिकी अभिनेत्री हैं।

अभिनेत्री होने के अलावा, हीथर एक सामाजिक कार्यकर्ता भी हैं, जो

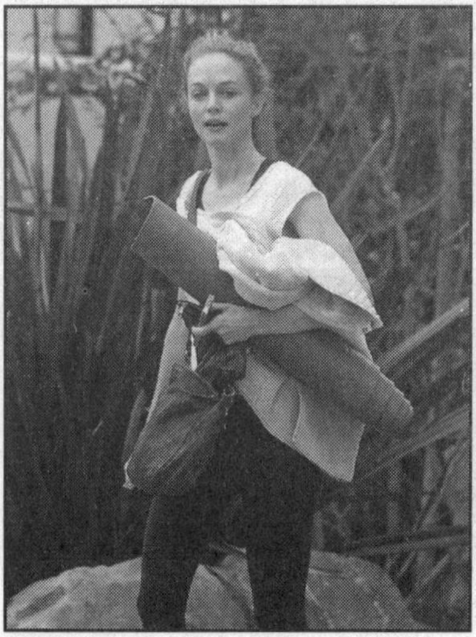

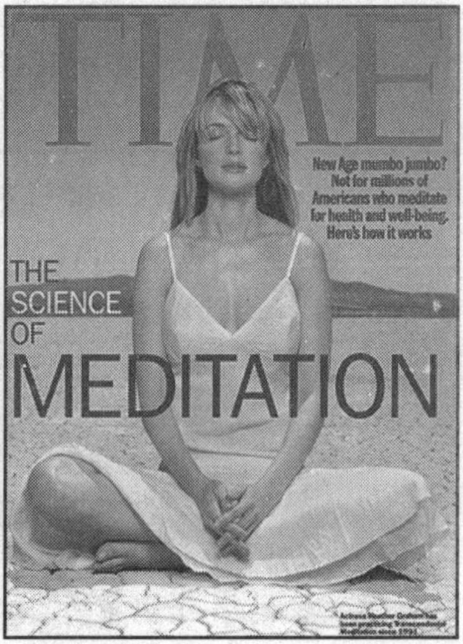

कंबोडियन चिल्ड्रेंस फंड के साथ काम करती हैं। ये फंड बच्चों को भोजन, साफ पानी, शिक्षा, स्वास्थ्य सुविधाएँ उपलब्ध कराता है और गुलामी रोकने के लिए अभियान चलाता है।

मुझे बहुत खुशी महसूस होती है। योग से जुड़े लोग कुल मिलाकर बहुत शांत होते हैं और सब अपनी अपनी समस्याओं को दूर करने आते हैं।

योग एक प्रकार से आपको हर चीज के लिए तैयार होने में मदद करता है, वास्तव में।

जेमी ली कर्टिस (जन्म 1958) एक अमेरिकी अभिनेत्री और लेखिका हैं। उनकी 1998 में प्रकाशित हुई पुस्तक 'टुडे आई फील सिली, एंड अदर मूड्स दैट मेक माय डे' ने न्यूयॉर्क टाइम्स की सबसे अधिक बिकनेवाली पुस्तकों की सूची में स्थान बनाया। कर्टिस बच्चों के अस्पतालों और उनके

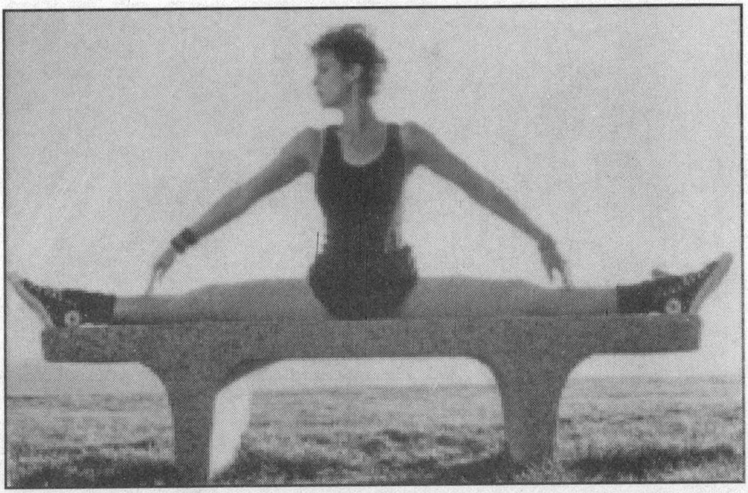

वकालत के प्रयासों की कट्टर समर्थक हैं। कर्टिस 'चिल्ड्रेन अफेक्टेड बाय एड्स फाउंडेशन' से भी जुड़ी हैं।

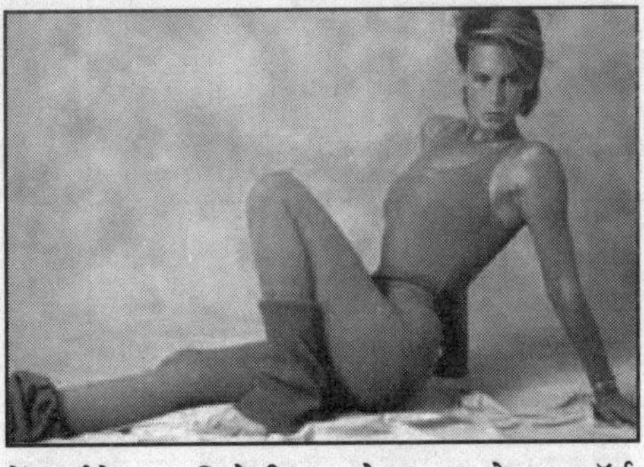

कर्टिस अभिनेत्री जेनेट लेह और अभिनेता टोनी कर्टिस की बेटी हैं। उनके दादा-दादी हंगेरी के यहूदी अप्रवासी थे। उन्होंने सर्वश्रेष्ठ सह अभिनेत्री का बाफ्टा अवॉर्ड और म्यूजिकल या कॉमेडी 8ल्मि में सर्वश्रेष्ठ अभिनेत्री का गोल्डन ग्लोब अवॉर्ड जीता।

अगर मैं उम्र बढ़ने को लेकर पुराने विचारों को चुनौती दे सकती हूँ, तो मैं और अधिक मजबूत महसूस करूँगी; बहुत महत्त्वपूर्ण, शक्तिशाली, बहुत आकर्षक, बहुत चुस्त। मुझे लगता है उम्र बढ़ने के साथ-साथ मैं और अधिक योग करूँगी।

जेनिफर ऐनिस्टन (जन्म 1969) एक अमेरिकी अभिनेत्री, निर्देशिका, निर्मात्री और व्यवसायी हैं। वे भी एक जानी-मानी योगी हैं और योगाभ्यास

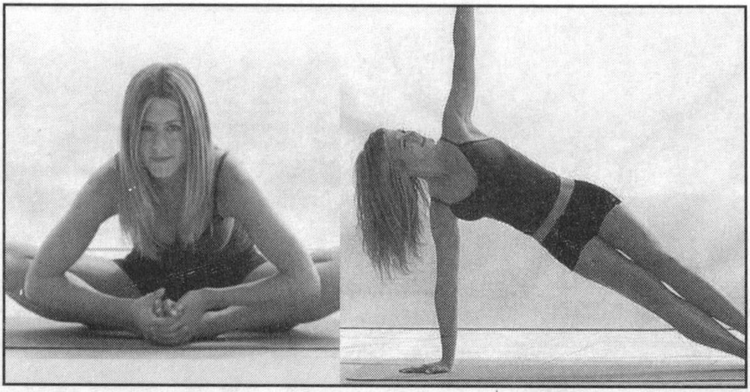

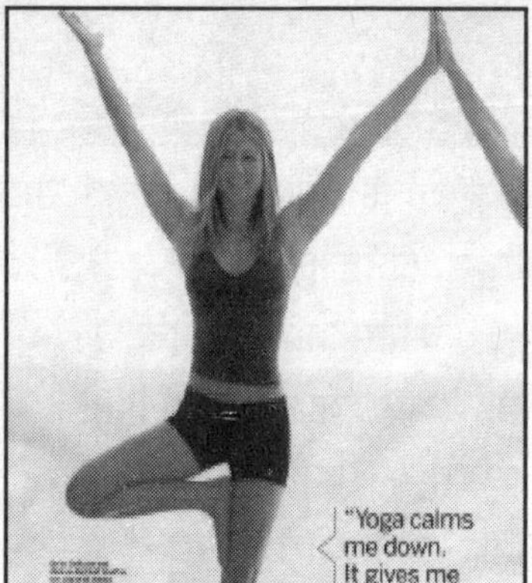

उसके उपचारात्मक गुणों के लिए करती हैं योग ने उन्हें ब्रैड पिट से हुए अलगाव से उबरने में मदद की। ये अमेरिकी अभिनेत्री सप्ताह में कम-से-कम पाँच योग सत्र करती हैं।

वे योग को उन्हें तनाव मुक्त करने और उनके शरीर को टोन करने का श्रेय देती हैं। वे योग को उन सकारात्मक प्रभावों में से एक मानती हैं, जिनके कारण वे धूम्रपान छोड़ पाईं। ऐनिस्टन के अनुसार, ये आराम महसूस करने का शानदार तरीका है। 2013 में, 'द हफिंगटन पोस्ट' ने ऐनिस्टन का वर्णन 'लंबे समय की योग अभ्यासी' के रूप में किया और उनके कहे इन शब्दों का हवाला दिया : 'यदि मैं ये नहीं करती हूँ तो मेरी आत्मा एक प्रकार से चली जाती है...योग ने मेरा जीवन पूरी तरह बदल दिया है।' 2014 में, ऐनिस्टन ने अपने भावातीत ध्यान के बारे में बात की। जब उनसे पूछा गया कि वो कौन सी नंबर 1 चीज थी, जिसने उन्हें अब तक इतना आकर्षक बना रखा था, तो उन्होंने जवाब दिया, ''मैं कहूँगी कि एक वर्ष से कुछ अधिक समय पहले मैंने टीएम (ट्रांसेंडेंटल मैडिटेशन या भावातीत ध्यान) करना

शुरू किया और उसने वास्तव में सबकुछ बदल दिया। टीएम से दिन की शुरुआत करना और उसी से दिन खत्म करना बहुत प्रभावशाली होता है।''

ऐनिस्टन मेक्सिको में एक अनाथालय का समर्थन करती हैं, वे बच्चों के अनुसंधान अस्पतालों के लिए कई टी.वी. विज्ञापनों में आई हैं। उन्होंने 'स्टैंड अप टू कैंसर' शो की मेजबानी भी की है। उन्होंने एक प्राइमटाइम एमी अवॉर्ड, एक गोल्डन ग्लोब अवॉर्ड और एक स्क्रीन एक्टर्स गिल्ड अवॉर्ड जीता है। वे मनोरंजन जगत् की 11वीं सबसे अमीर महिला घोषित हुई थीं।

जेरेमी सैमुएल पिवेन (जन्म 1965) एक अमेरिकी अभिनेता और

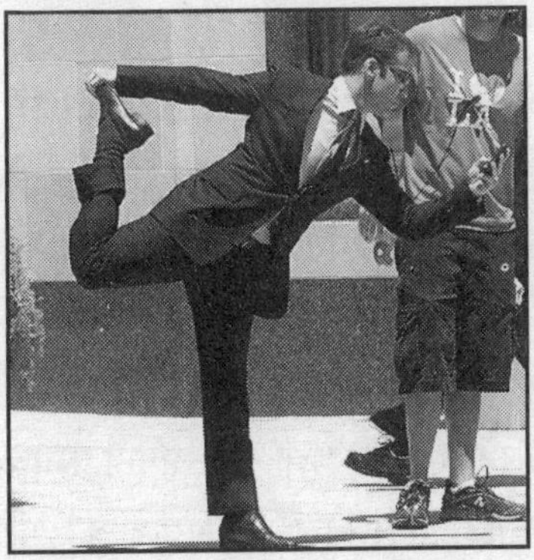

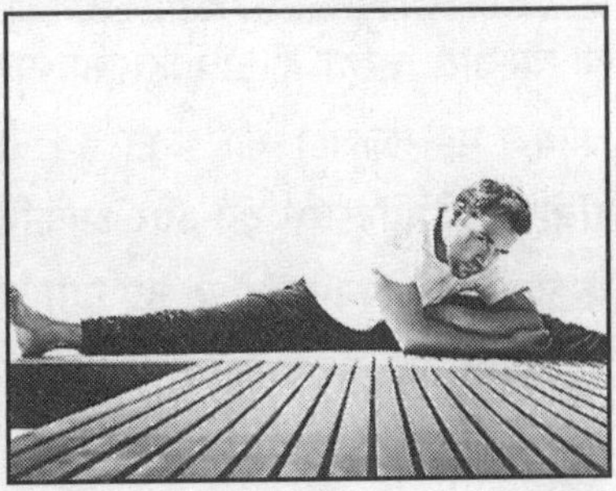

निर्माता हैं। उन्होंने एक गोल्डन ग्लोब अवॉर्ड जीता है और कॉमेडी शृंखला 'एंटूरेज' के लिए तीन वर्ष लगातार एमी अवॉर्ड जीता है। पिवेन के माता-पिता यहूदी थे (रूसी मूल के) और वे खुद को यहूदी बौद्ध मानते हैं। उन्होंने एक यात्रा चैनल के विशेष कार्यक्रम 'जेरेमी पिवेंस जर्नी ऑफ अ लाइफटाइम' में अभिनय किया है, जो उनकी भारत यात्रा का विस्तृत ब्यौरा देता है।

जूलिया रॉबर्ट्स (जन्म 1967) एक ऑस्कर विजेता अमेरिकी अभिनेत्री और निर्मात्री हैं। उन्हें योग की कला को मान्य करने के लिए हिंदू समुदाय द्वारा धन्यवाद दिया गया था। उन्होंने गायिका टेलर स्विफ्ट को योग करने का आग्रह किया था, ताकि उन्हें तनावमुक्त होने में, मन शांत करने में और शरीर टोन करने में मदद मिल सके।

रॉबर्ट्स ने 2010 में एक साक्षात्कार में बताया कि वे योग और हिंदू धर्म

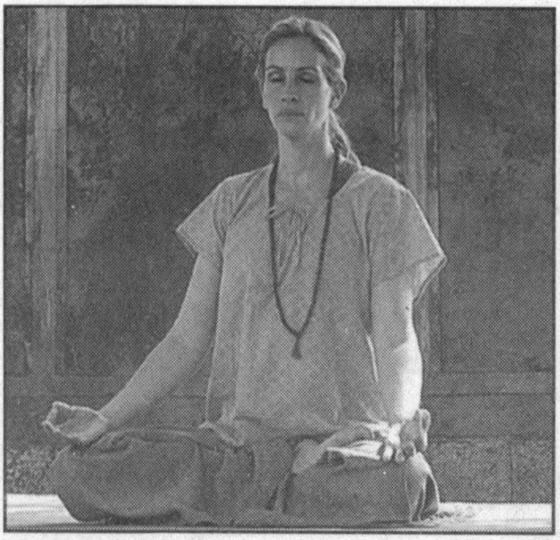

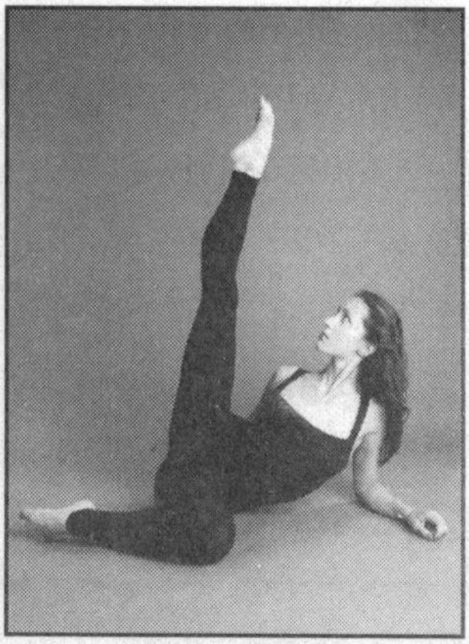

में विश्वास करती हैं और उसका अभ्यास करती हैं। रॉबर्ट्स नीम करोली बाबा (महाराजजी) की भक्त हैं। नीम करोली बाबा की एक तसवीर ने रॉबर्ट्स को हिंदू धर्म की ओर आकर्षित किया। उन्होंने हिंदू देवी-देवताओं के नामों पर अपने बच्चों के नए नाम रख लिये—हेजल का लक्ष्मी, फिन्नायूस का गणेश और हेनरी का कृष्ण बलराम।

रॉबर्ट्स ने यूनिसेफ सहित कई चैरिटेबल संस्थाओं को अपना समय और संसाधन दिए हैं। वे गुच्ची की 'चाइम फॉर चेंज' अभियान का भी समर्थन करती हैं, जिसका उद्देश्य महिला सशक्तीकरण फैलाना है। रॉबर्ट्स ने एक फिल्म में मदर नेचर (प्रकृति माँ) की भूमिका करके जलवायु परिवर्तन के प्रति जागरूकता फैलाने का प्रयास भी किया है। इस फिल्म में यह तथ्य दरशाया गया था कि प्रकृति को मनुष्य की आवश्यकता नहीं है, बल्कि मनुष्य को प्रकृति की आवश्यकता है।

उन्होंने सर्वश्रेष्ठ अभिनेत्री का एक एकेडमी अवॉर्ड और दो गोल्डन ग्लोब अवॉर्ड जीते हैं। 1990 के पूरे दशक और 2000 की पहली छमाही के दौरान रॉबर्ट्स विश्व की सबसे अधिक भुगतान लेनेवाली अभिनेत्री थीं। वे रेड ओम फिल्म्स नाम की प्रोडक्शन कंपनी की मालिक हैं। हिंदू धर्म में, 'ओम' सर्वस्व व्याप्त रहस्यवादी सत्ता के लिए प्रयुक्त होनेवाला रहस्यवादी शब्दांश है। हिंदू धर्म, जिसके इस समय अमेरिका में लगभग 3 मिलियन

अनुयायी हैं, विश्व का प्राचीनतम और तीसरा सबसे बड़ा धर्म माना जाता है। इस समय इसके लगभग 1 अरब अनुयायी हैं।

जुलिआन मूर (जन्म 1960) एक अमेरिकी अभिनेत्री और बच्चों की लेखिका हैं। दो बच्चों की माँ जुलिआन ने एक बार डेली मेल को बताया था

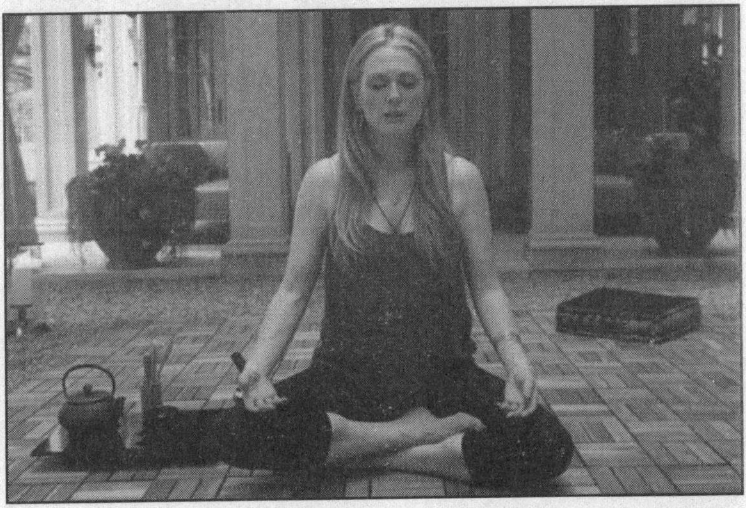

कि वे सप्ताह में तीन बार अष्टांग योग का अभ्यास और दो बार दौड़ने की दिनचर्या का पालन करके फिट रहती हैं। उन्होंने 'हेल्थ' पत्रिका को बताया कि वे अन्य व्यायामों की तुलना में योग को इसलिए पसंद करती हैं, क्योंकि इससे जिम जाने से होनेवाली यातना की अनुभूति नहीं होती।

मूर पाँच बार अकादमी अवॉर्ड के लिए नामित हुई हैं और आठ बार गोल्डन ग्लोब के लिए। उन्होंने एक अकादमी अवॉर्ड, दो गोल्डन ग्लोब, एक बाफ्टा और दो एसएजी अवॉर्ड जीते हैं।

केली कुओको (जन्म 1985) एक अमेरिकी अभिनेत्री हैं। वे सबसे अधिक बिग बैंग थ्योरी में अपनी पैनी की भूमिका के लिए जानी जाती हैं। केली एक योग प्रेमी हैं और शो में भी अपनी कुछ मुद्राओं का प्रदर्शन करती दिखाई देती हैं। वे और उनके प्रो-टेनिस खिलाड़ी पति रयान स्वीटिंग निजी, युगल योग सत्रों का आनंद लेते हैं। वे कहती हैं, ''मैं योग के ध्यान वाले

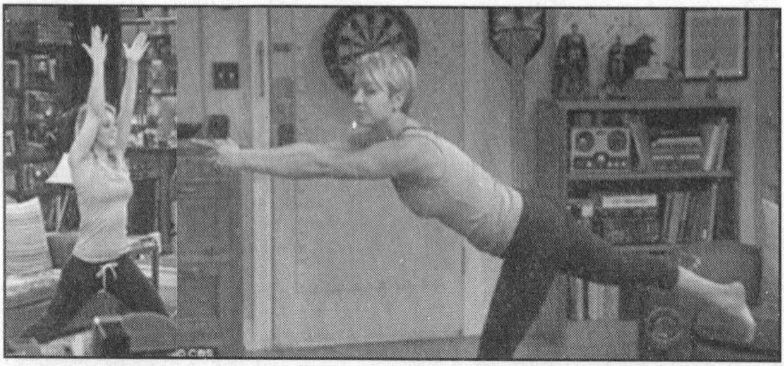

पहलू को समय नहीं देती, लेकिन ये एक अद्‌भुत व्यायाम है।"

केट हडसन (जन्म 1979) एक अमेरिकी अभिनेत्री हैं, जिनका जन्म लॉस एंजेलेस, कैलिफोर्निया में हुआ था। वे अकादमी अवॉर्ड विजेता अभिनेत्री गोल्डी हॉन और अभिनेता, कॉमेडियन और संगीतकार बिल हडसन की बेटी हैं। हडसन हंगेरियन यहूदी वंश (नानी की ओर से) की हैं और उनकी परवरिश यहूदी धर्म के अनुसार हुई है। वे, अपनी माँ की तरह, बौद्ध धर्म का

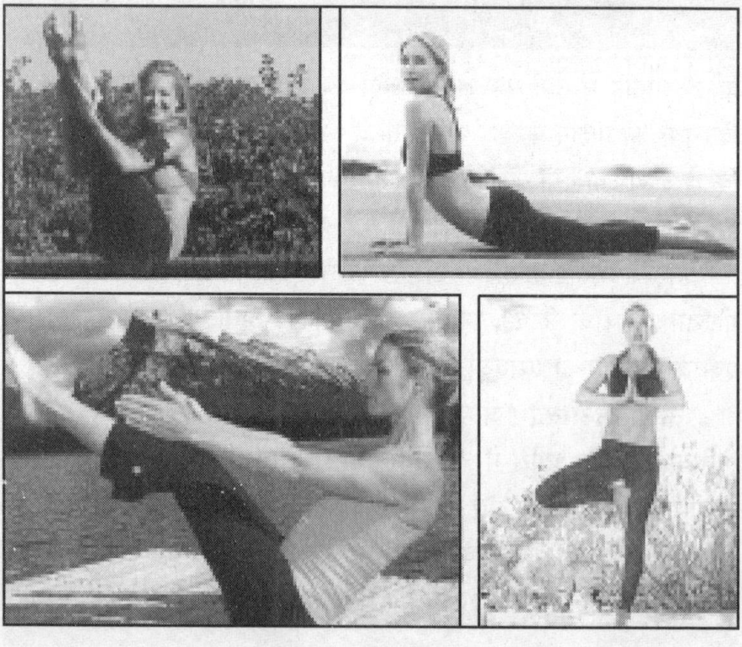

पालन करती हैं। वे 2001 में सुर्खियों में आईं, जब उन्होंने गोल्डन ग्लोब अवॉर्ड जीता और कई पुरस्कारों के लिए नामित हुईं, जिनमें सर्वश्रेष्ठ सह नायिका के लिए अकादमी अवॉर्ड भी था। वे फैबलेटिक्स फिटनेस ऑउटफिट्स की सह-संस्थापक और उसका चेहरा हैं, जो योगाभ्यास के लिए उच्च गुणवत्ता के टिकाऊ वस्त्र बनाते हैं और उचित मूल्य पर बेचते हैं। ये वस्त्र आकर्षक और स्टाइलिश भी होते हैं, जिससे लोगों को उन्हें पहनने में मजा आता है और लोग योगाभ्यास में और सक्रियता से हिस्सा लेने के लिए प्रेरित होते हैं। केट स्वयं भी योग और अन्य कई प्रकार के व्यायाम करना पसंद करती हैं।

क्रिस्टिन डेविस (जन्म 1965) एक अमेरिकी अभिनेत्री हैं।

''मैंने बीस वर्ष की आयु में योग करना शुरू किया। मैंने योग शिक्षक बनने का प्रशिक्षण भी लिया। यदि मैं अभिनय में सफल नहीं होती, तो मैं वही करनेवाली थी। योग के लिए दीवानगी की शुरुआत में ही मैंने दूसरे एक्टर्स को सिखाना शुरू कर दिया, उस समय भी कुछ लोग योग को अजीब समझते थे, लेकिन कई एक्टर्स जिन्हें मैं जानती थी, योग की ओर आकर्षित

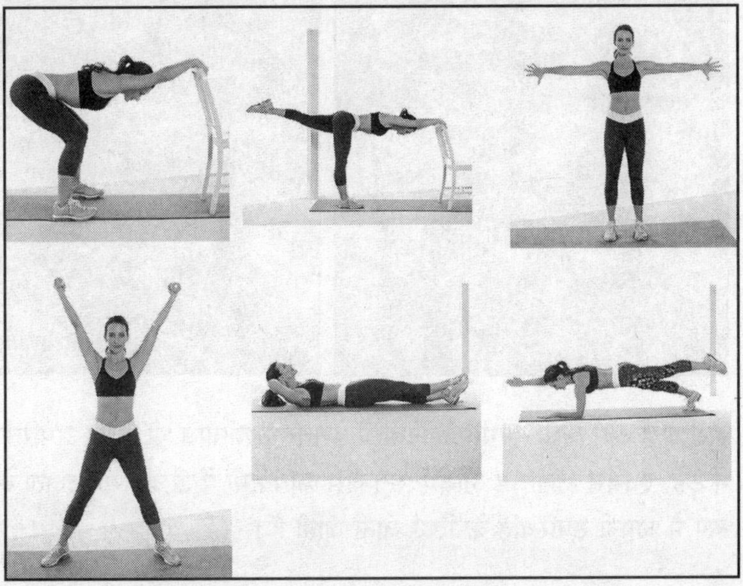

हो रहे थे और योग कक्षा में खुद को बेवकूफ नहीं दिखाना चाहते थे, इसलिए मैंने उन्हें सिखाना शुरू कर दिया!''

डेविस 2004 से गरीबी संगठन ऑक्सफेम की राजदूत हैं।

मेरी मेनोनॉस (जन्म 1978) एक अमेरिकी अभिनेत्री, पत्रकार, टी.वी.

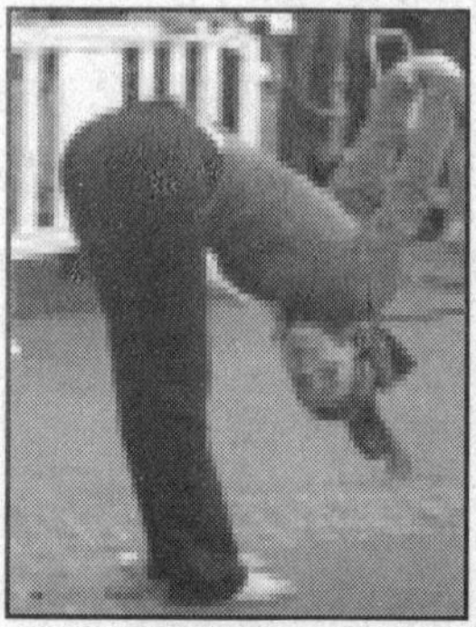

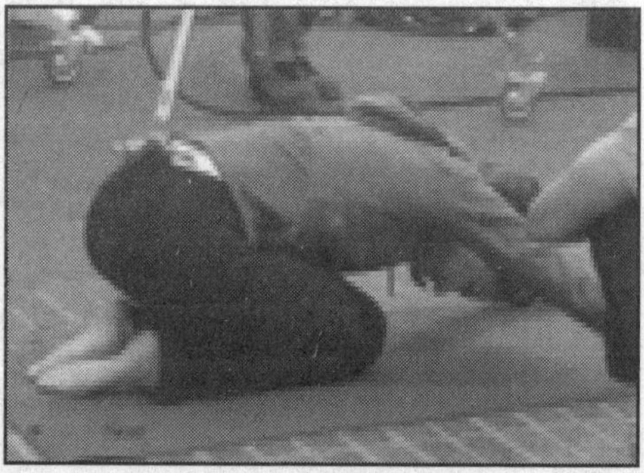

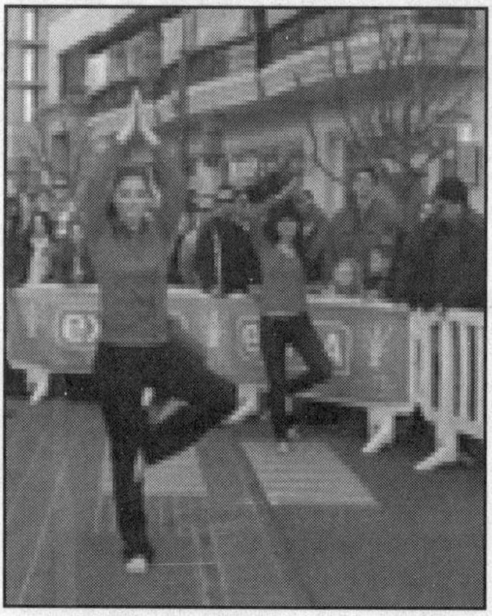

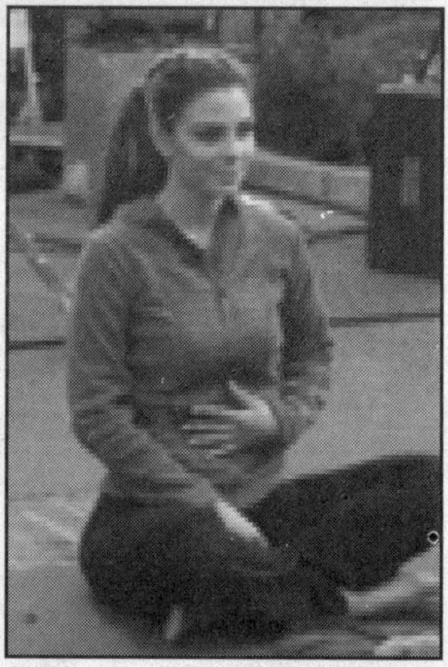

होस्टेस हैं और कभी-कभी खेलनेवाली पेशेवर कुश्तीबाज भी हैं। वे अमेरिका में टुडे, एक्सेस हॉलीवुड और एक्स्ट्रा जैसे कार्यक्रमों में टी.वी. संवाददाता के रूप में अपनी उपस्थिति के लिए जानी जाती हैं।

मेनोनॉस ने अपनी दक्षिण अफ्रीका की यात्रा के बाद, जहाँ वे एड्स त्रासदी के भयावह प्रभाव देखकर बहुत निराश हो गई थीं, 'टेक एक्शन हॉलीवुड!' चैरिटी की स्थापना की। ये चैरिटी मनोरंजन उद्योग की शक्ति और फिल्म के माध्यम का उपयोग सकारात्मक सामाजिक बदलाव लाने के लिए करती है। मारिया ने 'कॉस्मो गर्ल कप' की भी शुरुआत की, जो एक राष्ट्रीय स्तर की वार्षिक प्रतियोगिता है, जिसमें उन किशोरावस्था के बच्चों के समूह को अवॉर्ड दिया जाता है, जो अपने समुदायों में सामाजिक बदलाव लाने के लिए सबसे ज्यादा काम करते हैं। मेनोनॉस ने 24 अक्तूबर, 2014 को बच्चों के कैंसर के लिए कैलिफोर्निया के रोज बाउल, पेसाडेना में आयोजित पहली वार्षिक लॉस एंजेलेस क्योरसर्च वॉक में मास्टर ऑफ सेरेमनी के रूप में भाग लिया।

आपको अपने कॅरियर को खुद नियंत्रण में लेना होगा।

चैरिटी का काम आपको सुखद अनुभव देता है।

मैथ्यू मेकानहे (जन्म 1969) एक अमेरिकी अभिनेता और निर्माता हैं। उन्होंने अन्य पुरस्कारों के साथ सर्वश्रेष्ठ अभिनेता का अकादमी अवॉर्ड

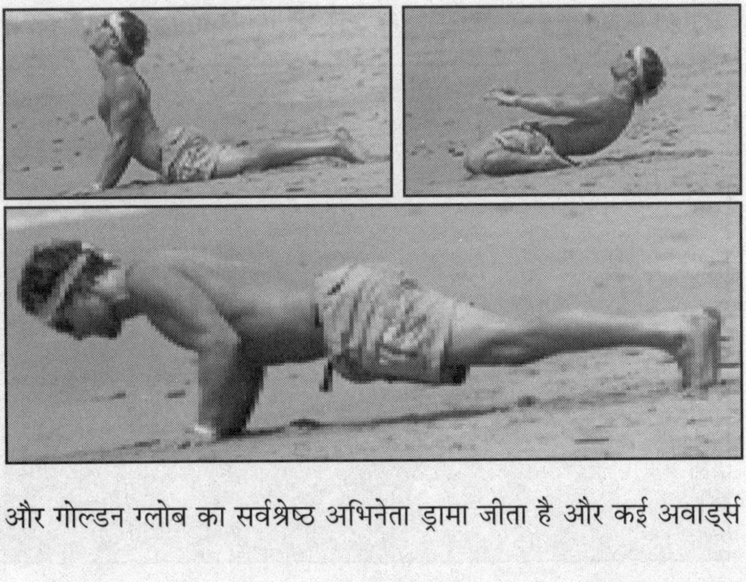

और गोल्डन ग्लोब का सर्वश्रेष्ठ अभिनेता ड्रामा जीता है और कई अवाड्र्स

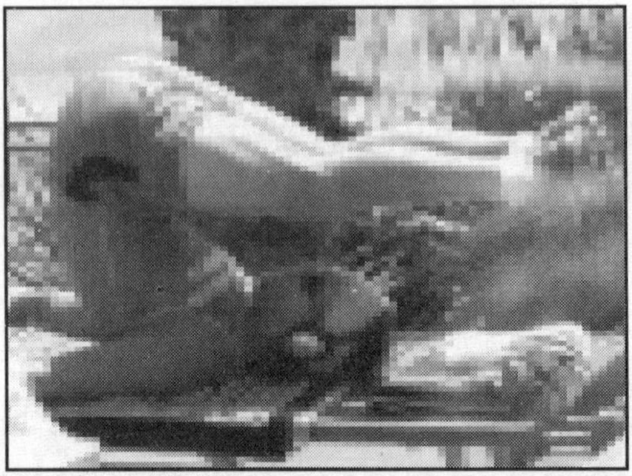

के लिए नामित हुए हैं। आप उसे समुद्र तट पर योग का अभ्यास करते हुए देख सकते हैं।

मिशेल विलियम्स एक गोल्डन ग्लोब विजेता अमेरिकन अभिनेत्री हैं। इस ब्रुकलिन मॉम ने अपने भूतपूर्व बॉयफ्रेंड हीथ लेजर की असामयिक मृत्यु के दर्द से उबरने के लिए योग का सहारा लिया। ''योग से मुझे बहुत शांति मिली; इसने मुझे एक बेहतर महिला और एक बेहतर माँ बनाया। मैं अपने बेटी के पास बिल्कुल नए रूप में आ सकी'', उन्होंने मैरी क्लेयर पत्रिका को बताया। वे इतना प्रेरित महसूस कर रही थीं कि उन्होंने योग फॉर सिंगल

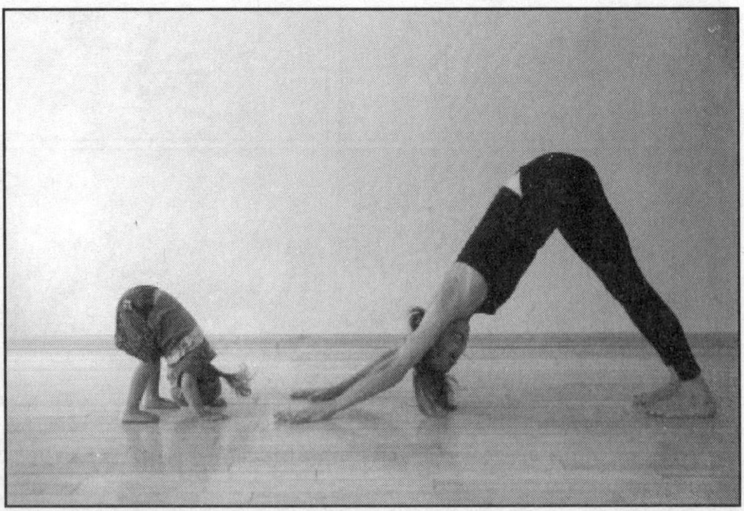

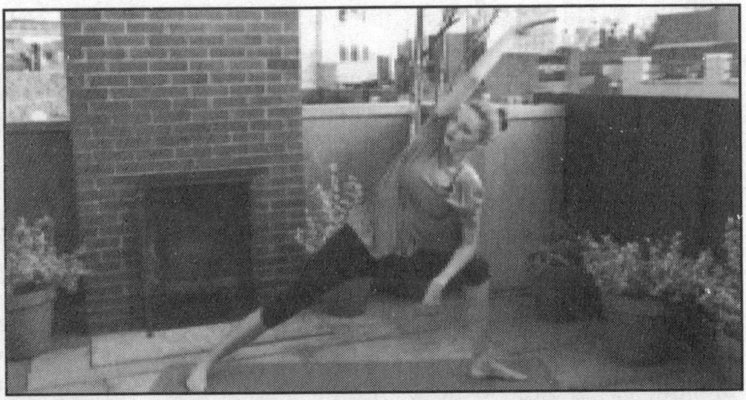

वीमेन प्रोजेक्ट शुरू कर दिया, जो उन अकेली माँओं को नि:शुल्क योग प्रशिक्षण और बच्चों की देखभाल प्रदान करता है, जिन्हें शवासन की गंभीर रूप से आवश्यकता होती है।

मिरांडाकेर एक ऑस्ट्रेलियाई मॉडल हैं। केर ने 'कोरा आर्गेनिक्स' के नाम से आर्गेनिक स्किनकेयर उत्पादों का अपना ब्रांड शुरू किया है, और एक सेल्फ-हेल्प पुस्तक 'ट्रेजर योरसेल्फ' निकाली है। वे दैनिक योग, हल्की जॉगिंग, और उबली सब्जियों, ताजे फलों और मछली के आहार के माध्यम से अपनी काया को बनाए रखती हैं। केर ने 'ऑस्ट्रेलियन कॉस्मोपॉलिटन' के पाठकों को बताया कि उनकी दमकती त्वचा, चमकीले बाल और छरहरे शरीर का राज नारियल का तेल था, जिसके चार बड़े चम्मच वे रोज लेती थीं, या तो सलाद में, या खाना पकाने में या अपनी ग्रीन टी में। उनकी प्रार्थना में शामिल है, "कृपया मुझे रोशन करें। कृपया मेरे हृदय चक्र को खोल दें। कृपया मेरे छिद्रों को खोल दें और मेरी चेतना का उत्थान करें, ताकि मैं खुद का सर्वश्रेष्ठ संस्करण बन सकूँ।"

"मैं दस वर्ष से अधिक समय से योग कर रही हूँ और अब ये मेरे जीवन का महत्त्वपूर्ण अंग बन चुका है। इस बात से कोई फर्क नहीं पड़ता कि मैं कहाँ हूँ और क्या कर रही हूँ, योग मेरा ध्यान हर तरफ से हटाकर पूरी तरह मेरे शरीर और साँस पर केंद्रित करने का अवसर देता है। योग मुझे ध्यान करने और ये सोचने में मदद करता है कि मेरे जीवन में कौन सी चीज

महत्त्वपूर्ण है। यह अंदरूनी ताकत बढ़ाने के लिए और चपलता बनाए रखने के लिए भी अच्छा है।''

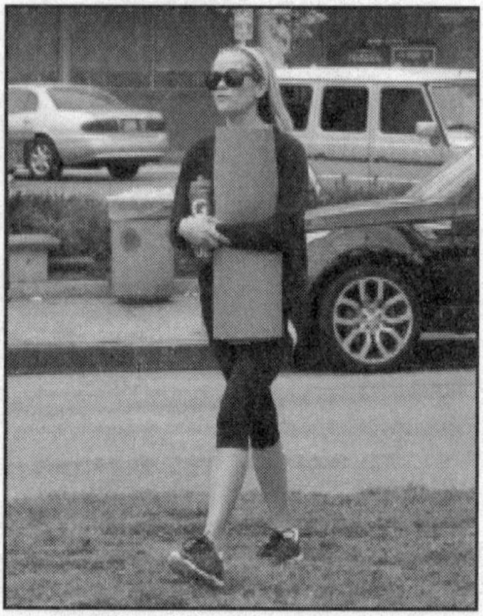

निकोल किडमैन (जन्म 1967) एक ऑस्ट्रेलियाई अभिनेत्री और फिल्म निर्मात्री हैं। वे बच्चे के जन्म के दो सप्ताह के अंदर योग कक्षाओं में वापस आ गईं। उन्होंने सर्वश्रेष्ठ अभिनय के लिए एक अकादमी अवॉर्ड और एक गोल्डन ग्लोब अवॉर्ड जीता है। किडमैन यूनिसेफ और यूनिफेम की सद्भावना राजदूत भी रह चुकी हैं। 2006 में, वे ऑस्ट्रेलिया की 'कंपैनियन ऑफ द ऑर्डर' बनाई गईं, और उसी वर्ष वे देश की मोशन पिक्चर इंडस्ट्री की सबसे ज्यादा भुगतान लेनेवाली अभिनेत्री भी थीं।

पार्कर पोसी एक अमेरिकी अभिनेत्री हैं, जिन्हें 'क्वीन ऑफ द इंडीज' कहा जाता है। वे अपने निजी स्वास्थ्य दर्शन का वर्णन कुछ इन शब्दों में करती हैं, ''अच्छा खाओ, अपने आप को पोषण दो, अपने मन को भोजन दो, नकारात्मक विचारों को अपने पास मत आने दो।'' ये सब हासिल करने के लिए, पार्कर पोसी लाल माँस, गेहूँ, चीनी और कॉफी से दूर रहती हैं। फिट और केंद्रित रहने के लिए, पोसी अष्टांग योग का अभ्यास करती हैं और

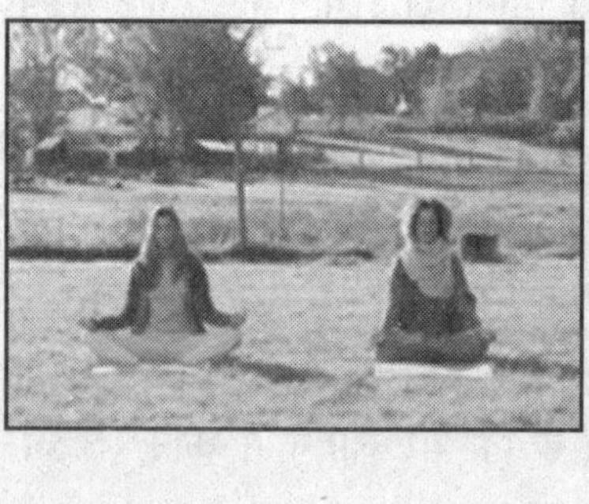

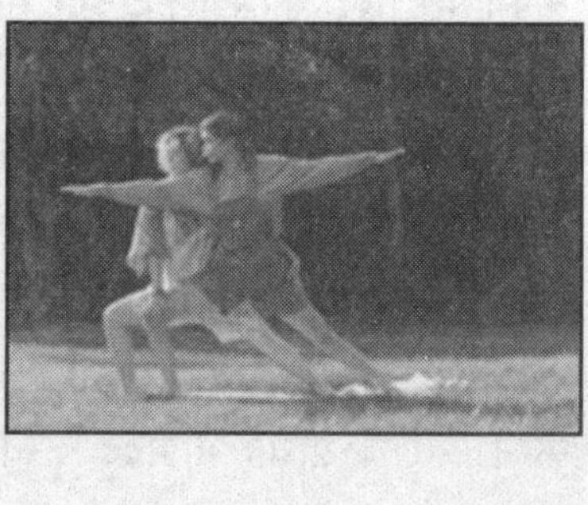

आयुर्वेदिक दवाओं की अनुयायी हैं, जिनके बारे में उन्हें न्यू मेक्सिको में 'द आई' की शूटिंग के दौरान पता चला। उसके बाद से वे कई बार न्यू मेक्सिको के आयुर्वेदिक संस्थान में जा चुकी हैं।

रिनी जेल्वेगर

रिनी जेल्वेगर (जन्म 1969) एक अमेरिकी अभिनेत्री, निर्मात्री और वॉइस आर्टिस्ट हैं। रिनी 20 मिनट पावर योग करती हैं और जितनी देर संभव

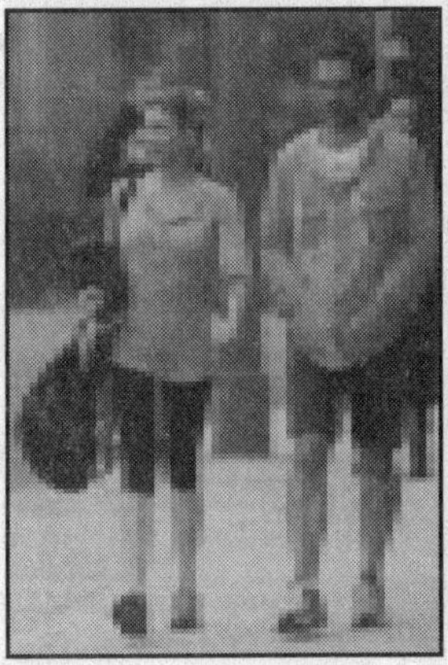

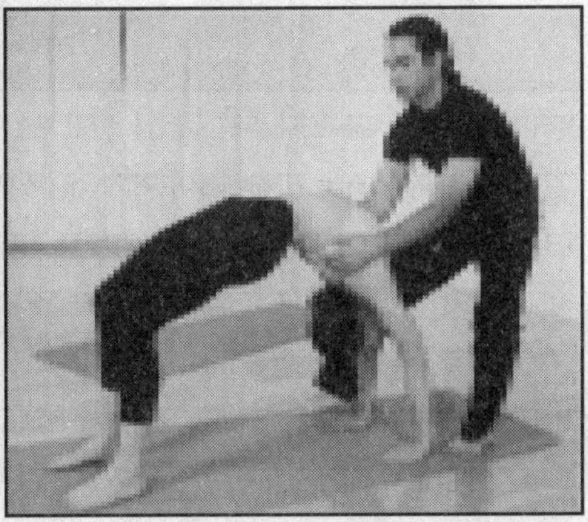

होता है, ताजी हवा में सैर करती हैं। वे बहुत धीरे-धीरे खाने का सुझाव देती हैं, तब तक, जब तक कि खाना मुँह में घुल न जाए। जेल्वेगर ने 2005 में स्विस फेडरल हेल्थ डिपार्टमेंट के एचआईवी रोकथाम अभियान में हिस्सा लिया था। वे लैंगिक समानता फाउंडेशन 'द ग्रेट इनिशिएटिव' (बड़ी पहल) के संरक्षकों में से एक हैं,।

जेल्वेगर ने एक अकादमी अवॉर्ड, एक बाफ्टा अवॉर्ड, तीन गोल्डन ग्लोब अवॉर्ड और तीन स्क्रीन एक्टर्स गिल्ड अवॉर्ड जीते हैं, और अपने आप को 2007 में सबसे अधिक भुगतान लेनेवाली हॉलीवुड अभिनेत्रियों में शामिल किया है।

रसेल ब्रैंड (जन्म 1975) एक अंग्रेज कॉमेडियन, अभिनेता, रेडियो होस्ट, लेखक और समाजसेवक हैं।

रसेल ब्रैंड ने 16 वर्ष की उम्र में घर छोड़ दिया और कैनाबिस, एंफीटामिंस,

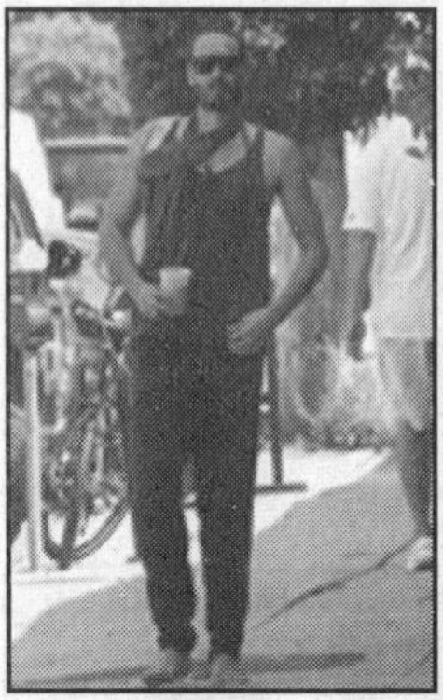 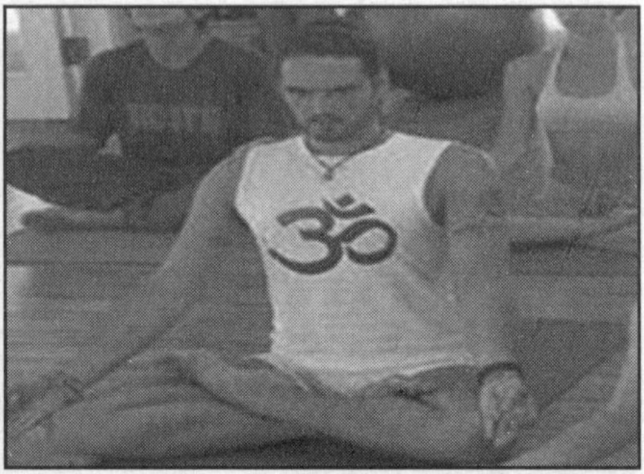

एलएसडी और एक्स्टेसी जैसे अवैध ड्रग्स का प्रयोग करने लगे। उन्हें अवैध ड्रग्स के प्रयोग और खराब उपस्थिति के कारण कॉलेज से निकाल दिया गया। उन्होंने योग और ध्यान के माध्यम से अपनी नशे की लत से लड़ाई की और उससे छुटकारा पा लिया। बीबीसी ने उन पर एक वृत्तचित्र बनाया, 'रसेल ब्रैंड : फ्रॉम एडिक्शन टू रिकवरी', और 2012 में उसे प्रदर्शित किया। उसी वर्ष दलाई लामा ने उनका चुनाव मेनचेस्टर में बौद्ध नेता के युवाओं के आयोजन की मेजबानी करने के लिए किया। ब्रैंड का चुनाव इसलिए हुआ था क्योंकि उन्होंने 'अध्यात्म की शक्ति को खुद के जीवन में प्रभावी करके साबित कर दिया था।' दलाई लामा के बारे में ब्रैंड ने कहा, ''वे बुद्ध का जीता जागता अवतार हैं।''

ब्रैंड ने हरे कृष्ण आंदोलन और भावातीत ध्यान में दिलचस्पी दिखाई है। उन्होंने 2007 में 'गार्जियन' के एक कॉलम में लिखा, ''मैं जितनी बार संभव होता है हरे कृष्ण कहता हूँ, कभी-कभी तब भी, जब मैं कैमरे के सामने नहीं होता।'' 2013 में न्यू स्टेट्समैन के एक संपादकीय में उन्होंने लिखा, ''भावातीत ध्यान के माध्यम से, दिन में दो बार में ईश्वरीय आनंद का अनुभव करता हूँ...मैं एक असीम चेतना से जुड़ जाता हूँ जिसका मेरे विचारों, डरों या इच्छाओं से कोई स्पष्ट संबंध नहीं होता।''

ब्रैंड ने 23 अक्तूबर, 2010 को राजस्थान के रणथंभोर बाघ अभयारण्य में हिंदू रीतियों के अनुसार गायिका केटी पैरी से विवाह किया था।

व्हिटनी पोर्ट

व्हिटनी पोर्ट (जन्म 1985) एक अमेरिकी टी.वी. व्यक्तित्व, फैशन

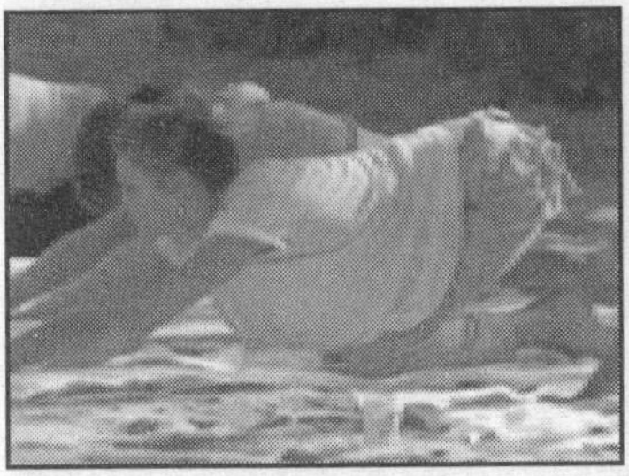

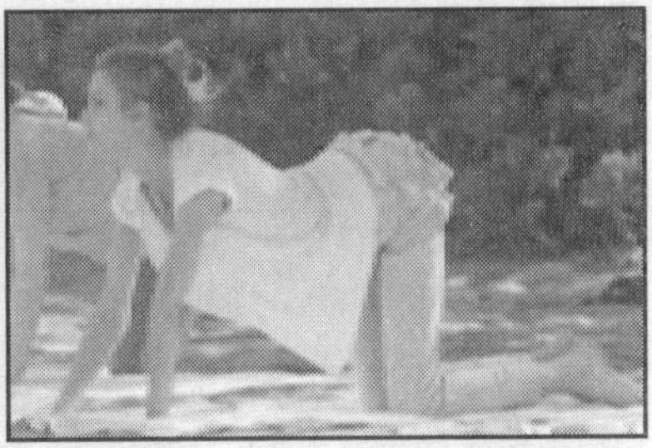

डिजाइनर और लेखिका हैं। उनका जन्म लॉस एंजेलेस, कैलिफोर्निया में हुआ था, जहाँ वे एक यहूदी परिवार में बड़ी हुईं।

वुडी हारेलसन

वुडरो 'वुडी' हारेल सन (जन्म 1961) एक अमेरिकी अभिनेता, समाजसेवक और नाटककार हैं। वे दो बार अकादमी अवॉर्ड के लिए और सात बार एमी अवॉर्ड के लिए नामित हो चुके हैं, और एक बार एमी अवॉर्ड जीत भी चुके हैं।

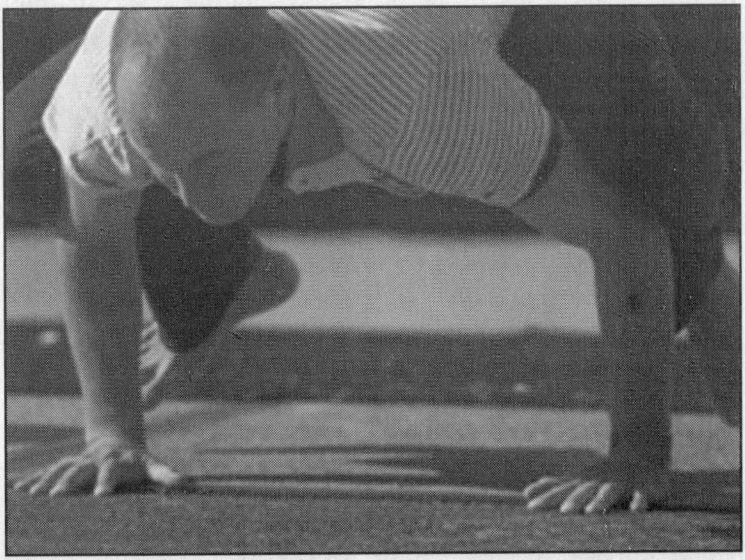

हारेलसन एक पर्यावरण कार्यकर्ता और शांति कार्यकर्ता भी हैं। 2009 में, उन्हें पर्यावरण शिक्षा, स्थिरता और सक्रियता के क्षेत्रों में उनके योगदान के लिए यॉर्क यूनिवर्सिटी द्वारा मानक डिग्री से सम्मानित किया गया। 2010 में, हारेलसन ने यूनिसेफ के लिए धन जुटाने के उद्देश्य से ओल्ड ट्रैफर्ड में सॉकर एड में हिस्सा लिया और पेनाल्टी शूटआउट में विजयी गोल दागा।

योग मदद करता है, किसी भी और चीज से ज्यादा। यदि आप भावनात्मक रूप से भारी कोई चीज अपने मन में संचय करके रखते हैं, तो वो उतनी ही अच्छी तरह उसका संचय करेगा जैसे शरीर करता है। इसी प्रकार, यदि आप शरीर से किसी चीज को बाहर निकाल पाने में सक्षम हैं, तो आप मन से भी उसे निकाल पाएँगे।

संगीत जगत् की मशहूर हस्तियों द्वारा योग

मैडोना और क्विंसी जोंस जैसे कई सितारे योग की कसमें खाते हैं और कुछ भूतपूर्व खिलाड़ियों ने इसे अपने एकमात्र व्यायाम के रूप में अपना लिया है। म्यूजिक मास्टर क्विंसी जोंस को एक घातक ट्यूमर था। कहा जाता था कि यदि वे बच भी गए, तो कभी चल नहीं पाएँगे। बहरहाल, योग की वजह से वे अब तक जीवित भी हैं और चल भी रहे हैं। योग वास्तव में

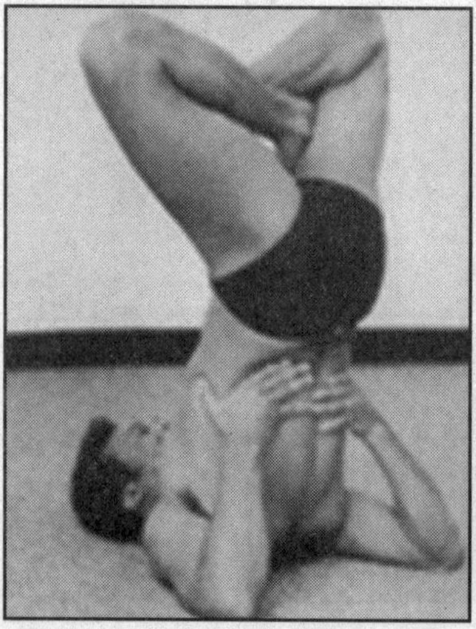

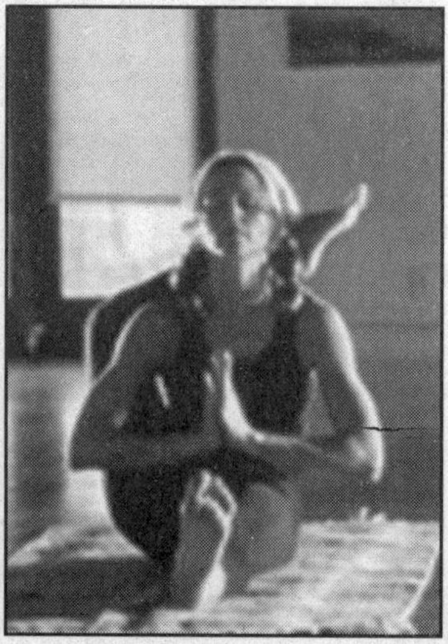

ऐसा कर सकता है। चुनौती को स्वीकार करिए और अपने मन, शरीर और साँस को एकाकार करना सीखिए।

मैडोना, ग्विनेथ पाल्ट्रो, विल्लेम डाफो और डोना करन जैसे अष्टांग योग के भक्तों ने उसे लोकप्रिय बनाने में मदद की है। वास्तव में, मैडोना के 'रे ऑफ लाइट' एल्बम से उनका एक गाना 'शांति/अष्टांगी' में अष्टांग योग का वो मंत्र समाहित है, जो पारंपरिक रूप से कक्षा के पहले जपा जाता है।

ऐडम नोआ लेवीन

ऐडम नोआ लेवीन (जन्म 1979) एक यहूदी-अमेरिकी गायक, गीतकार, बहु-वाद्य वादक और अभिनेता हैं। वे लॉस एंजेलेस के पॉप-रॉक बैंड मरून 5 के मुख्य गायक हैं।

ऐडम लेवीन नियमित योगाभ्यास करते हैं। अपने कॅरियर की शुरुआत में, वे योग से घिरी रूढिबद्ध धारणाओं के कारण योग से परहेज करते थे। लेकिन जिम में वर्षों तक वजन उठाने से होनेवाले दर्द से मुक्ति पाने के लिए ऐडम एक योग सत्र में गए। उन्हें अपने शरीर में परिवर्तन महसूस हुआ और तब से उन्होंने जिम में कदम नहीं रखा है। उनकी दैवीय काया काफी प्रभावशाली है। उन्हें देखकर लगता है कि योग से उनके शरीर को बहुत

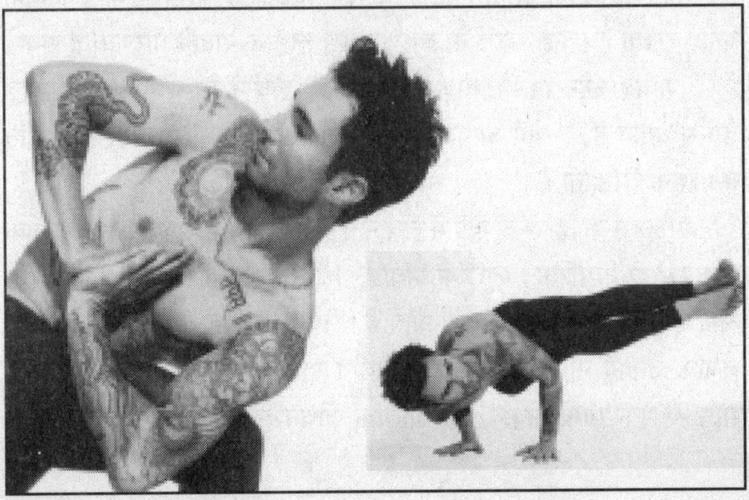

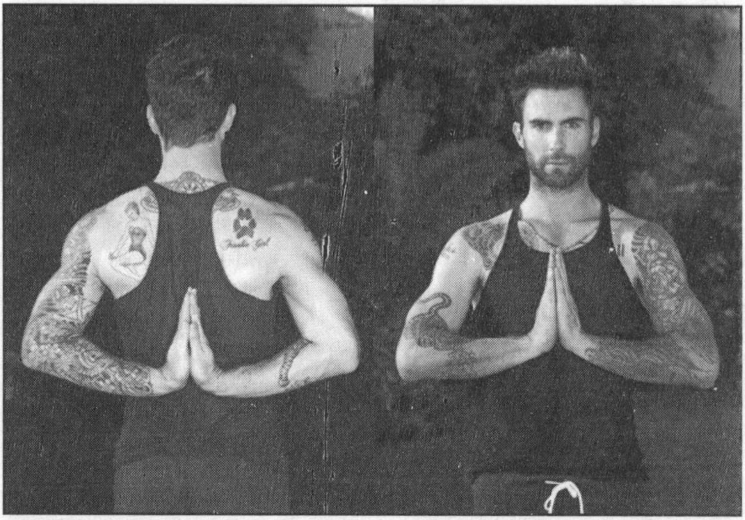

लाभ हुआ है। लेवीन एक समर्पित योग प्रशिक्षु हैं, जो अपने प्रशिक्षक को दौरे पर भी अपने साथ लाते हैं। योग लेवीन के संतुलन कार्य को सहारा देता है। ''मेरे लिए स्थिर रहना बहुत मुश्किल है'', लेवीन कहते हैं। ''मैं दुनिया भर में कहीं भी हो सकता हूँ। योग ने मुझे बेहतर तरीके से ध्यान केंद्रित करने की और बेहतर निर्णय लेने की क्षमता दे दी है, जो एक स्पष्ट स्थान से आती है।'' हाँ, योग उनके दमखम को उच्च स्तर पर और उनके शरीर को आकर्षक बनाए रखता है। कई प्रकार के व्यायाम इस तरह के सतही परिणाम दे सकते हैं। ''शायद और किसी चीज से ज्यादा'', लेवीन के योग शिक्षक चाड डेनिस कहते हैं, ''योग आपको चुनौतीपूर्ण परिस्थितियों में स्थिर और शांत बने रहना सिखाता है।''

मरून 5 के हिस्से के रूप में लेवीन ने 3 ग्रैमी अवॉर्ड, 2 बिलबोर्ड म्यूजिक अवाड्र्स, 2 अमेरिकन म्यूजिक अवॉर्ड, 1 एमटीवी वीडियो म्यूजिक अवॉर्ड और एक वर्ल्ड म्यूजिक अवॉर्ड जीते हैं। लेवीन के पिता और नाना यहूदी हैं, जबकि उनकी नानी प्रोटेस्टेंट थीं। लेवीन खुद को यहूदी मानते हैं, लेकिन साथ ही एक सामान्यीकृत, आध्यात्मिक जीवनशैली का पालन करते हैं।

ब्रिटनी स्पीयर्स

ब्रिटनी स्पीयर्स एक अमेरिकी रिकॉर्डिंग आर्टिस्ट और एंटरटेनर हैं।

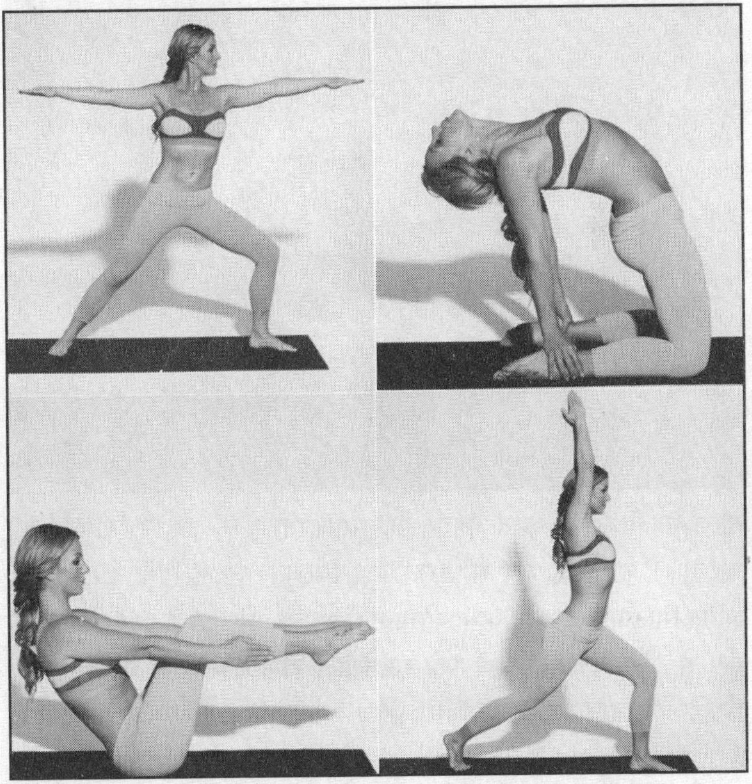

"मुझे अपने योग से प्यार है। मैं इस समय बहुत सारा योग कर रही हूँ। ये सारे तनावों और अन्य चीजों के बीच मेरी शरण स्थली की तरह है।"

ग्विनेथ पाल्ट्रो

ग्विनेथ पाल्ट्रो (जन्म 1972) एक यहूदी-अमेरिकी अभिनेत्री, गायिका और फूड राइटर हैं। ग्विनेथ योगाभ्यास करने के लिए प्रतिदिन सुबह 4:30 बजे उठ जाती हैं। "मैं सुबह उठनेवाले लोगों में से बिल्कुल नहीं हूँ", उन्होंने 'इन स्टाइल' को बताया। "ये सिर्फ मेरा दृढ संकल्प है। मैं खुद के साथ बहुत सख्त हूँ। जब मैं सप्ताह में छह दिन अभ्यास करती हूँ और स्वस्थ

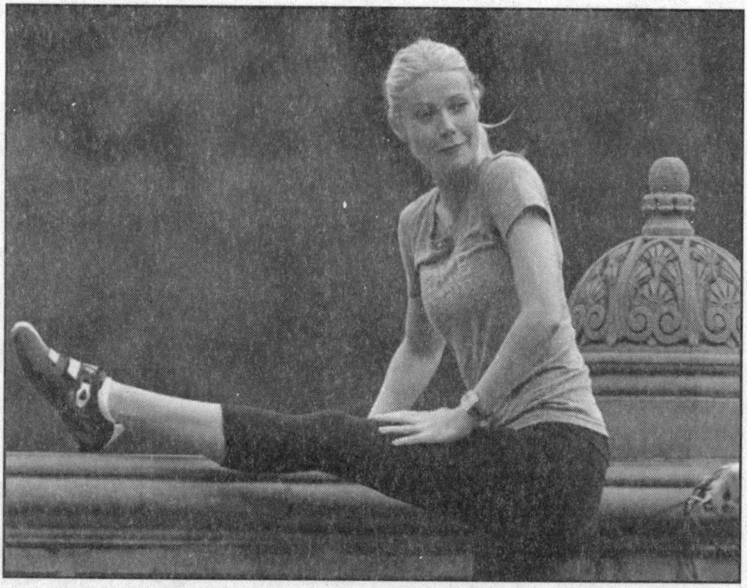

खाना खाती हूँ, तो बहुत बेहतर महसूस करती हूँ।'' उन्होंने 'पीपुल' को बताया। ''शारीरिक रूप से, इसने मुझे बिल्कुल बदल दिया है। मुझे वो शक्ति मिल गई, जो मैंने कभी सोचा नहीं था कि मेरे पास है। और मानसिक रूप से, मेरा मतलब, इसने मुझे सहनशील होना और बातों को जाने देना सिखाया है, और इन चीजों ने मेरा संपूर्ण मनोवैज्ञानिक दृष्टिकोण बदल दिया है, ऐसा मुझे लगता है।'' वे 'बेंट ऑन लर्निंग' की भी बहुत बड़ी समर्थक हैं—एक चैरिटी, जो न्यूयॉर्क शहर के पब्लिक स्कूलों में योग लेकर आती है। पाल्ट्रो 'सेव द चिल्ड्रेन' की कलाकार राजदूत हैं, जो विश्व निमोनिया दिवस के बारे में जागरूकता फैलाता है। वे एक धर्मार्थ संगठन के बोर्ड में भी हैं, जो न्यूयॉर्क शहर में गरीबी दूर करने की दिशा में काम करता है।

लेडी गागा

लेडी गागा एक अमेरिकी गायिका और गीतकार हैं, जो अपने सनकी और विचित्र फैशन के लिए जानी जाती हैं। उन्होंने भी योग की बहुत बड़ी प्रशंसक होना स्वीकार किया है। वे बिक्रम योग की मदद से अपनी कूल्हे

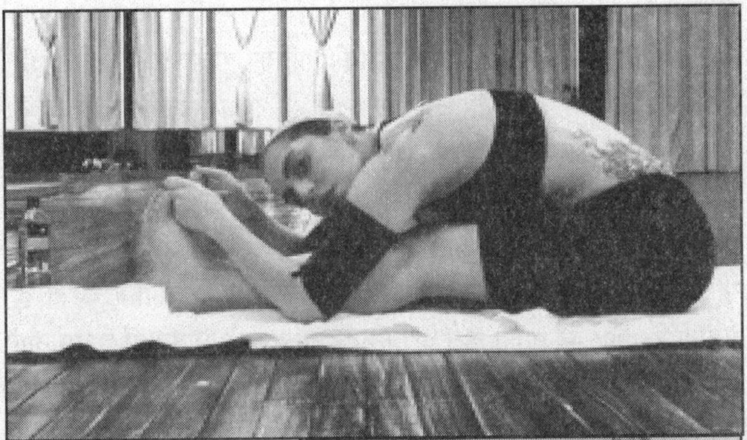

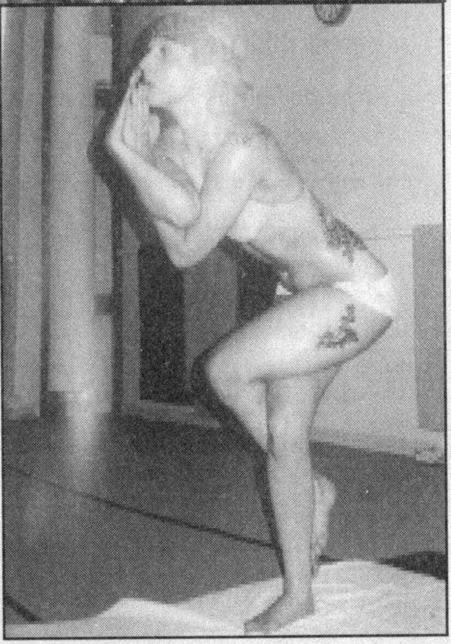

की सर्जरी और खाने-पीने के विकार से बहुत जल्दी उबर गई थीं। "योग मेरी चिकित्सा करता है।"

गागा ने प्रकृतिक आपदाओं, जैसे हाइती का भूकंप, तोहोकू का भूकंप, जापान की सुनामी और अमेरिका की हरिकेन सैंडी के समय विभिन्न दान और राहत कोषों को अपना योगदान दिया है। गागा एचआईवी और एड्स के विरुद्ध लड़ाई में भी योगदान देती हैं और युवा महिलाओं को इस बीमारी के खतरों के बारे में शिक्षित करने पर ध्यान केंद्रित करती हैं।

लेडी गागा प्रतिदिन योगाभ्यास करती हैं, चाहे वे दुनिया के किसी भी कोने में हों।

मैडोना और अष्टांग योग

मैडोना (जन्म 1958) एक अमेरिकी गायिका, गीतकार, अभिनेत्री और व्यवसायी हैं, और अपनी फिटनेस के लिए भी लगभग उतनी ही मशहूर हैं, जितनी अपने संगीत के लिए।

उनके वर्कआउट एक प्रकार से फिटनेस के रुझान शुरू कर देते हैं। मैडोना अष्टांग योग का अभ्यास करती हैं, योग की वो शैली, जो आसनों के बीच अधिक गतिशील क्रियाओं और परिवर्तनों को प्रोत्साहित करती है। मैडोना ने 1996 में अपनी बेटी के जन्म के बाद पुराने आकार में वापस आने के लिए अष्टांग योग का अभ्यास आरंभ किया। 10 वर्ष बाद, वे अभी भी बिल्कुल चुस्त-दुरुस्त हैं और दुनिया भर की यात्राएँ करती हैं। एक 50 वर्ष से अधिक की महिला के हिसाब से, वे बहुत अच्छा कर रही हैं। वे न्यूयॉर्क की फिटनेस आइकॉन हैं। योग उनके जीवन का वो सक्रिय बल है, जो उनके मन और आत्मा को शांत रखता है। वे योग को एक जीवनशैली के रूप में अपनाने में विश्वास करती हैं, क्योंकि ये शांति पाने का परिपूर्ण मार्ग है।

'क्वीन ऑफ पॉप' के नाम से जानी जानेवाली मैडोना, दुनिया भर के अन्य कलाकारों के बीच एक प्रभाव के रूप में उद्धत की जाती हैं। उन्होंने

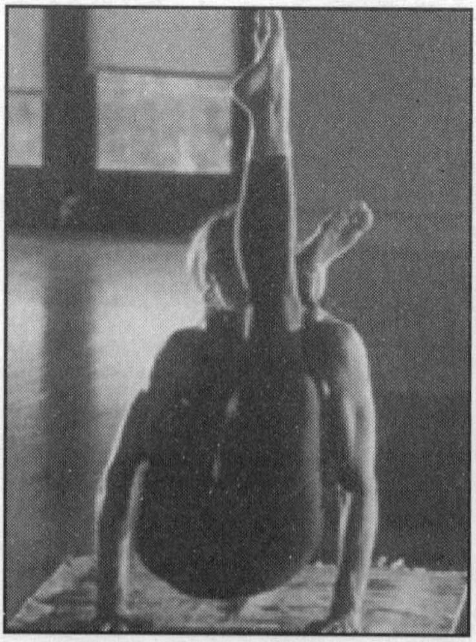

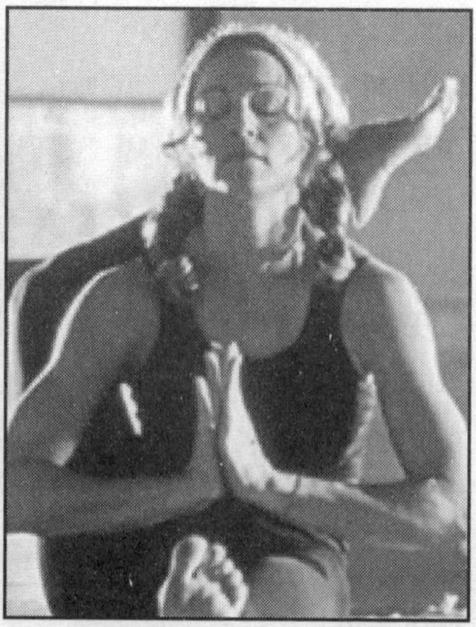

सर्वश्रेष्ठ अभिनेत्री का एक गोल्डन ग्लोब अवॉर्ड जीता है। मैडोना गिनीज वर्ल्ड रिकॉर्ड द्वारा अब तक की सबसे अधिक बिकनेवाली महिला रिकॉर्डिंग आर्टिस्ट मानी गई हैं।

योग जीवन के लिए एक रूपक है। आपको इसे वास्तव में धीरे-धीरे ग्रहण करना है। आप जल्दबाजी नहीं कर सकते। आप अगले स्थान तक छलाँग नहीं लगा सकते। आप खुद को बहुत अपमानजनक परिस्थितियों में पाते हैं, लेकिन आप अपने बारे में फैसला नहीं ले सकते। आपको बस गहरी साँस लेना है, और सब छोड़ देना है। ये आपके मन, आपके शरीर और आपकी आत्मा के लिए व्यायाम है।

रिकी मार्टिन

रिकी मार्टिन (जन्म 1971) एक गायक, अभिनेता और लेखक हैं। दुनिया भर में हजारों लोगों के दिल की धड़कन, मार्टिन विश्राम करने और मन की शांति बहाल करने के लिए योग करते हैं। वे विशेष रूप से हठ योग के प्रशंसक हैं और घर पर ही योगासनों की एक शृंखला का अभ्यास करना पसंद करते हैं। उन्हें कहते हुए सुना गया है कि योग ने उन्हें हृदय, मन और शरीर की स्थिरता प्राप्त करने में मदद की है। ''योग अद्‌भुत है। ये आपके दिल और आपके मन को जोड़ता है ताकि आप अपने जीवन में बाध्यकारी या जुनूनी निर्णय न लें।'' मार्टिन ने 1997 में थाईलैंड की एक यात्रा के बाद योग करना आरंभ किया। उन्हें भारत और नेपाल में छुट्टियाँ बिताना अच्छा लगता है, क्योंकि वे योग और बौद्ध धर्म में दिलचस्पी रखते हैं।

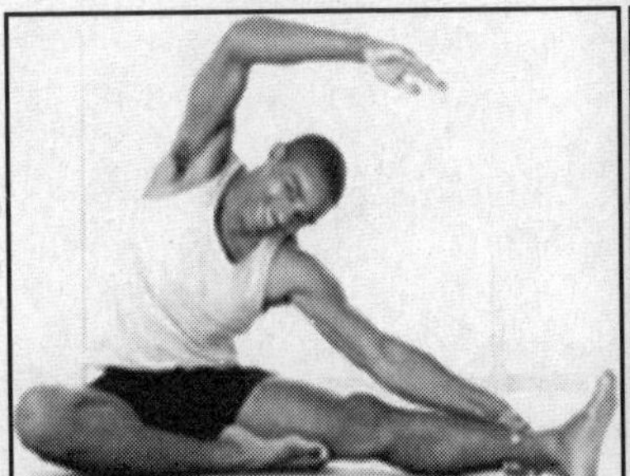
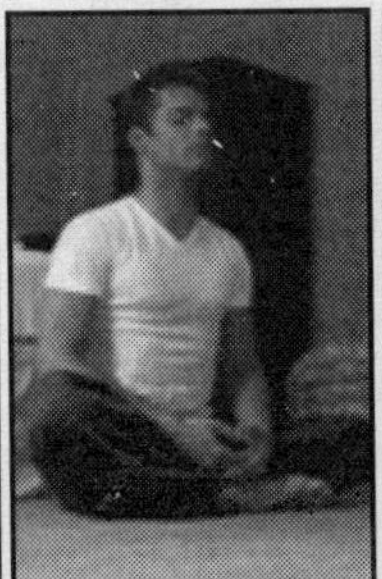
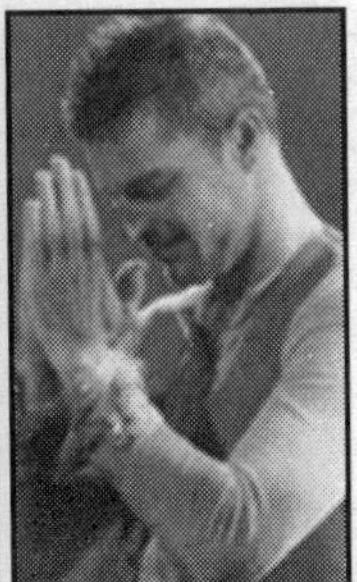

मार्टिन एनजीओ 'फाउंडेशन रिकी मार्टिन' के संस्थापक हैं। फाउंडेशन द्वारा आयोजित एक ग्रीष्म शिविर में उन्होंने व्यक्तिगत रूप से हिस्सा लिया था। मार्टिन को उनके मानवीय प्रयासों के लिए कई पुरस्कारों से सम्मानित किया गया है। मानव तस्करी के विरुद्ध उनके कार्य के लिए, यूनाइटेड स्टेट्स डिपार्टमेंट ऑफ स्टेट ने 2005 में मार्टिन को आधुनिक समय की गुलामी समाप्त करने वाले नायकों में से एक घोषित किया।

रॉबर्ट डाउनी जूनियर

रॉबर्ट डाउनी जूनियर (जन्म 1965) एक अमेरिकी अभिनेता, निर्माता और गायक हैं।

वे सुबह के पावर-फ्लो योग के सत्र के बाद फिट, परिपक्व और चिंतनशील महसूस करते हैं। डाउनी एक योग उत्साही हैं और उसके अभ्यास के प्रति समर्पित हैं, जो उन्हें खुश और स्वस्थ रखता है। उन्हें पावर-फ्लो योग करना पसंद है और वे मशहूर योग प्रशिक्षक विनी मरीनो के प्रशंसक हैं। वे संयम की ओर ले जानेवाले आध्यात्मिक पथ के रूप में योग की प्रशंसा करते हैं। नशे की लत और संबंधित अपराधों की समस्याओं से जूझने के

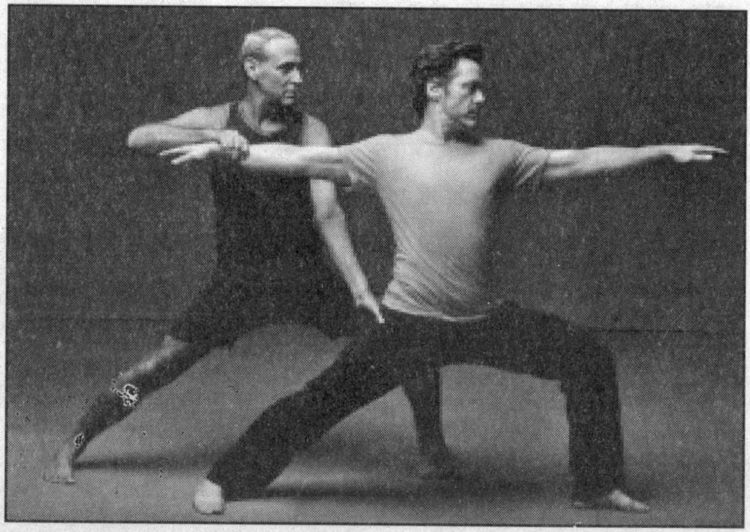

बाद, उन्हें योग अपने मन, शरीर और आत्मा के लिए बहुत लाभकारी लगा। काफी कुछ जेनिफर ऐनिस्टन की तरह, वे ट्रैकसूट और टी-शर्ट्स में अपनी शैली सरल रखते हैं। वे सकारात्मक बदलाव के रोल मॉडल हैं, और उन्होंने लोगों को दिखा दिया है कि एक व्यक्ति चाहे तो अपने जीवन को पूरी तरह बदल सकता है और ऐसा करना योग कक्षाओं में जाने जितना ही आसान है।

डाउनी फोर्ब्स की हॉलीवुड के सबसे अधिक भुगतान लेनेवाले अभिनेताओं की सूची में शीर्ष पर हैं, जिनकी अनुमानित कमाई जून 2012 और जून 2013 के बीच 75 मिलियन डॉलर थी। डाउनी के पिता, रॉबर्ट डाउनी, सीनियर, एक अभिनेता और फिल्म निर्माता हैं, और उनकी माँ, एल्सी ऐन भी अभिनेत्री थीं। डाउनी के पिता आधे लिथुआनियाई यहूदी, और आधे आयरिश और हंगेरियन मूल के हैं।

संदर्भ सूची

http://www.itsallaboutyoga.com/

http://www.dietsinreview.com/diet_column/05/celebrity-dudes-who-downward-dogand-why-more-men-should/#7rbliJYkMWcUOxZl.99

https://www.pinterest.com/beachyogastudio/celebrities-that-do-yoga/

http://www.khaskhabar.com/en/britney-spears-love-for-yoga-2-1372073629.html

http://www.x17online.com/2013/05/britney_spears_bends_her_bod_in_yoga_poses_f#0HAEVegkKeLCjWBX.99

http://en.wikipedia.org/wiki/Christy_Turlington

https://www.pinterest.com/beachyogastudio/celebrities-that-do-yoga/

http://glambistro.com/16099/celebrities-who-prove-that-yoga-works-wonders/

http://www.yogawithkarel.com/2014/12/celebswhodoyoga.html

http://www.dailymail.co.uk/health/article-2241475/Bikram-yoga-Not-just-cranksyummy-mummies-Why-doctors-believe-bad-backs-depression-cured-HOT-YOGA.html#ixzz3VPR09T1n

http://wellandgood.com/2011/02/15/new-york-citys-10-healthiest-celebrities/

http://wellandgood.com/2011/02/15/new-york-citys-10-healthiest-celebrities/

□

प्रेरक योग कथाएँ

एक व्यापारी की कहानी

सच्चा योग आपके शरीर के आकार के बारे में नहीं, बल्कि आपके जीवन के आकार के बारे में होता है। योग का प्रदर्शन नहीं किया जाता; योग को जिया जाता है। योग इस बात की परवाह नहीं करता कि आप क्या थे; योग उस व्यक्ति की परवाह करता है, जो आप बन रहे हैं। योग को एक विशाल और गहरे उद्‌देश्य के लिए बनाया गया है, और उसे वास्तव में योग कहे जाने के लिए, उसके सार को सन्निहित करना होगा।

एक बार एक व्यापारी एक संत के पास दीक्षा लेने के लिए गया। संत ने कहा, ''मैं जब तुमसे अगली बार मिलूँगा, तब दीक्षा दूँगा। व्यापारी अगले कई दिनों तक बार-बार जल्दी दीक्षा देने के लिए संत पर दबाव डालता रहा। अब संत ने उसे स्पष्ट रूप से मना कर दिया। फिर दो वर्ष बाद वे व्यापारी के पास लौटे। उन्होंने अपने भिक्षा पात्र में थोड़ी मिट्‌टी, कुछ बाल, मल और मूत्र डाला, और भिक्षा लेने के लिए व्यापारी के पास पहुँचे। व्यापारी संत के लिए अच्छी-अच्छी मिठाइयाँ, स्वादिष्ट पकवान इत्यादि लेकर आया। उसने यह सोचकर बढ़िया व्यंजन बनवाए कि इस बार संत महाराज उसे दीक्षा दे देंगे। संत ने व्यापारी से कहा, ''सबकुछ मेरे पात्र में डाल दो।''

व्यापारी ने कहा, ''मैं ये सब इतने गंदे पात्र में कैसे डाल दूँ स्वामीजी? कृपया ये पात्र साफ करके मेरे पास लाइए। मैं ये सब पकवान इसमें डाल दूँगा।'' संत ने जवाब दिया, ''जब तुम इस पात्र में अच्छा भोजन नहीं डाल सकते, तो मैं पवित्र ईश्वर को तुम्हारे इस हृदय में कैसे ला सकता हूँ, जो

हवस, क्रोध, घमंड, लालच जैसी अशुद्धियों से भरा है। मैं तुम्हें इस समय दीक्षा कैसे दे सकता हूँ, जब तुम्हारा हृदय इस पात्र की तरह गंदा है?"

व्यापारी दु:खी और शर्मिंदा होकर वहाँ से चला गया। उसके बाद उसने दान और नि:स्वार्थ सेवा द्वारा खुद को शुद्ध किया और कुछ समय बाद उन्हीं स्वामीजी से दीक्षा प्राप्त की।

सबसे पहले हमें जमीन (मन) को तैयार करना चाहिए। आप दीक्षा की इतनी चिंता क्यों करते हैं? स्वयं को शुद्ध करिए, और नैतिक गुण, ब्रह्मचर्य इत्यादि प्राप्त करिए। दीक्षा अपने आप मिल जाएगी।

राजा गोपीचंद

योग का प्रदर्शन नहीं किया जाता। योग को जिया जाता है।

राजा गोपीचंद की माँ मीनावती ने अपने पुत्र को चार निर्देश दिए—1. अमृत समान भोजन करो, 2. फूलों के बिस्तर पर शयन करो (पुष्प शयन), 3. लौह किले के अंदर रहो, 4. सबसे सुंदर स्त्रियों (परम सुंदरियों) के साथ आनंद करो।

इन निर्देशों का आध्यात्मिक अर्थ या गूढ़ महत्त्व कुछ यूँ है—1.भोजन तभी करो जब तुम्हें वास्तव में भूख लगी हो। इससे भोजन आसानी से और अच्छी तरह पच जाएगा। वो अमृत के समान स्वादिष्ट होगा, भूख सबसे उत्तम मसाला है। 2. जब तुम्हें बहुत जोर से नींद आए, तो लेट जाओ; उस समय तुम्हें पथरीले बिस्तर पर भी नींद आ जाएगी। 3. शांत योगियों, सन्यासियों और महात्माओं के सान्निध्य में रहो। वही तुम्हारा लौह किला होगा। तुम्हें कोई प्रलोभन लुभा नहीं पाएगा। 4. ध्यान करो और ब्रह्माकर वृत्ति को ऊपर उठाओ और ब्रह्म के साथ आनंद करो। यही परम सुंदरियों के साथ का आनंद होगा।

खुशमिजाज चींटी

ध्यान में और अपने दैनिक जीवन में ऐसी तीन विशेषताएँ हैं, जिन्हें हम पोषित, विकसित और उजागर कर सकते हैं। ये पहले से हमारे पास हैं,

लेकिन हम उन्हें परिपक्व कर सकते हैं— परिशुद्धता, विनम्रता और आगे बढ़ने की क्षमता।

एक बार चीनी के पहाड़ पर रहनेवाली एक चींटी नमक के पहाड़ पर रहनेवाली चींटी से मिली और उसने पूछा, "राम राम, मेरी प्यारी सखी! कैसी हो?" दूसरी चींटी ने जवाब दिया, "मैं तुम्हारी तरह खुश नहीं हूँ। मेरा मुँह हमेशा नमकीन रहता है, क्योंकि मैं नमक के पहाड़ पर रहती हूँ।" खुशमिजाज चींटी ने कहा, "तुम मेरे घर चलो। मैं तुम्हें भी खुशमिजाज बना दूँगी। मैं चीनी के बहुत बड़े पहाड़ पर रहती हूँ। मैं तुम्हारी जीभ को मीठी बना दूँगी। दुःखी चींटी खुशमिजाज चींटी के साथ चीनी के पहाड़ पर चली गई और एक सप्ताह वहाँ रही। खुश चींटी ने अपनी सखी से पूछा, "अब तुम्हें कैसा लग रहा है प्यारी सखी?" उसने जवाब दिया, "वैसा ही, जैसा पहले लगता था, प्यारी सखी।"

ये सुनकर खुश चींटी ने कहा, "तुम इस सैकरीन के घोल से अपना मुँह अच्छी तरह साफ कर लो। अपनी जीभ पर इस चीनी के साबुन को रगड़ लो। तुम्हारी जीभ को अच्छी तरह साफ करने की जरुरत है। तुम इतने सालों से नमक के पहाड़ पर जो रहती थी।" दुःखी चींटी ने अपनी सहेली के कहे अनुसार मुँह साफ कर लिया। आठवें दिन उसका मुँह मीठा हो गया। वो भी बहुत खुशमिजाज हो गई।

कुछ प्रशिक्षु अपने भीतर कुछ छुपी हुई सूक्ष्म इच्छाएँ, लोभ, वासना और घमंड रखते हैं। ये दोष या अशुद्धियाँ उनके मस्तिष्क से उसी प्रकार चिपकी रहती हैं, जैसे उस दुःखी चींटी की जीभ में नमक। वे नमक के पहाड़ पर रहनेवाली चींटी की तरह शिकायत करते हैं, "हमारी कोई आध्यात्मिक प्रगति नहीं हो रही है। हमें कोई आत्म-ज्ञान नहीं प्राप्त हो रहा है। हमें आध्यात्मिक आनंद की अनुभूति नहीं हो रही है।"

अपने मन और हृदय को जप और निस्वार्थ सेवा के साबुन से साफ करिए। मन की सभी इच्छाओं और अशुद्धियों को मिटा दीजिए। आपको परमात्मा का आध्यात्मिक आनंद प्राप्त हो जाएगा।

एक चिड़िया की कहानी

नमस्ते— शायद योग में कहा जानेवाला सबसे खूबसूरत शब्द है। इस शब्द की कई व्याख्याएँ हैं, जिनमें से मेरी पसंदीदा व्याख्या है, ''मेरे अंदर की दिव्य रोशनी आपके अंदर की दिव्य रोशनी को प्रणाम करती है।''

चार यात्रियों को एक रात एक पेड़ के नीचे विश्राम करना पड़ा। सर्दी का मौसम था। इसलिए, उन्होंने खुद को गरम रखने के लिए आग जला ली। उस पेड़ पर एक पक्षी अपनी पत्नी और बच्चों के साथ रहता था। उस छोटे से पक्षी ने नीचे बैठे यात्रियों को देखा तो अपनी पत्नी से कहा, ''प्रिये, अब हम क्या करें? हमारे घर कुछ अतिथि आए हैं। वे भूखे हैं। हमें किसी भी प्रकार उनका स्वागत करना चाहिए। हम गृहस्थ हैं और हमें आतिथ्य भावना दिखानी चाहिए। हमारे पास उन्हें देने के लिए कुछ नहीं है। मैं अपना शरीर उन्हें सौंप दूँगा।'' इतना कहकर वो नीचे आग में कूद गया और भुन गया।

उस पक्षी की पत्नी ने अपने पति का ये महान् त्याग देखा। उसने अपने मन में सोचा, ''यहाँ चार अतिथि हैं। एक पक्षी का माँस उनके लिए पर्याप्त नहीं होगा। मुझे भी अपने पति के पवित्र संकल्प को पूरा करने के लिए कुछ त्याग करना चाहिए। पत्नी का धर्म होता है कि वो प्रत्येक अवसर पर अपने पति की सेवा करे और उसे प्रसन्न रखे।'' वो भी नीचे आग में कूद गई और उसमें भुन गई।

उनके पाँच नन्हें बच्चों ने सोचा, ''इन चार अतिथियों के लिए अभी भी भोजन पर्याप्त नहीं है। हमारे माता-पिता ने अपना कर्तव्य अच्छी तरह निभाया है। हमें भी अपने महान् माता-पिता का नाम ऊँचा रखना चाहिए। उन्होंने बहुत बड़ा त्याग किया है; हमें भी इस अतिथि यज्ञ की ओर अपना योगदान देना चाहिए।'' वे सब भी आग में कूद गए और जलकर मर गए।

चारों यात्री उन नन्हें पक्षियों का महान् त्याग देखकर विस्मय से भर गए। उन्होंने उन पक्षियों का माँस नहीं खाया। वे बिना कुछ खाए रह गए। यहाँ इन नन्हें पक्षियों की त्याग की भावना को देखिए! उनके द्वारा बिताए आदर्श जीवन को याद करके उससे प्रेरणा लीजिए। एक कर्म योगी या

गृहस्थ में उल्लेखनीय मात्र में आत्म बलिदान की भावना होनी चाहिए। उसे एक नेक कार्य के लिए किसी भी समय अपने शरीर का त्याग करने के लिए तैयार रहना चाहिए। एक कर्मयोगी या गृहस्थ, जो किसी नेक कार्य के लिए अपने शरीर का बलिदान करता है, वो उसी लक्ष्य तक पहुँचता है, जो एक राजयोगी असंप्रज्ञता समाधि द्वारा प्राप्त करता है, एक हठ योगी कुंडलिनी को जाग्रत् करके उसे सहस्रार तक ले जाकर प्राप्त करता है या एक वेदांती श्रवण, मनन और निदिध्यासना द्वारा प्राप्त करता है। बिना कष्ट उठाए फल नहीं मिलता। महानता बिना त्याग के प्राप्त नहीं की जा सकती, न तो भौतिक धरातल में और न आध्यात्मिक धरातल में।

धनी योगी और निर्धन योगी

योग 99 प्रतिशत अभ्यास है और 1 प्रतिशत सिद्धांत

ये कहानी दो योगियों की है, जिनमें से एक बहुत धनी था और दूसरा अल्प सुविधाओं के साथ जीवन व्यतीत कर रहा था। वे साथ साथ बड़े हुए थे, दोनों ने एक समान आध्यात्मिक प्रशिक्षण प्राप्त किया था और बाद में, जब वे स्वयं गुरु बन गए, तब भी उनके आश्रम एक-दूसरे के निकट थे।

धनी योगी का आश्रम एक सामान्य आश्रम की तुलना में काफी विलासितापूर्ण था। आश्रम की सभी संरचनाएँ बेहतरीन सामग्री से बनी थी, उनमें संगमरमर की नक्काशी की हुई थी और गलियारों में रंगीन परदे लगे हुए थे। वहाँ भोजन हमेशा सुरुचिपूर्ण तरीके से परोसा जाता था और साल भर विभिन्न त्योहारों के अवसर पर प्रीतिभोज और उत्सव होते रहते थे।

निर्धन योगी का आश्रम बहुत अलग तरीके से चलता था, जहाँ विलासिता की कोई छोटी सी वस्तु भी नहीं थी। ये योगी सैद्धांतिक रूप से धनी योगी के आश्रम की जीवनशैली के विरुद्ध था और अपने शिष्यों को सदैव उस प्रकार की क्रियाओं के विरुद्ध सावधान करता रहता था। देखो वे किस प्रकार हर बात की अधिकता करते हैं! वो उन्हें उपदेश देता, ये मोह-माया की बुराइयाँ हैं, मेरे बच्चों। इस प्रकार अपने पैरों में सोने की बेड़ियाँ डालकर घूमने से

ज्ञान कभी प्राप्त नहीं हो सकता। उसके मस्तिष्क में उसके आश्रम के साधारण जीवन और और धनी योगी के पथभ्रष्ट करने वाले तरीकों और समृद्ध वातावरण के बीच कोई तुलना नहीं थी।

धनी योगी जानता था कि निर्धन योगी दोनों आश्रमों के अलग तौर-तरीकों के बारे में क्या सोचता है, लेकिन इस बात को लेकर विभिन्न मत होने के बावजूद दोनों योगियों के संबंध जीवन भर मैत्रीपूर्ण बने रहे और दोनों नियमित रूप से मिलते-जुलते रहे।

ऐसे ही एक दिन दोनों अपने आश्रमों के बीच की सड़क पर मिले। अपने धनी मित्र को सामने से आते देख निर्धन योगी के मन में उसकी परीक्षा लेने का विचार आया। अभिवादन के आदान-प्रदान के बाद वो धनी योगी से बोला, ''मैं आपसे कई दिनों से पूछना चाह रहा हूँ कि भारत के सभी महत्त्वपूर्ण स्थलों पर तीर्थयात्रा के लिए चलने के बारे में आप क्या सोचते हैं? मैं नहीं जानता इसमें कितना समय लगेगा, शायद कई वर्ष लग जाएँ। लेकिन यदि हम सच में इस यात्रा के प्रति गंभीर हैं, तो क्यों न घर छोड़कर निकल पड़ें?'' निर्धन योगी को विश्वास था कि उसका धनी मित्र अपने विलासितापूर्ण वातावरण को छोड़कर जाने के लिए तैयार नहीं होगा, इसलिए उसे बहुत आश्चर्य हुआ जब उसके मित्र ने उत्तर दिया, ''बिल्कुल, क्यों नहीं। चलिए, चलते हैं।'' ये सोचकर कि धनी योगी ने शायद यूँही कह दिया था, निर्धन योगी ने फिर कहा, ''ठीक है तब, हम तुरंत ही चलते हैं।'' वो हैरान हो गया जब धनी योगी ने कहा, ''क्यों नहीं? मैं तैयार हूँ। चलिए, अभी चलते हैं।'' निर्धन योगी उसकी प्रतिक्रिया से काफी अचंभित था, लेकिन उसे अभी भी विश्वास था कि अधिक दूर जाने से पहले ही उसके मित्र को एहसास हो जाएगा कि वो क्या क्या छोड़कर जा रहा था और वो अपना विचार बदल देगा, और इस प्रकार भौतिक चीजों के प्रति उसके मोह की पुष्टि हो जाएगी।

वे कुछ दूर बिना अधिक बात किए चलते रहे, और तभी निर्धन योगी को कुछ याद आया और उसने अपने मित्र से कहा, ''आप यहीं रुकिए, मैं

अभी आता हूँ।'' धनी योगी सड़क के किनारे रुका रहा और फिर करीब पंद्रह मिनट बाद निर्धन योगी अपना ताँबे का लोटा और योगिक छड़ी लेकर वहाँ आ गया।

धनी योगी ने अपने मित्र की ओर देखा और मुसकराकर कहा, ''यही, मेरे प्रिय मित्र, मोह–माया है।''

हमें कमल की पंखुड़ियों की तरह बनना चाहिए। हालाँकि वे निरंतर जल में रहती हैं, लेकिन पानी की बूँदें उन पर से आसानी से फिसल जाती हैं। अनासक्ति मानसिक स्तर पर उत्पन्न होती है और इस बात से कोई फर्क नहीं पड़ता कि आपके पास क्या क्या चीजें हैं। अपने मन में हर चीज को बराबर दर्जा दें, ताकि उनके खोने से आपको दु:ख न हो और उन्हें पाने से खुशी न हो।

एक योगी से वार्त्तालाप

यह स्वामी विवेकानंद (एसवी) और उनके गुरु रामकृष्ण परमहंस (आरकेपी) के बीच का एक वार्तालाप है, जिसे हम अपने दैनिक जीवन से जोड़कर देख सकते हैं।

स्वामी विवेकानंद : मुझे खाली समय नहीं मिल पाता। जीवन बहुत व्यस्त हो गया है।

रामकृष्ण परमहंस : गतिविधि आपको व्यस्त रखती है। लेकिन

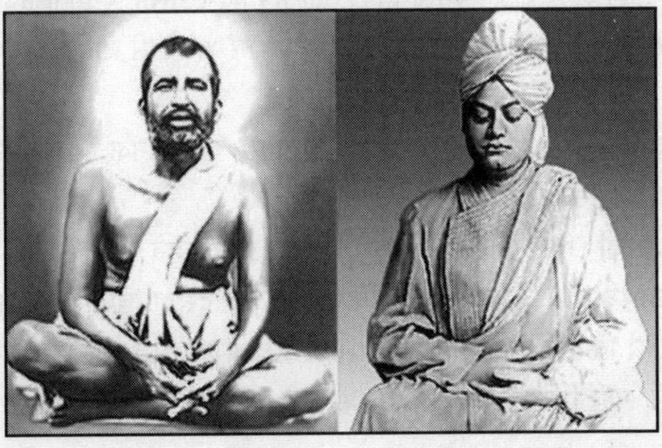

उत्पादकता आपको मुक्त कर देती है।

एसवी : जीवन आजकल इतना जटिल क्यों हो गया है?

आरकेपी : जीवन का विश्लेषण करना बंद कर दो। वही जीवन को जटिल बनाता है। जीवन को बस जियो।

एसवी : फिर हम सदैव दु:खी क्यों रहते हैं?

आरकेपी : चिंता करना तुम्हारी आदत हो गई है। इसीलिए तुम खुश नहीं हो।

एसवी : अच्छे लोगों को हमेशा कष्ट क्यों मिलता है?

आरकेपी : हीरे को बिना घर्षण के चमकाया नहीं जा सकता। सोना बिना आग में तपे शुद्ध नहीं किया जा सकता। अच्छे लोग परीक्षा से गुजरते हैं, लेकिन उन्हें कष्ट नहीं होता। उन अनुभवों से उनके जीवन बेहतर होते हैं, बदतर नहीं।

एसवी : आपका तात्पर्य है ऐसे अनुभव लाभदायक होते हैं?

आरकेपी : हाँ, हर मायने में, अनुभव एक सख्त शिक्षक होता है। वो परीक्षा पहले लेता है और शिक्षा बाद में।

एसवी : इतनी समस्याओं के कारण, हम समझ नहीं पाते हम किस दिशा में जा रहे हैं।

आरकेपी : यदि तुम बाहर देखोगे तो नहीं जान पाओगे कि तुम कहाँ जा रहे हो। अंदर देखो, आँखें दृष्टि देती हैं। हृदय रास्ता दिखाता है।

एसवी : क्या असफलता गलत रास्ते पर बढ़ने से अधिक कष्ट देती है?

आरकेपी : सफलता दूसरों द्वारा निर्धारित एक मानक है। संतुष्टि स्वयं तुम्हारे द्वारा निर्धारित मानक है।

एसवी : आप मुश्किल समय में कैसे प्रेरित रहते हैं?

आरकेपी : हमेशा ये देखो कि तुम कितनी दूर आ चुके हो, ये नहीं कि तुम्हें और कितनी दूर जाना है। हमेशा उसे देखो जो तुम्हें मिला है, उसे नहीं जो तुम्हें नहीं मिला है।

एसवी : आपको लोगों के बारे में क्या चीज आश्चर्यचकित करती है?

आरकेपी : जब वे कष्ट में होते हैं तो पूछते हैं, ''मैं ही क्यों?'' लेकिन जब उन्हें समृद्धि मिलती है, तो कभी नहीं पूछते मैं ही क्यों?

एसवी : मैं जीवन से सर्वश्रेष्ठ कैसे प्राप्त कर सकता हूँ?

आरकेपी : अपने अतीत का सामना बिना किसी पछतावे के करो। अपने वर्तमान को आत्मविश्वास से सँभालो। अपने भविष्य की तैयारी बिना भय के करो।

एसवी : एक अंतिम प्रश्न, ''कभी-कभी मुझे लगता है कि मुझे मेरी प्रार्थना का उत्तर नहीं मिल रहा है।''

आरकेपी : प्रार्थनाएँ कभी अनुत्तरित नहीं होतीं। विश्वास बनाए रखो और भय त्याग दो। जीवन एक रहस्य है, जिसे सुलझाना है, एक समस्या नहीं, जिसका समाधान ढूँढ़ना है। मेरा विश्वास करो। जीवन अद्‌भुत है यदि आप जानते हैं कि उसे जीना कैसे है।

आर्थर एश एड्स के दर्द को बरदाश्त करते हैं

दिग्गज विंबलडन टेनिस खिलाड़ी आर्थर एश, एड्स से मर रहे थे, जो उन्हें 1983 में दिल की सर्जरी के दौरान संक्रमित इंजेक्शन लगने से हो गया था। उन्हें दुनिया भर से प्रशंसकों के पत्र मिल रहे थे, जिनमें से एक में लिखा था, ''ईश्वर ने इस भयावह बीमारी के लिए आपको क्यों चुना?''

इसके उत्तर में एश ने लिखा, ''पूरी दुनिया में, 5 करोड़ (50 मिलियन) बच्चे टेनिस खेलना शुरू करते हैं, 50 लाख (5 मिलियन) टेनिस खेलना सीखते हैं, 5 लाख ग्रैंड स्लैम तक पहुँचते हैं, 50 विंबलडन तक पहुँचते हैं, 4 सेमी फाइनल में पहुँचते हैं और 2 फाइनल्स में। जब मेरे हाथ में ट्रॉफी आई थी, मैंने ईश्वर से कभी नहीं पूछा था, ''मैं ही क्यों?'' इसलिए, आज जब मैं दर्द में हूँ, मुझे ईश्वर से नहीं पूछना चाहिए, ''मैं ही क्यों?''

आर्थर रॉबर्ट एश, जूनियर (जुलाई 1943-फरवरी 6,1993) भूतपूर्व विश्व नंबर 1 पेशेवर टेनिस खिलाड़ी थे। 1975 में विंबलडन ट्रॉफी जीती थी।

योग के कारण हृदय परिवर्तन

एक व्यक्ति को हत्या के गलत आरोप में जेल भेज दिया गया। ''मैं निर्दोष हूँ। जब मैं छूट जाऊँगा, तो उस आदमी की हत्या कर दूँगा, जिसने झूठा बयान देकर मुझे यहाँ पहुँचाया है'', वो बार बार जेलर से कहता था। जेलर ने कैदियों के लिए छह महीने का एक योग सत्र रखवाया। योग से उस कैदी ने अपने क्रोध पर काबू पा लिया, वास्तविकता को स्वीकार कर लिया और जीवन को एक सकारात्मक दृष्टि से देखने लगा। धीरे-धीरे उसे अपनी मानसिक शक्ति का एहसास हुआ और उसे अपना जीवन सार्थक लगने लगा। वो और अधिक हँसमुख, ऊर्जावान और मिलनसार बन गया। वो जेल में आयोजित होनेवाली सभी गतिविधियों में दिलचस्पी लेने लगा। वो अपनी योग कक्षाओं को गंभीरता से लेने लगा, क्योंकि वो उसे स्वयं से और ब्रह्मांड से जुड़ा हुआ महसूस कराती थी। योग सत्र के जारी रहते ही उसे हत्या के आरोप से बरी करके रिहा कर दिया गया। उसने जेलर से विनती की कि उसे कोर्स पूरा करने दें। जेलर ने उसे योग के सह प्रशिक्षत के तौर पर जेल में रहकर कोर्स पूरा करने की अनुमति दे दी। जल्दी ही, वो योग का विशेषज्ञ बन गया। जिस दिन वो जेल से जा रहा था, जेलर ने उससे पूछा कि क्या वो उस गवाह से मिलकर उसकी हत्या करने वाला था, जिसने उसके जीवन के कुछ साल बरबाद कर दिए? योग विशेषज्ञ ने शांत भाव से कहा कि वो निश्चित रूप से उस गवाह से मिलेगा और उसका शुक्रिया अदा करेगा, क्योंकि उसने उसे योग सीखने का और अपनी जीवनशैली को बेहतर बनाने का अवसर दिया।

संदर्भ सूची

http://blog.groupon.ae/2012/07/24/why-me/

□

निष्कर्ष

स्वास्थ्य के लिए योग, मानवता के लिए योग

दुनिया के अधिकांश महानगरीय शहरों में बड़ी संख्या में उन्नति कर रहे वेदांत समूह हैं, और साथ ही अनेक वेदांत मठ, हजारों की संख्या में योग प्रशिक्षक, लाखों छात्र, और बढ़ती संख्या में संस्कृत, वेदांत, भारतीय दर्शन, आयुर्वेद या भारतीय संगीत और नृत्य की शिक्षा प्राप्त कर रहे लोग हैं।

स्वस्थ लोग स्वस्थ समाज का निर्माण करते हैं, जो आम तौर पर स्वस्थ सरकारें और अर्थव्यवस्थाएँ उत्पन्न करता है। ये हनुमानजी की पूँछ की तरह है, जो व्यक्तिगत बदलाव से, या शायद मुद्रा से, आरंभ होता है। 5000 वर्ष पूर्व मोहनजोदड़ो में हुई एक छोटी सी योगिक क्रिया दुनिया भर में एक विशाल योगाथन का रूप ले चुकी है।

योग की अपार लोकप्रियता भारतीय विरासत या सनातन धर्म का एक छोटा सा दर्शन है। भारत की अद्‌भुत संस्कृति की शक्ति उसकी सार्वभौमिक अपील में और उसे साझा करने में है।

जैसा कि दक्षिण भारत के तमिलों ने प्राचीन काल में कहा था,

यादुम ऊरे, यावरुम केलिर

प्रत्येक देश मेरा अपना है और सारे मनुष्य मेरे भाई हैं।

महा उपनिषद् में कहा है—

वसुधैव कुटुंबकम्

ये संपूर्ण संसार एक परिवार है

भारत, विश्व के अनेक लोगों के लिए उनकी 'आध्यात्मिक धरती' है।

□

योग का जादू

चीन में योग शब्द का जादू

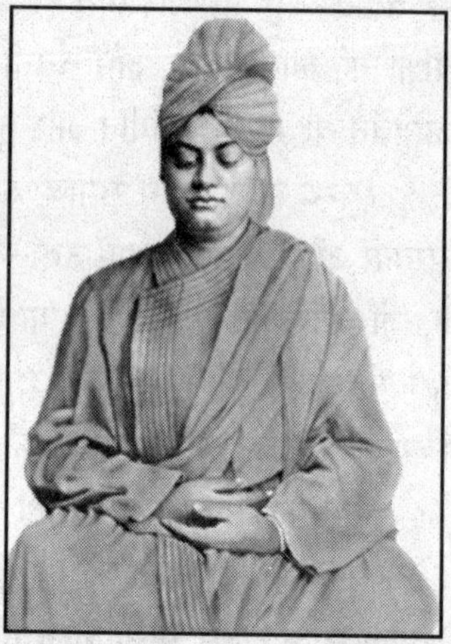

1893 में चीन के केंटन में दर्शनीय स्थलों का भ्रमण करते हुए, स्वामी विवेकानंद पास के एक ऐसे मठ में जाने पर तुले हुए थे, जहाँ यात्रियों का प्रवेश निषिद्ध था, और उनका दुभाषिया भी वहाँ जाने से उन्हें रोकने की कोशिश कर रहा था। अचानक, 2-3 उग्र लाठीधारी लोगों के रूप में निषेध के मूर्त रूप से उनका सामना हुआ, जो उनकी ओर तेजी से आ रहे थे, वो भी सिर्फ डराने के इरादे से नहीं। उनके दल के शेष सभी लोग उनसे डरकर भाग निकले। स्वामीजी ने दुभाषिए का हाथ पकड़कर रोका और उससे पूछा कि 'भारतीय योगी' के लिए चीनी शब्द क्या था। फिर स्वामीजी ने उस शब्द को जोर से दोहराया। उन शब्दों ने जादू का काम किया। उन्होंने अपनी लाठियाँ नीचे गिरा दीं और सम्मान के साथ उनके पैरों में गिर गए। वास्तव में ये कहा जा सकता है कि 'योग' और 'योगी' शब्दों ने हजारों वर्षों से मानवजाति पर अपना जादू चलाया है। वर्तमान समय में हर जगह भारतीय अध्यात्म के पुनरुद्धार और उसमें बढ़ती दिलचस्पी के साथ, योग अब पहले से कहीं अधिक लोगों के

मन को प्रभावित कर रहा है। और साथ ही गलत व्याख्यायों और गलत बयानी के खतरे भी कम नहीं हैं। फिर भी उसका आकर्षण, चाहे जिस भी रूप में शुद्ध या मिश्रित बना हुआ है।

हास्य योग

हास्य योग लंबे समय तक स्वैच्छिक रूप से हँसने का अभ्यास है। हास्य योग इस मान्यता पर आधारित है कि स्वैच्छिक हँसी भी वही शारीरिक और मानसिक लाभ प्रदान करती है, जो स्वाभाविक हँसी करती है। हास्य योग प्रतिभागियों के बीच आँखों के संपर्क और हँसी-मजाक के साथ समूहों में किया जाता है। जबरदस्ती की हँसी जल्दी ही वास्तविक और संक्रामक हँसी में बदल जाती है।

हास्य योग को भारतीय चिकित्सक डॉ.मदन कटारिया द्वारा विकसित एक व्यायाम दिनचर्या के रूप में लोकप्रियता मिली। उन्होंने इस अभ्यास के बारे में 2002 में प्रकाशित अपनी पुस्तक 'लाफ फॉर नो रीजन' में लिखा है। 1990 के दशक के मध्य में, हास्य योग का अभ्यास अधिकतर बुजुर्ग लोगों के समूहों द्वारा सुबह सुबह पार्कों में किया जाता था। बाद में, इसके एक अधिक औपचारिक रूप का निर्माण हुआ, जो 'लाफ्टर क्लब' के नाम से

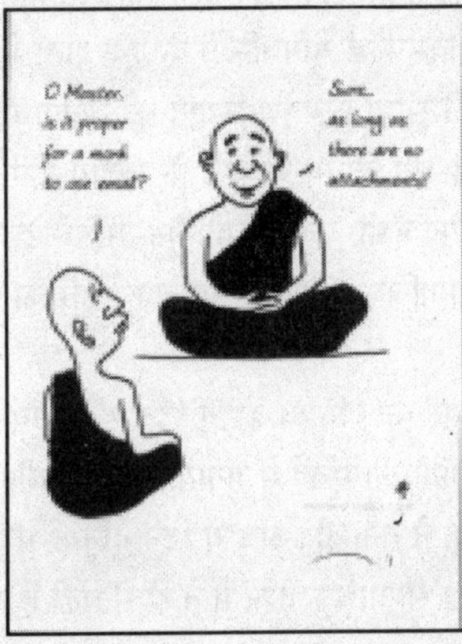

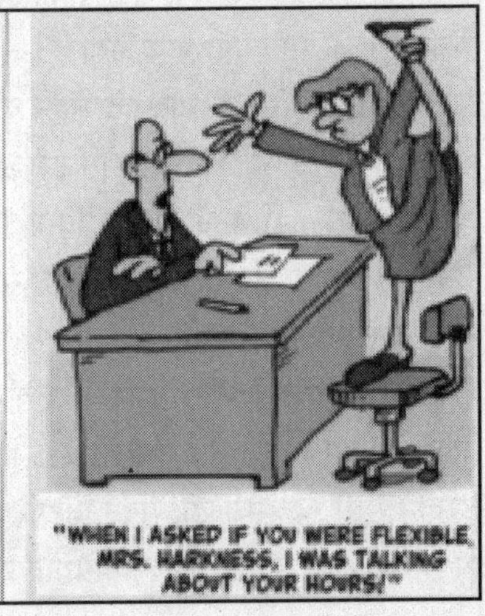

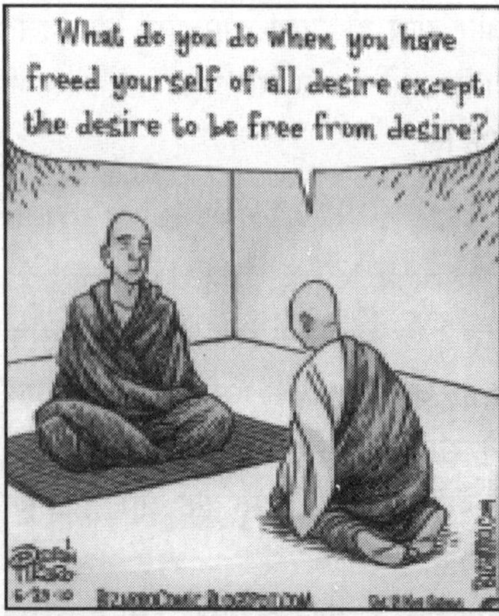

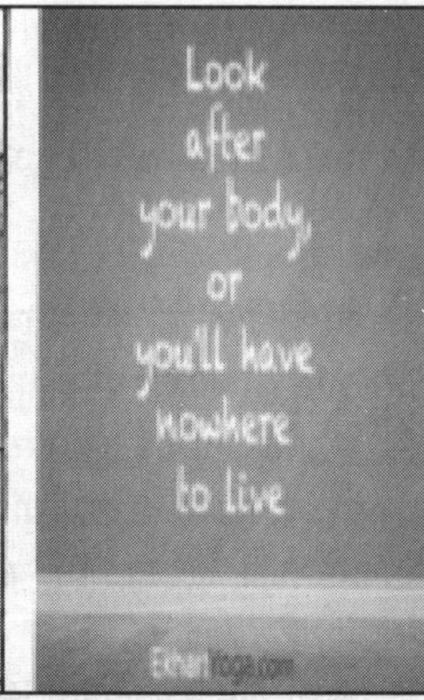

लोकप्रिय हुआ। कटारिया का पहला लाफ्टर क्लब पाँच लोगों के साथ 13 मार्च, 1995 को मुंबई के एक सार्वजनिक पार्क में शुरू हुआ। ये अवधारणा तेजी से दुनिया भर में फैल गई और 2011 तक, 72 देशों में 8000 से अधिक लाफ्टर क्लब बन गए थे। प्रत्येक समूह एक 'लाफ कैप्टेन' द्वारा स्वतंत्र रूप से संचालित किया जाता है।

अवसादग्रस्त रोगियों के मूड को हास्य योग से मिलनेवाला लाभ व्यायाम चिकित्सा के समान ही पाया गया है। ऑक्सफोर्ड यूनिवर्सिटी के एक शोध में पाया गया कि हँसी के बाद दर्द सहने की सीमा नियंत्रण स्थिति की तुलना में काफी बढ़ी हुई थी, और उन्होंने इसका श्रेय विषय के मूड के बजाय हँसी को ही दिया। शोध ने सुझाव दिया कि हँसी एक 'एंडोर्फिन-मेडिकेटेड ओपिएट इफेक्ट' उत्पन्न करती है, जो 'सामाजिक जुड़ाव में महत्त्वपूर्ण भूमिका' अदा कर सकती है।

प्रति वर्ष मई माह के पहले रविवार को 'विश्व हास्य दिवस' मनाया जाता है। इसे पहली बार जनवरी 11, 1998 को मुंबई में मनाया गया था और इसकी सारी व्यवस्था डॉ. मदन कटारिया ने की थी। अब ये दिन दुनिया भर में मनाया जाता है। इसकी लोकप्रियता 72 से अधिक देशों में तेजी से बढ़ी है।

फिलीपींस की ननों (Nuns) के साथ हास्य योग

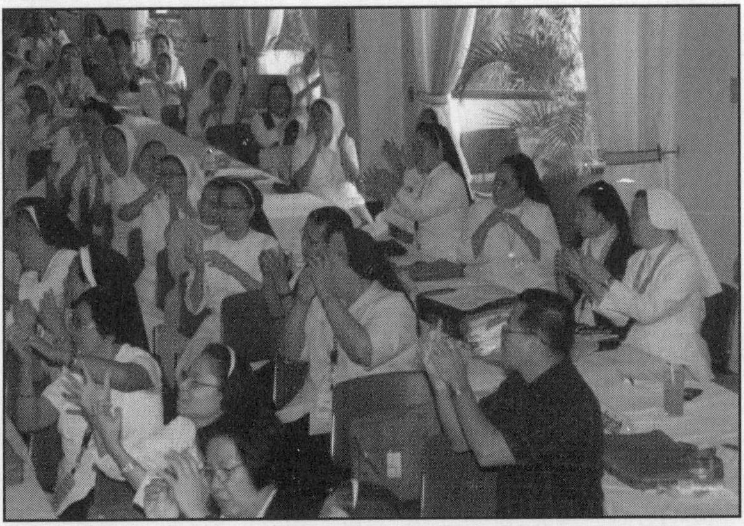

हास्य योग तेजी से पूरे विश्व में फैल रहा है। हँसी और हास्य योग सार्वभौमिक और गैर-धार्मिक है। हास्य योग का अभ्यास एक व्यायाम के रूप में किया जाता है, इसलिए, इसका अभ्यास किसी के भी द्वारा किया जा

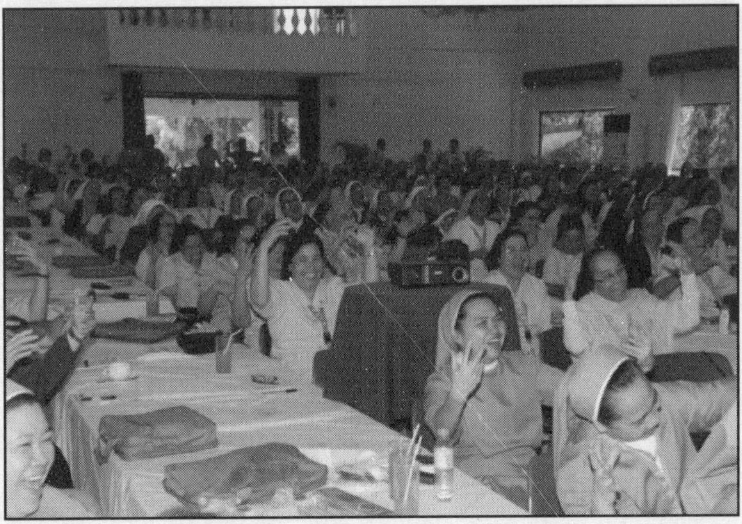

सकता है। हालाँकि, हास्य योग को अपने दैनिक जीवन से जोड़नेवाले कई लोगों ने महसूस किया है कि ये उन्हें उनकी आध्यात्मिकता और धर्म से गहराई तक जोड़ता है। प्रस्तुत है फिलीपींस से आई एक कहानी, पाओलो मार्टिन त्रिनिदाद ने, जो हास्य योग के प्रमाणित प्रशिक्षक हैं, मार्च 2013 में फिलीपींस एसोसिएशन ऑफ रिलीजियस ट्रेजरर्स के सामने हास्य योग प्रस्तुत किया। वहाँ कुल 306 प्रतिभागी थे, जिनमें काफी बड़ी संख्या में ननें थीं।

संदर्भ सूची

http://www.vivekananda.net/knownletters/1893India.html

http://en.wikipedia.org/wiki/Laughter_yoga

http://en.wikipedia.org/wiki/World_Laughter_Day

http://www.laughteryoga.org/english/news/news_details/189

□

परिशिष्ट-II

स्वास्थ्य विज्ञान के क्षेत्र में भारत का अतिरिक्त योगदान

पूर्व एवं पश्चिम पर आयुर्वेद का प्रभाव

आठवीं शताब्दी के दौरान प्राचीन भारतीय विद्वानों सुश्रुत और चरक के चिकित्सा संबंधी कार्यों का अरबी भाषा में अनुवाद किया गया था। नौवीं शताब्दी के फारसी चिकित्सक रहेजेस (854-925 सीई) और दसवीं शताब्दी के विद्वान् इब्न-अल-नादिम (मृत्यु 995 सीई) इन ग्रंथों से परिचित थे। अब्बासिद सुल्तान हारून अल-रशीद (762-809) को भारतीय चिकित्सक मनका ने रोगमुक्त किया था।

गुप्त-काल के भारतीय ग्रंथों से निकाला गया अरबी भाषा का कार्य अंततः मध्ययुगीन काल तक यूरोपीय दर्शकों तक पहुँच गया। रेनिसाँस इटली में, सिसिली का ब्राँका परिवार और बोलोग्ना के गस्परे तग्लियाकोज्जी सुश्रुत की सर्जिकल तकनीकों की अरबी स्वीकृति से प्रभावित हुए थे। सोलहवीं शताब्दी में यूरोप में, परासेल्सस ने, (1493-1541 सीई स्विस, जर्मन) जो आधुनिक पश्चिमी चिकित्सा के जनक माने जाते हैं, एक ऐसी चिकित्सा पद्धति का अभ्यास और प्रसार किया, जिस पर आयुर्वेद का भारी प्रभाव था।

ब्रिटिश चिकित्सक प्राचीन तरीकों से की जानेवाली राइनोप्लास्टी (नासासंधान) देखने के लिए भारत आए; 1794 में जेंटलमैन पत्रिका में भारतीय राइनोप्लास्टी पर रिपोर्ट प्रकाशित हुई। सुश्रुत संहिता में वर्णित उपकरणों को पश्चिम में और अधिक संशोधित किया गया। जोसफ कांस्टेंटीन कार्पुए

ने भारत में प्राचीन प्लास्टिक सर्जरी के तरीकों का अध्ययन करने के लिए 20 वर्ष बिताए, और 1815 में वे भारतीय पद्धति से नासिका पुनर्निर्माण की पश्चिमी जगत में पहली बड़ी सर्जरी करने में सफल हुए। भारतीय पद्धति से नासिका पुनर्निर्माण में माथे से त्वचा की एक परत निकाल कर की जाने वाली सर्जरी को उसके भारतीय मूल को छुपाते हुए यूरोप में कार्पुए'ज ऑपरेशन का नाम दिया गया (यूरो-सेंट्रिज्म का एक और उदाहरण)। 1816 में कार्पुए ने अपने प्रकाशित ग्रंथ 'अकाउंट ऑफ टू सक्सेसफुल ऑपरेशंस फॉर रेस्टोरिंग अ लॉस्ट नोज फ्रॉम द इंटेग्युमेंट ऑफ द फोरहेड' में इस प्रक्रिया का वर्णन किया था। भारत के औपनिवेशिक ब्रिटिश शासन की अवधि के दौरान, ब्रिटिश इंडिया सरकार द्वारा आयुर्वेद के अभ्यास को आधुनिक चिकित्सा के पक्ष में उपेक्षित किया गया था।

जीन फिलियोजेट (1906-1982) एक फ्रांसीसी लेखक थे। उन्होंने चिकित्सा विज्ञान का अध्ययन किया और 1930 से 1947 तक चिकित्सक रहे। उन्होंने संस्कृत, पाली, तिब्बती और तमिल भाषाएँ सीखीं। उन्होंने भारतीय चिकित्सा के इतिहास पर कुछ महत्त्वपूर्ण पुस्तकें लिखीं। उन्होंने 1952 से 1978 तक कॉलेज डी फ्रांस में अध्यापन कार्य किया। सिकंदर द्वारा गंधार क्षेत्र के विलय के बाद ग्रीस और भारत के संबंध घनिष्ठ हो गए थे। फिलियोजेट का कहना है कि प्लेटो और हिप्पोक्रेट्स दोनों ही भारतीय विचारों और धारणाओं से प्रभावित थे।

भारत की स्वतंत्रता के बाद से आयुर्वेद और अन्य प्राचीन चिकित्सा पद्धतियों पर अधिक ध्यान केंद्रित किया गया है। वर्तमान समय में आयुर्वेद भारत की राष्ट्रीय स्वास्थ्य देखभाल प्रणाली में अच्छी तरह से एकीकृत हो चुका है, और देश भर में सरकारी आयुर्वेद अस्पताल स्थापित हो गए हैं। पिछले कुछ दशकों में आयुर्वेद दुनिया भर में फैल चुका है।

उद्धरण

- पूर्व व्यक्ति की चिकित्सा करता है; पश्चिम रोग की चिकित्सा करता है।

- हमारी चिकित्सा प्रणाली काफी खंडित है, डॉ.कैरी डेमर्स कहते हैं, होनेस्डेल, पीए के 'हिमालयन इंटरनेशनल इंस्टिट्यूट ऑफ योगा साइंस एंड फिलोसोफी ऑफ द यूएसए' में 'सेंटर फॉर हेल्थ एंड हीलिंग' चलाते हैं।
- हम आपके विभिन्न हिस्सों की जाँच के लिए आपको विभिन्न विशेषज्ञों के पास भेजते हैं।

श्वास संबंधी गंभीर रोग 'सार्स' के लिए भारतीय चिकित्सा

सीवियर एक्यूट रेस्पिरेटरी सिंड्रोम (सार्स) श्वास का एक वायरल रोग है। विश्व स्वास्थ्य संगठन (डब्लूएचओ) के अनुसार, नवंबर 2002 और जुलाई 2003 के बीच दक्षिणी चीन में सार्स के प्रकोप के बाद कुल 8,096 मामले सामने आए, और अनेक देशों से 774 लोगों की मृत्यु की जानकारी मिली, जिसमें से अधिकांश मामले हाँगकाँग के थे। कुछ ही हफ्तों में, सार्स ने हाँगकाँग से फैलते हुए 2003 के आरंभ में 37 देशों के लोगों को संक्रमित कर दिया। मेनलैंड चीन के बाहर सबसे अधिक प्रभावित देश सिंगापुर था, जहाँ कुल 238 लोग संक्रमित हुए और 33 की मृत्यु हो गई। 2013 तक, सार्स के लिए ऐसा कोई इलाज या सुरक्षात्मक टीका नहीं था, जो मनुष्यों के लिए सुरक्षित हो। एंटीबायोटिक्स प्रभावहीन थीं, क्योंकि सार्स वायरस-जनित रोग था। सार्स के इलाज में एंटी पायरेटिक्स, पूरक ऑक्सीजन और मैकेनिकल वेंटिलेशन काफी हद तक सहायक साबित हुए। सार्स के संदिग्ध मामलों को नकारात्मक दबाव के कमरे में अलग-थलग रखा जाता था, और मरीज से किसी भी प्रकार के आवश्यक संपर्क के लिए पूर्ण बैरियर नर्सिंग सावधानियाँ रखी जाती थीं।

हालाँकि हाँगकाँग, सिंगापुर और दक्षिण-पूर्व एशिया में बड़ी संख्या में भारतीय रहते हैं, ये देखा गया कि उन पर सार्स का सबसे कम प्रभाव हुआ। जाँच से पता चला कि वे अपनी सब्जियों की तरी (करी) में एंटी-बैक्टीरियल हल्दी का प्रयोग करते हैं। जब ये जानकारी दक्षिण चीन के मॉर्निंग पोस्ट (हाँगकाँग) में प्रकाशित हुई, तो हाँगकाँग के भारतीय रेस्टोरेंटों के बाहर लंबी कतारें लग गईं, और सबकी एक ही माँग थी मुझे भारतीय करी चाहिए।

भारतीय हर्बल पेय द्वारा सार्स का उपचार

सार्स प्रभावित मरीज बुखार और साँस लेने में परेशानी की समस्याओं से तुलसी, हल्दी और कालीमिर्च का काढ़ा लेकर उबर रहे हैं, तमिलनाडु के उस समय के मुख्यमंत्री ने विधानसभा में बताया था। तुलसी के पौधे को जड़ सहित कूट लें, उसमें पानी डालें और एक-एक चम्मच हल्दी और काली मिर्च का

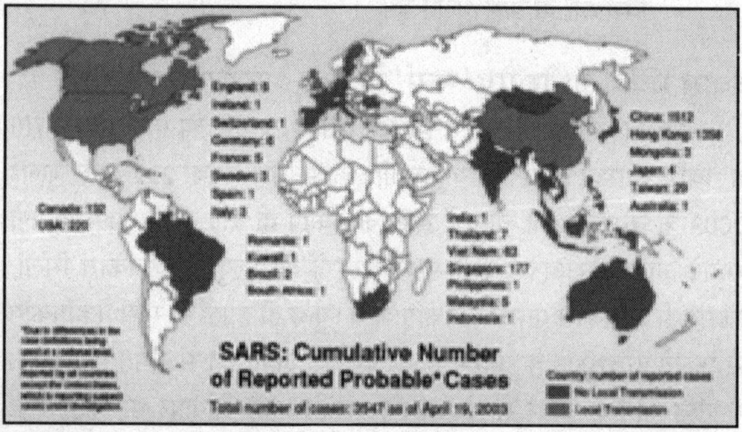

पाउडर डालें। इस दो गिलास मिश्रण को धीमी आँच पर आधा गिलास होने तक उबालें। इसे दिन में दो बार भोजन के पहले लेने से वायरस नियंत्रण में आ जाता है, मुख्यमंत्री ने विधानसभा में एक सुओ मोटो (स्वतः प्रेरित) संदेश पढ़ते हुए कहा, " सिंगापुर में भी, सार्स को फैलने से रोकने के लिए प्राकृतिक दवाओं का प्रयोग किया जा रहा है और कुछ सिंगापुरी लोगों को इस उद्देश्य से तमिलनाडु से हल्दी और तुलसी खरीदते भी देखा गया था।

स्वास्थ्य के लिए सिद्ध चिकित्सा

सिद्ध चिकित्सा को (आयुर्वेद के साथ) आमतौर पर मानवजाति की प्राचीनतम चिकित्सा पद्धति के रूप में जाना जाता है। समकालीन तमिल साहित्य का मानना है कि सिद्ध चिकित्सा का जन्म दक्षिण भारत के तमिलनाडु राज्य में हुआ। कहा जाता है कि सिद्ध चिकित्सा 5000 से अधिक वर्ष पूर्व सामने आई। 'सिद्धर्गल' या सिद्धर प्राचीन काल के प्रमुख वैज्ञानिक थे। सिद्धरों ने,

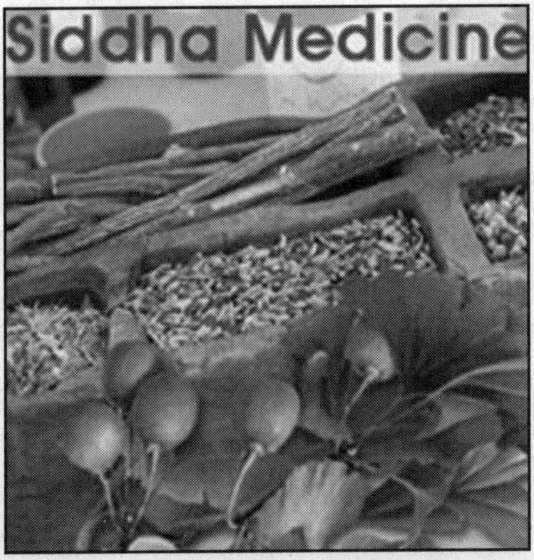

जो मुख्य रूप से दक्षिण भारत के थे, इस चिकित्सा पद्धति की आधारशिला रखी। ऋषि अगथियर सभी सिद्धरों के गुरु माने जाते हैं, और मान्यता है कि सिद्ध प्रणाली उन्हें भगवान् मुरुगन द्वारा सौंपी गई थी, जो हिंदू देवता भगवान् शिव और देवी पार्वती के पुत्र हैं। सिद्धरों ने योग, दर्शन और चिकित्सा विज्ञान पर हजारों ग्रंथ लिखे हैं। तिरुमूलर महानतम सिद्धर वैज्ञानिकों में से एक हैं। उन्होंने 3,000 महत्त्वपूर्ण छंदों की रचना की है, जो तिरुमंथिरम् (पवित्र रहस्यवादी स्तोत्र) के नाम से जाने जाते हैं। तिरुकुरल के लेखक तिरुवल्लुवर एक अन्य महान् सिद्धर हैं।

सिद्ध प्रणाली में उपचार तीन वर्गों में विभाजित है—दिव्य विधि, तार्किक विधि और शल्य चिकित्सा विधि। दिव्य विधि में, पारा, सल्फर इत्यादि से बनी दवाओं का उपयोग होता है। तार्किक विधि में जड़ी बूटियों से बनी दवाओं का उपयोग होता है। शल्य चिकित्सा विधि में, चीरा लगाने, काटने, गरम करने, रक्तपात या घाव में जोंक लगाने जैसे तरीकों का उपयोग होता है। सिद्ध चिकित्सा में रेचक चिकित्सा, उपवास चिकित्सा, भाप चिकित्सा, ओलिएशन चिकित्सा, शारीरिक चिकित्सा, सौर चिकित्सा, रक्तपात चिकित्सा इत्यादि शामिल हैं।

स्वास्थ्य के लिए हर्बल और प्राकृतिक चिकित्सा

हर्बलिज्म ('हर्बोलॉजी' या हर्बल चिकित्सा) का अर्थ है चिकित्सकीय उद्‌देश्य के लिए पौधों का उपयोग करना, और ऐसे उपयोग का अध्ययन करना। भारत के चिकित्सीय इतिहास में, पौधे काफी हद तक उपचार का

आधार रहे हैं। ऐसी पारंपरिक दवाएँ अभी भी व्यापक रूप प्रयोग में लाई जाती हैं। आधुनिक चिकित्सा हर्बलिज्म को वैकल्पिक चिकित्सा के रूप में मान्यता देती है। आधुनिक चिकित्सा प्राकृतिक स्रोतों से प्राप्त जड़ी-बूटियों और दवाओं पर प्रभावशीलता परीक्षण के आधुनिक मानकों को लागू करने के लिए साक्ष्य परीक्षण की हुई दवाओं और फाइटोथेरैपी के आधार के रूप में पौधों से प्राप्त कई कंपाउंड्स का प्रयोग करती है। हर्बल दवाओं के दायरे को बढ़ाकर कभी-कभी उसमें फफूँद, मधुमक्खी उत्पादों के साथ खनिज, सीप और जानवरों के कुछ अंग भी शामिल कर लिये जाते हैं।

भारत में हर्बल उपचार इतना लोकप्रिय है कि भारत सरकार ने स्वास्थ्य एवं परिवार कल्याण मंत्रालय के अंतर्गत अलग से 'आयुष' (आयुर्वेद, योग और नेचुरोपैथी, यूनानी, सिद्ध और होमियोपैथी विभाग) नाम के विभाग का निर्माण कर दिया है। हर्बल चिकित्सा प्रणाली पर ध्यान देने के लिए 2000 में भारत सरकार ने नेशनल मेडिसिनल प्लांट्स बोर्ड की स्थापना भी की है।

नेचुरोपैथी या प्राकृतिक चिकित्सा वैकल्पिक चिकित्सा का एक स्वरूप है, जिसमें 'प्राकृतिक' उपचारों का विस्तृत क्रम है, जैसे योग, हर्बलिज्म, एक्यूपंक्चर, और साथ ही इसमें आहार और जीवनशैली परामर्श भी शामिल है। प्राकृतिक चिकित्सक गैर-आक्रामक उपचार के साथ एक समग्र दृष्टिकोण के पक्ष में रहते हैं, और आम तौर पर दवाओं और शल्य चिकित्सा के उपयोग से बचते हैं। प्राकृतिक चिकित्सा का दर्शन आत्म-चिकित्सा और जीवनशक्तिवाद के विश्वास पर आधारित है।

महात्मा गांधी प्राकृतिक चिकित्सा का प्रयोग करते थे और आधुनिक समय में इसके प्रबल समर्थक थे।

महत्त्वपूर्ण औषधीय पौधे और उनके उपयोग

(बोटैनिकल नाम और पारिवारिक नाम कोष्ठक में दिए हैं)

आँवला (एंब्लिका ओफिसिनालिस, परिवार यूफोर्बिएसियाइ), ये फल विटामिन सी से भरपूर है। ये खाँसी, जुखाम, मधुमेह, हाइपर एसिडिटी में उपयोगी है। ये एक अच्छा विरेचक भी है।

अश्वगंधा (विथानिया सोम्नीफेरा, परिवार सोलनेसियाइ), इसकी जड़ें और पत्तियाँ तनाव मुक्त करने, नसों के विकार को दूर करने और कामोत्तेजना बढ़ाने के लिए शक्तिवर्धक टॉनिक का काम करती हैं।

बेल/बिल्व (एग्ले मर्मेलस; परिवार रुट्टेसियाइ) इसके फल और छाल डायरिया, पेचिश और कब्ज के उपचार में उपयोगी होते हैं।

ब्राह्मी (बकोपा, मोंनिएरी; परिवार-स्क्रोफुलरिएसियाइ), इसका पूरा पौधा तंत्रिका और मनोविकार के उपचार में लाभदायक होता है। ये स्मरण शक्ति बढ़ाने में भी मदद करता है।

हिना/मेहँदी (लॉसेनिया इएर्मिस; परिवार-लिथरेसियाइ), इसके पत्ते, फूल, और बीज जलने के उपचार में उपयोगी हैं। यह अग्निरोधक भी है।

लंबी पीपर/पीपली (पीपर लौंगम; परिवार-पिपेरेसियाइ) इसके फल और जड़ें अच्छे क्षुधावर्धक के रूप में काम करते हैं। ये बढ़े हुए प्लीहा (स्प्लीन), ब्रोंकाइटिस और सर्दी के उपचार में मारक के रूप में उपयोगी होता है।

नीम (अजिर्दर्चाता-इंडिका; परिवार महासिए) एक संतोष देनेवाला और दर्द दूर करनेवाली दवा के रूप में उपयोगी है, और पीड़ानाशक भी है। ये मिरगी और उच्च रक्तचाप के उपचार में काम आता है।

सैंडलवुड/चंदन (सैंटालम अल्बम; परिवार-सैंटालिनासियाइ) इसके हृदय की लकड़ी और तेल त्वचा रोग में, जलने में, संवेदनशीलता, पीलिया और खाँसी के उपचार में उपयोगी होते हैं।

तुलसी (ओसिमम सैंक्लम; परिवार-लेमिएसियाइ) इसकी पत्तियाँ और बीज खाँसी, सर्दी और ब्रोंकाइटिस के उपचार में उपयोगी होते हैं।

स्वास्थ्य के लिए मुद्राएँ

मुद्रा एक संस्कृत शब्द है, जिसका अर्थ है 'बंद करना' या 'सील' करना। मुद्रा हिंदू धर्म और बौद्ध धर्म में एक प्रतीकात्मक या धार्मिक भाव है। जहाँ कुछ मुद्राओं में पूरे शरीर को शामिल किया जाता है, वहीं अधिकांश

मुद्राएँ सिर्फ हाथों और उँगलियों से निष्पादित की जाती हैं। मुद्राएँ शरीर के ऊर्जा प्रवाह को प्रभावित करती हैं। मुद्राएँ आमतौर पर पद्मासन, सुखासन या वज्रासन में बैठकर प्राणायाम के साथ संयोजन में की जाती हैं श्वसन क्रिया में शामिल शरीर के विभिन्न भागों को उत्तेजित करने, और शरीर में प्राण के प्रवाह को प्रभावित करने के लिए। भौतिक शरीर पाँच तत्त्वों से बना है—वायु, जल, अग्नि, पृथ्वी और आकाश। इन तत्त्वों के असंतुलित होने पर शरीर की प्रतिरोधक क्षमता बाधित हो जाती है और रोग उत्पन्न होते हैं।

इनमें से किसी भी एक तत्त्व की कमी को मुद्राओं के माध्यम से शरीर के एक भाग को दूसरे से एक विशेष तरीके से जोड़कर पूरा किया जा सकता है। जब एक तत्त्व का प्रतिनिधित्व करनेवाली एक ऊँगली अँगूठे के संपर्क में लाई जाती है, वो तत्त्व संतुलित हो जाता है, और इस प्रकार उस असंतुलन से होनेवाली बीमारी ठीक हो जाती है। मुद्राएँ शरीर में चुंबकीय विद्युत् धाराएँ उत्पन्न करती हैं, जो विभिन्न संगठक तत्त्वों को संतुलित करती हैं और स्वास्थ्य में सुधार लाती हैं। उँगलियों का संपर्क में आना मानव शरीर में एक प्रभाव उत्पन्न करता है।

पाँच तत्त्वों के लिए पाँच उँगलियाँ हैं—

अँगूठा : अग्नि; मध्यमा : आकाश; कनिष्ठा : जल; तर्जनी : वायु और अनामिका : पृथ्वी

कुछ महत्त्वपूर्ण मुद्राओं के स्वास्थ्य संबंधी लाभ निम्नलिखित हैं :

ज्ञान मुद्रा या चिन मुद्रा (ज्ञान की मुद्रा) : इसका वर्णन एक ऐसे योगिक भाव के रूप में किया जा सकता है, जो मानव चेतना के एकीकृत स्वभाव का प्रतिनिधित्व करती है। योगी भी कहते हैं कि ये मुद्रा ज्ञान का भाव है। ये उन लोगों द्वारा सबसे

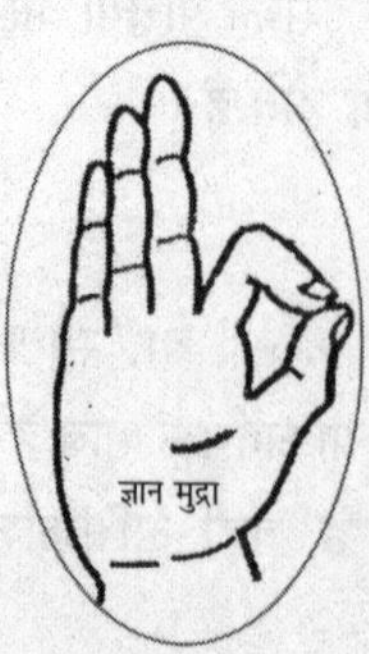

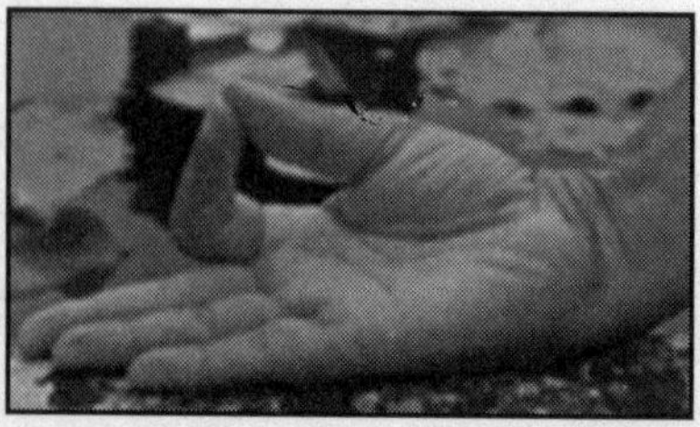

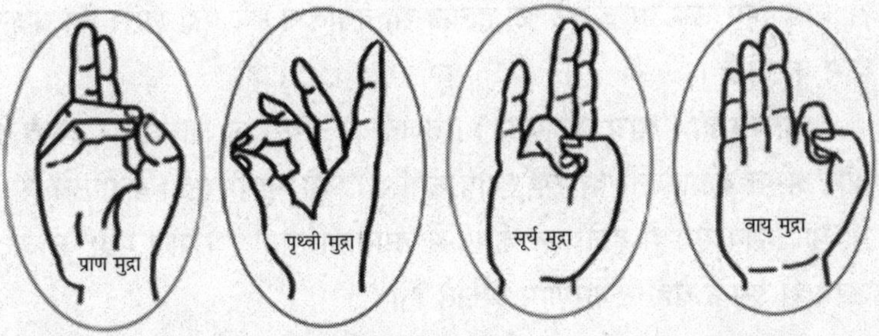

अधिक इस्तेमाल किया जानेवाला भाव है, जो नियमित रूप से ध्यान या योगाभ्यास करते हैं। इस मुद्रा को करने के लिए, तर्जनी और अँगूठे के सिरों को जोड़ें और शेष तीन उँगलियों को जोड़कर सीधी रखें। ये मुद्रा मानसिक रोगों में उपयोगी होती है, खुशी देती है, बुद्धि का विकास करती है और स्मृति तेज करती है।

प्राण मुद्रा (जीवन की मुद्रा) : अँगूठे के सिरे को अनामिका और कनिष्ठा के सिरों से जोड़ें, और शेष दो उँगलियों को सीधी रखें। ये मुद्रा आपके शरीर में जीवन शक्ति का स्पंदन करने में मदद करती है। ये हर प्रकार की बीमारियों में लाभदायक है। ये आँखों को विशेष शक्ति प्रदान करती है।

पृथ्वी मुद्रा (धरती की मुद्रा) : अँगूठे और अनामिका के सिरों को जोड़ें। ये मुद्रा शरीर को मजबूत बनाती है। इसे करने से खुशी की अनुभूति होती है।

सूर्य मुद्रा (सूर्य की मुद्रा) : अनामिका के सिरे को अँगूठे के आधार

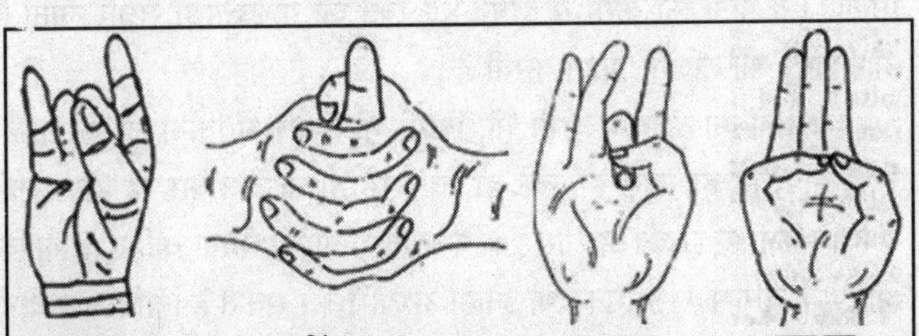

से जोड़ें और उस पर अँगूठे का हल्का सा दबाव दें। ये मुद्रा शरीर का वजन कम करती है।

वायु मुद्रा (वायु की मुद्रा) : तर्जनी से अँगूठे के आधार पर दबाव दें और अँगूठे को तर्जनी पर रखें। शेष उँगलियों को सीधी रखें। ये गठिया रोग में, पार्किंसन रोग में होनेवाले कंपन में उपयोगी होती है। प्राण मुद्रा के बाद करने से इसके बेहतर परिणाम मिलते हैं।

अपान मुद्रा (पाचन की मुद्रा) : अँगूठे के सिरे को मध्यमा और अनामिका के सिरों से जोड़ें, और शेष उँगलियों को सीधी रखें। ये मुद्रा मुँह, आँखों, कानों और नाक से अपशिष्ट पदार्थ बाहर निकालकर शरीर को अंदर से साफ करने में मदद करती है। ये मूत्र त्याग में बाधा उत्पन्न होने पर उपयोगी होती है और कब्ज कम करती है।

लिंग मुद्रा (गरमी की मुद्रा) : दोनों हाथों की उँगलियों को आपस में फँसा लें। बाएँ अँगूठे को ऊपर रखते हुए (दाहिने अँगूठे और तर्जनी से घिरा हुआ), अर्थात्, बायाँ अँगूठा सीधा खड़ा होना चाहिए और दाहिना अँगूठे से चारों ओर से घिरा होना चाहिए। ये मुद्रा शरीर में गरमी उत्पन्न करती है और सर्दी-खाँसी ठीक करने में मदद करती है।

शून्य मुद्रा (खालीपन की मुद्रा) : मध्यमा को अँगूठे के आधार पर दबाएँ और अँगूठे को मध्यमा पर रखें। शेष तीन उँगलियों को सीधी रखें। ये कान से संबंधित बीमारियों और दर्द में आराम देती है।

वरुण मुद्रा (जल की मुद्रा) : अँगूठे और कनिष्ठा के सिरों को मिलाएँ। ये पानी की कमी से दूषित हुए रक्त की गुणवत्ता में सुधार लाती है और शरीर को ताजगी प्रदान करती है।

मुद्राओं का अभ्यास कभी भी, किसी भी स्थिति में किया जा सकता है, चाहे आप बैठे हों, खड़े हों, लेटे हों, चल रहे हों या बात कर रहे हों। अच्छे परिणाम के लिए इसका अभ्यास 24 मिनट तक लगातार करना चाहिए। हालाँकि आप एक बार में 4-5 मिनट भी इनका अभ्यास कर सकते हैं। यदि आप दोनों हाथों से मुद्राएँ नहीं बना सकते, तो आप एक हाथ से भी कर सकते हैं।

मुद्रा एक आध्यात्मिक भाव और प्रामाणिकता की ऊर्जावान मुहर भी है, जो भारतीय धर्मों और हिंदू धर्म, बौद्ध धर्म और जैन धर्म जैसी हिंदू परंपराओं और ताओ धर्म जैसी गैर-हिंदू परंपराओं के शास्त्र और आध्यात्मिक व्यवहार में कार्यरत है। हस्त मुद्राओं का प्रयोग भरतनाट्यम और मार्शल आर्ट्स में भी होता है।

राग चिकित्सा या म्यूजिक थैरेपी

भारत में राग चिकित्सा की जड़ें प्राचीन भारतीय पौराणिक कथाओं, वैदिक ग्रंथों और स्थानीय लोक परंपराओं तक जाती हैं। बहुत संभव है कि राग चिकित्सा का प्रयोग भारतीय संस्कृति में सैकड़ों वर्षों से हो रहा हो।

सुवर्णा नालापत ने भारतीय संदर्भ में राग चिकित्सा का अध्ययन किया है। उनकी पुस्तकें नाद-लय-सिंधु-रागाचिकित्सा-म्रतम (2008), म्यूजिक थैरेपी इन मैनेजमेंट एजुकेशन एंड एडमिनिस्ट्रेशन (2008) और राग्चिकित्सा (2008) राग चिकित्सा और भारतीय कला पर स्वीकृत पाठ्य-पुस्तकें हैं।

म्यूजिक थैरेपी ट्रस्ट ऑफ इंडिया देश में एक और उद्यम है। ये मार्गेट लोबो द्वारा शुरू किया गया था।

चंपीसाज

चपीसाज, जो भारतीय सिर के मालिश के नाम से भी जाना जाता है, एक वैकल्पिक चिकित्सीय मालिश है। चंपीसाज में, सिर, गरदन और चेहरे की मालिश की जाती है। भारतीय सिर की मालिश पश्चिम में नरेंद्र मेहता द्वारा 1970 में लाई गई थी। माना जाता है कि ब्रिटेन में चंपीसाज से परिचय सबसे पहले गरलदीप मैककॉय ने कराया था, जो स्कॉटिश वंश के अप्रवासी भारतीय थे। मॉल्स और अन्य व्यस्त इलाकों में अब कई स्टैंड-अप स्टॉल भारतीय चंपी (सिर की मालिश) का काम करते हैं। इस प्रकार का उपचार ब्यूटी पार्लरों/सलून मालिकों की आय बढ़ा सकता है, इसलिए हाल में इनकी लोकप्रियता इतनी बढ़ गई है।

थाई मसाज मालिश और हस्तकौशल की एक प्रणाली है, जो थाईलैंड में

विकसित हुआ था और जिस पर भारत, चीन, दक्षिण-पूर्व एशिया की पारंपरिक चिकित्सा प्रणालियों के साथ योग का भी प्रभाव है। कहा जाता है कि थाई मालिश और चिकित्सा के संस्थापक जीवक कोमाराभक्का थे, जो पाली बौद्ध सिद्धांतों के अनुसार 2,500 वर्ष से भी पहले बुद्ध के चिकित्सक थे।

स्वास्थ्य के लिए वर्म कलई या मर्म विद्या

वर्म कलई एक तमिल शब्द है, जिसका अर्थ है—'महत्त्वपूर्ण बिंदुओं की कला।' ये पारंपरिक मालिश, चिकित्सा और मार्शल आर्ट की एक घटक है, जिसमें शरीर के दबाव बिंदुओं (प्रेशर पॉइंट्स/वर्म या मर्म) में कुशलता से छेड़छाड़ करके उपचार भी किया जा सकता है और नुकसान भी पहुँचाया जा सकता है। इस चिकित्सा अनुप्रयोग का उपयोग, जिसे 'विधिय मुरई' कहते हैं, लकवा, स्नायु विकार, स्पॉन्डिलाइटिस और अन्य रोगों के उपचार में किया जाता है। इसका प्रतिरोधक अनुप्रयोग वर्म आदि या मर्म आदि के नाम से जाना जाता है, जिसका अर्थ है—'मर्म बिंदुओं पर प्रहार'। आम तौर पर निःशस्त्र भारतीय युद्ध प्रणालियों के उन्नत पहलू के रूप में सिखाया जानेवाला ये प्रहार नसों, तंत्रिकाओं, टेंडंस, अंगों और हड्डियों के जोड़ों को लक्ष्य करता है।

लोककथाओं के अनुसार वर्म कलई वो कला है, जो भगवान् शिव ने अपने पुत्र मुरुगन को सिखाई थी। फिर मुरुगन ने एक वृद्ध का वेश धारण करके वर्मम का ज्ञान ऋषि अगस्त्य को दिया, जिन्होंने उस कौशल को संचित कर लिया और फिर अपने शिष्यों के बीच फैलाया।

मानव शरीर में 108 मर्म बिंदु हैं। मर्म या वर्मम बिंदु मानव शरीर के महत्त्वपूर्ण बिंदु हैं, जो दो हड्डियों के या दो मांसपेशियों के या एक मांसपेशी और एक हड्डी के या नसों/तंत्रिकाओं/धमनियों के मार्ग के जुड़ने का स्थान होती हैं। ये विशेष बिंदु ट्रिगर का काम करते हैं और इन बिंदुओं पर एक विशेष तरीके से दबाव देकर कई बीमारियों का इलाज किया जा सकता है।

कलरिपायट्टू और सिलंबम वर्म कलाई के मार्शल आर्ट संस्करण हैं।

होम एवं अग्निहोत्र चिकित्सा

होम एक संस्कृत शब्द है। यह जैव ऊर्जा के वैदिक विज्ञान से आया एक तकनीकी शब्द है, जो अग्नि की संस्था के माध्यम से वातावरण की विषाक्त परिस्थितियों को हटाने की प्रक्रिया को निरूपित करता है। इसका अर्थ है वातावरण को अग्नि के माध्यम से स्वस्थ और शुद्ध करना। आप वातावरण को स्वस्थ करते हैं और फिर स्वस्थ वातावरण आपको स्वस्थ करता है। कभी-कभी इसे अग्निहोत्र का एक स्वरूप भी कहा जाता है।

अग्निहोत्र हिंदू समुदायों में होनेवाला एक वैदिक यज्ञ (अनुष्ठान या बलि) है। इसका उल्लेख अथर्ववेद (11:7:9) में किया गया है और यजुर्वेद संहिता और शतपथ ब्रह्म (12:4:1) में इसका विस्तृत वर्णन है। यह एक सामान्य प्राचीन अग्नि उपचार है। यह विशेष रूप से तैयार की गई अग्नि द्वारा वातावरण को शुद्ध करने की प्रक्रिया है। यह उन सभी समस्याओं का मारक है, जो हमने अपने लिए और संपूर्ण प्रकृति के लिए उत्पन्न कर ली हैं। इस प्रक्रिया में निश्चित आकार के एक ताँबे के पात्र में सूखे गोबर के कंडों से आग जलाई जाती है और ठीक सूर्योदय और सूर्यास्त के समय उस अग्नि में दो सरल मंत्रों के उच्चारण के साथ कुछ चावल के दाने और घी डाला जाता है। इस अनुष्ठान का वैदिक स्वरूप आज भी केरला (दक्षिण भारत) के नंबूदिरी ब्राह्मणों और दक्षिण एशिया के कुछ वैदिकी ब्राह्मणों द्वारा क्रियान्वित किया जाता है। अग्निहोत्र के आधुनिक संस्करण चिकित्सा और वातावरण की शुद्धि के लिए गैर-सांप्रदायिक अनुष्ठान के रूप में और विभूति या पवित्र राख के प्राथमिक स्रोत के रूप में विभिन्न व्यक्तियों और समूहों द्वारा प्रोत्साहित किए जा रहे हैं। जीवन में कोई भी, कभी भी अपने खुद के घर में अग्निहोत्र करके वातावरण को शुद्ध कर सकता है। दुनिया भर में हजारों लोगों ने अनुभव किया है कि अग्निहोत्र तनाव कम करता है, विचारों में अधिक स्पष्टता लाता है, स्वास्थ्य में समग्र सुधार लाता है, अधिक ऊर्जा प्रदान करता है और मन में प्रेम की भावना भर देता है।

संदर्भ सूची

http://en.wikipedia.org/wiki/Severe_acute_respiratory_syndrome

http://www.thehindu.com/2003/05/06/stories/2003050605870400.htm

http://www.ghis.ca/Cam%20Docs/Siddha.htm

http://www.odishafdc.com/products_medicinal_plants.php

http://www.healthandyoga.com/html/meditation/mudras.aspx

http://binscorner.com/pages/h/health-in-your-hand-seven-mudras-for-ama.html

http://www.homatherapyindia.com/

□

लेखक द्वारा लिखी अन्य पुस्तकें

1. **ग्लिम्प्सेस ऑफ हिंदू जीनियस :** (अंग्रेजी) यह पुस्तक प्राचीन काल के साथ-साथ आधुनिक काल के भारतीयों और प्रवासी भारतीयों की उपलब्धियों का वर्णन करती है।
2. **हिंदू प्रतिभा दर्शन :** (हिंदी) यह ग्लिम्प्सेस ऑफ हिंदू जीनियस का हिंदी संस्करण है। यह पुस्तक तमिल और तेलुगु भाषाओं में भी उपलब्ध है।
3. **रामायण अराउंड द वर्ल्ड—अ लिविंग लीजेंड :** यह पुस्तक आज के जीवन में और बर्मा, थाईलैंड, लाओस, कंबोडिया, वियतनाम, चीन, कोरिया, जापान, मलेशिया, इंडोनेशिया, पाकिस्तान और ईरान की सभ्यताओं पर रामायण के प्रभाव का वर्णन करती है।
4. **हिंदू रीसर्जेंस इन साउथ ईस्ट एशिया :** यह दक्षिण-पूर्वी एशिया में दिखनेवाली भारतीय संस्कृति की स्पष्ट झलक की अद्‌भुत कहानी है।

लिखी जा रही पुस्तकें (जो बाद में प्रकाशित होंगी)

1. **इंडियाज रीसर्जेंस इन ट्वेंटी फर्स्ट सेंचुरी :** यह पुस्तक बताती है कि किस प्रकार भारत और प्रवासी भारतीय वैश्विक व्यापार, राजनीति और संस्कृति के केंद्रीय मंच पर प्रवेश कर रहे हैं।
2. **ग्रेट इंडियन मुसलिम्स रोल मॉडल्स फॉर इंडियन यूथ :** यह

पुस्तक उन महान् मुसलिम संतों, विद्वानों, सामाजिक कार्यकर्ताओं, संगीतकारों, स्वतंत्रता सेनानियों, देशभक्तों और प्रशासकों के शानदार जीवन का वर्णन करती है, जिन्होंने हमारी मातृभूमि और मानवता की सेवा की थी।

3. **वैदिक मैथमेटिक्स एंड इंडियाज कॉन्ट्रिब्यूशन इन मैथमेटिक्स एंड साइंस :** यह पुस्तक वैदिक ऋषि बोधायन से लेकर रामानुजम और डॉ. मंजुल भार्गव तक, अनेक भारतीयों के गणित में योगदान का वर्णन करती है।
4. **इंडिया इजराइल टूगेदर फॉर टू थाउजेंड इयर्स :** इस पुस्तक में ईसा पूर्व 500 से लेकर आज तक के इन दोनों देशों के संबंधों का वर्णन है। ये पुस्तक यहूदी धर्म और हिंदू धर्म के बीच की समानताओं का वर्णन करती है, बताती है कि कैसे हिंदुओं ने यहूदी शरणार्थियों की मदद की थी और भारत में यहूदियों का क्या योगदान है।
5. **हाइफा (HAIFA) इंडियन हीरोइज्म इन इजराइल :** यह पुस्तक उस प्रेरणादायक कहानी का वर्णन करती है कि कैसे जोधपुर और मैसूर के घुड़सवार योद्धाओं ने 1918 में प्रथम विश्व युद्ध के दौरान अपनी वीरता से इजराइल के एक समुद्री बंदरगाह हाइफा को मुक्त कराया था और इस प्रकार इजराइल के आधुनिक राज्य के लिए रास्ता खोल दिया था।

□□□